国家哲学社会科学基金项目（项目编号：18BTY037）

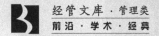

经管文库·管理类
前沿·学术·经典

Research on National Physical Fitness
Monitoring and Performance Evaluation
Model-Under the Context of New
Public Service

国民体质监测与绩效评价模型研究
——基于新公共服务背景

张崇林 王 卉 王继红 ◎著

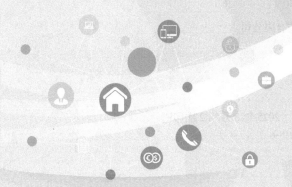

经济管理出版社
ECONOMY & MANAGEMENT PUBLISHING HOUSE

图书在版编目（CIP）数据

国民体质监测与绩效评价模型研究：基于新公共服
务背景 / 张崇林，王卉，王继红著. -- 北京：经济管
理出版社，2024.12（2025.8重印）. -- ISBN 978-7-5243-0119-6

Ⅰ. R195.2

中国国家版本馆 CIP 数据核字第 202439ZU38 号

组稿编辑：杨国强
责任编辑：白　毅
责任印制：许　艳
责任校对：王纪慧

出版发行：经济管理出版社
　　　　　（北京市海淀区北蜂窝 8 号中雅大厦 A 座 11 层　100038）
网　　址：www.E-mp.com.cn
电　　话：(010) 51915602
印　　刷：北京厚诚则铭印刷科技有限公司
经　　销：新华书店
开　　本：720mm×1000mm/16
印　　张：14.5
字　　数：274 千字
版　　次：2024 年 12 月第 1 版　　2025 年 8 月第 2 次印刷
书　　号：ISBN 978-7-5243-0119-6
定　　价：98.00 元

目　录

第一章　公共服务与新公共服务理论

5 个关于"我"和/或"我们"的既简单又复杂的问题：

"我/我们会怎样对待我们的邻居？"

"我/我们会为自己在民主治理中所扮演的角色负责吗？"

"我/我们会乐意去聆听并努力理解那些与自己看法相左的见解吗？"

"我/我们愿意为了他人的利益而放弃我们自己的个人利益吗？"

"我/我们愿意改变自己的主意吗？"

上述问题的回答，正是当今推崇民主公民权社会涉及所有公民的核心问题，也是新公共服务背景下，公共服务供给与需求的逻辑起点与终点。

第一节　公共服务

一、概念

公共服务（Public Service）是由政府提供的人民群众享受的产品和劳务的统称，是现代政府的主要职责之一。20 世纪末到 21 世纪，公共服务被看作是政府公共行政改革的核心理念，包括城乡基础公共设施建设，以及科技、教育、文化、卫生、国防、航空航天等公共事业发展，为社会公众参与社会经济、政治以及卫生文化等提供保障。从概念上了解公共服务，首先我们必须明确：①公共服务是政府的职能；②公共服务的受众是人民群众；③公共服务提供的不仅是产品，还包括劳务等；④公共服务的公众参与性，即公共服务的受众既然是公众，那么公众最需要什么，其自身是最清楚的，或者说政府需要提供什么样的公共服务，必须问政于民。公共服务的这些内涵，是由公共服务的特性所决定的。

公共服务的特性。公共服务是政府向人民群众提供公共产品的服务过程。所以，当我们讨论公共服务的时候，不可避免地要先讨论公共产品。公共产品是相对于个人产品而言的。塞缪尔逊认为，"每个人对这种产品的消费，并不能减少任何其他人也消费该产品"。因为公共产品具有如下特性：①公共物品的非排他性，指人们在消费此类产品时，很难排除其他人的消费，出现消费"搭便车"的现象，即新增他人参与消费的边际成本为零。②公共物品的非竞争性特点，也称作公共产品消费时的合作性，新增他人参与消费的边际成本为零时，导致市场中的竞争机制和价格机制发挥不了作用。由此，根据公共服务提供的对象、受众以及公共服务产品的性质，公共服务具有如下特性：

第一，垄断性。即公众所需要的公共服务，只能由政府提供和实现。一般说来，在特定时期，政府提供的公共服务是相对固定的——按该时期公共服务规划进行供给，其他机关和其他人无法替代。也就是说，无论公众是否愿意，政府都会提供。如在我国：教育公共服务由教育部提供；公共交通公共服务由交通运输部提供；医疗卫生公共服务由中华人民共和国国家卫生健康委员会提供。

第二，非营利性。即针对政府层面而言，政府在提供公共服务这一"产品"或"服务"时，不得有任何营利的动机和行为，不得向被服务者——公众收取费用。对公众而言，其在享受公共服务时，无须缴纳费用，因为作为纳税人的公众，是通过税收的方式而购买公共服务的"费用"的，这些"费用"既是国家的财政收入，国家又通过工资的形式把财政收入分解支付给了各级政府，只是纳税与享受公共服务之间产生了时间与空间的分离。

第三，非排他性。即政府向公众提供的任一种公共服务，全社会所有公众都有享受的资格。公务员在为某一公众群体提供公共服务时，不得拒绝或者拖延依法享有相同公共服务的其他人的要求；同理，公众在享受公共服务时也不得排斥或者阻碍具有享受公共服务资格的其他人享受相同的公共服务。

第四，多样性。多样性可以简单从两个方面进行了解。一是国家机构和公共行政部门数量多，同时又分为不同层级，导致公共服务种类、数量、公共服务供给能力等方面的多样性；二是从公共服务的公众需求来说，不同类型的公众需要不同类型的公共服务。

由于上述公共服务的内涵和特征，我们应该明确公共服务的基本问题：一是公共服务是政府的职能。既然是政府的职能，说明公共服务是政府必须提供的，并且只能由政府提供。二是公共服务的受众/消费者必须是人民群众。三是政府提供的公共服务，从受众角度而言，其实是一种产品即公共产品，而非商品——即受众只能消费，不能拿来交换——即公共服务提供的公共产品，只具有产品消费性质，不具备商品的交换价值。

既然公共服务必须由政府提供，接下来我们讨论政府为什么要向民众提供公共服务。

二、政府购买公共服务的必然性

如前所述，向民众提供公共服务是政府的职能，政府向民众提供的公共服务实质是公共产品。在阐述公共服务必须由政府进行购买之前，先厘清三个名词：商品、产品、公共产品。

（1）商品。商品是以出售为目的而生产的劳动产品，是人类社会生产力发展到一定历史阶段的产物。商品的基本属性包括价值和使用价值，价值是商品的本质属性，使用价值是商品的自然属性。

（2）产品。产品即生产出来的物品，具备被人们使用和消费属性的同时，并能满足人们某种需求。产品包括有形物品和无形物品，无形物品包括服务、组织、观念以及它们的组合。在经济领域中，产品通常可理解为组织制造的任何制品或制品的组合。

（3）公共产品。公共产品是私人产品的对称，指具有消费或使用上的非竞争性和受益上的非排他性的产品，指能为绝大多数人共同消费或享用的产品或服务。如国防、公安司法等方面所具有的财物和劳务，以及义务教育、公共福利事业等。公共产品的特点是一些人对这一产品的消费不会影响另一些人对它的消费，具有非竞争性；某些人对这一产品的利用，不会排斥另一些人对它的利用，具有非排他性。公共产品最终落脚点还是产品，而产品具备的消费/使用特性，不具备交换特性，所以，公共产品的本质是向公众提供产品的使用价值，不能用来交换。经济学中，公共产品可分为两大类：纯公共产品、准公共产品。所谓纯公共产品指每个人对这种产品的消费，都不会导致其他人对该产品消费的减少。严格来说，在消费过程中，纯公共产品也具备公共产品的两大属性：非竞争性和非排他性，即任何一个人对该产品的消费都不减少别人对它进行同样消费。纯公共产品，不仅包括有形的物质产品，同时还包括各种无形产品，如公共服务、义务教育等。准公共产品，具有有限的非竞争性和/或非排他性的公共产品，其介于纯公共产品和私人产品之间，如非义务教育、基础设施、政府兴建的医院等都属于准公共产品。在准公共产品的供给上，理论上一般应采取政府和市场共同分担的原则，如高中教育、大学教育。

由此，商品和产品的区别是：①定义不同。商品是为了出售而生产的人类劳动成果，是用于交换的劳动产品。一般物品指实体的物质、物件或东西。产品指向市场提供的，引起注意、获取、使用或者消费，以满足欲望或需要的任何东西。②属性不同。商品的两大本质属性：价值和使用价值。商品能够满足人们某种需要的属性即为使用价值，而凝结在商品中的无差别的人类劳动即为价值。一般物品的属性指物品的形状、大小、软硬等物理特征或其他化学特征。产品属性指产品本身所固有的性质，在未产生交换前不具备价值。③用途不同。商品是用来交换的产品，商品的生产是为了交换。产品的用途是为了满足需求或使用功能，在未发生交换时，仅为产品，不能称为商品，当产品完成交换并进入到使用阶段时可称为产品或物品。物品的用途包含了商品和产品。

公共服务是政府向民众提供公共产品，而非商品。对消费者/公众而言，他们对该产品具有使用价值，而不能将该产品用于交换；另外，政府提供的用于公共服务的公共产品，具备公共产品的非排他性和非竞争性。公共产品的排他性即当政府为公共服务提供了公共产品，所有民众都能消费，消费群体是可以无限放大的，甚至个体可以多次消费，如道路建设，面向全体公众，多次反复使用；公共产品的非竞争性指公共产品一旦提供，因为消费的非排他性使得受众容量无限扩大，没有增加边际成本，使得产品生产者不会因为消费扩大而获利，也不能进行交换，不符合产品的市场经济特性，故其是非竞争性的。

公共服务是向民众提供公共产品，而公共产品的非排他性和非竞争性决定了公共服务必须由政府提供。公共管理领域中的公共服务，一般可以分为基本公共服务和非基本公共服务。基本公共服务是与经济社会发展水平相适应的、保障全体人民生存和发展基本需要的公共服务，如通过国家公权力主导的公共资源投入（包括城市建设、国防等），以及为满足全体公众基本生活、生产、生存等所需要的基础性服务（即衣、食、住、行等服务）。按联合国"政府职能分类"体系，政府基本公共服务一般包括四个方面：①普通公共服务与公共安全；②社会服务，包括教育、健康、社会保障和福利、住房、文化、养老等方面；③经济服务，包括燃油和电力、农林渔业、交通运输与通信等；④未按大类划分的支出，如政府间转移支付等。

非基本公共服务中的准基本公共服务，是指为保障社会整体福利水平所必需的同时又可以引入市场机制提供或运营的，但出于政府定价等原因而没有营利空间或营利空间较小，尚需政府采取多种措施给予支持的公共服务。例如，教育领域，包括高等教育、职业教育、基本医疗服务、群众文化、全民健身等服务，提供学前教育、高中教育、非义务教育阶段的特殊教育、中等职业教育、高等职业教育、普通高等教育、青少年校外活动等政府需要支持的教育服务；医疗卫生领域，提供社会保障体系内的基本医疗服务等；文化领域，提供满足人民群众文化需求的、需要政府扶持的文化服务；体育领域，提供满足人民群众体育健身需求的、需要政府扶持的体育服务；社会福利领域，为残疾人、智障者、老年人等特定群体提供的多样化专业服务，这类服务由政府定价，但市场不足部分由政府支付；公共安全领域，提供保障公众生命、财产、法律援助等体现公平、公正的法律专业服务。由此可以看出，无论是基本公共服务还是非基本公共服务，都必须由政府提供。需要特别说明的是，法律、法规、规章或者行政机关的规范性文件设定的公共服务，是政府相关部门必须有效履行的义务。最后需要说明的是，当代公共服务有更高的赋能，而这种赋能是为政府服务的。以我国《"十四五"公共服务规划》（以下简称《规划》）为例，说明政府提供公共服务的高级赋能。①涵盖民生底线的广泛服务内容。《规划》提出，到 2025 年，公共服务制度体系更加完善，政府保障基本、社会多元参与、全民共建共享的公共服务供给格局基本形成，民生福祉达到新水平。围绕"七有两保障"，《规划》设计了 22 项指标，其中 7 项为约束性指标，15 项为预期性指标（所谓七有：即幼有所育、劳有所得、学有所教、病有所医、住有所居、老有所养、弱有所扶；两保障：优军服务保障、文化服务保障）。②明确的社会政治经济意义。《规划》指出，"十四五"时期，健全完善公共服务制度体系、推动公共服务健康发展，是落实"以人民为中心"的发展理念、提升人民生活品质的重大举措，对于促进社会的公平与正义、推进共同富裕的有力举措，对于促进强大的国内市场的形成、构建新发展格局、增强人民群众幸福感、获得感、安全感，促进社会全面进步和人的全面发展，具有重要的意义。③鲜明的政治人文关怀。《规划》强调，"十四五"时期，推动公共服务健康发展，要以习近平新时代中国特色社会主义思想为指导思想，深入贯彻党的十九大以及党的十九届二中、三中、四中、五中、六中全会精神，科学合理界定基本公共服务与非基本公共服务范围，正确处理政府和市场关系，持续稳步推进普惠性基本公共服务均等化，扩大普惠性非基本公共服务的多元化供给，丰富多层次多样化生活服务供给，努力增进全体人民的获得感、幸福感、安全感，推动全体人民向共同富裕迈出坚实步伐。

公共服务是政府的职能，即政府向民众提供公共服务的公共产品，那么，政府是否可能直接生产这些公共产品呢？其实，关于"生产还是购买"，新公共服务理论之前，其一直是地方政府公共服务决策中的一个经典问题。现有研究从政治、政府、市场、公众、公共服务产品性质等进行探究，最终认为，政府治理能力、公众利益形塑是政府提供公共服务的出发点。从治理理论视角审视，公共服务供给是政府的治理活动之一，本质上是关于治理主体向公众合理合宜提供公共服务产品的过程。公共服务供需两端是政府对应民众，由此构成供给机制考量的重点。但同时，作为连接供需两端的公共产品也是供给过程不可缺少的要素。一方面，政府需要向民众提供公共服务，以彰显自己的治理能力；另一方面，民众希望享受更多的来自政府的公共服务，证实自己在政府治理中处于服务核心位置。所以，越来越多的公共服务需要被提出，但政府对众多的公共服务，是不能一一都由自己进行生产的，因为政府有其自身的构成框架和运行原则，不能像市场那样，只要市场有需要，就可以无限度地招聘工人、扩大生产。同时，政府的组织构架和运行法则决定其不能生产公共服务产品。但是，民众又有诸多非竞争性与非排他性公共产品消费的需求，这些产品的非竞争性与非排他性决定了市场生产的失灵，在此情况下，政府只能进行购买，即政府购买公共服务所需的公共产品。

我们可以对公共服务的公共产品属性进行深入分析。公共产品之所以定义为产品而非商品，是因为其具有的产品属性多于商品属性。前面已经分析了，政府购买公共服务，用于公共服务的公共产品是购买来的，那么，对于生产者、购买者、消费者而言，该公共产品就具有多重属性。对于生产者而言，生产出来的东西凝聚了生产者的劳动，具备产品和商品的价值属性，而生产者生产该产品/商品的目的是用来交换，所以具备商品的交换价值特性，从生产者角度理解，公共产品即为商品。但我们不要忽略一个要素，即政府购买了该公共产品后用于民众消费，而生产者也属于民众，也具备消费该产品的资格。即便是生产者也消费了自己生产的公共产品，但此时为消费买单的即购买者已经是政府了，不具备该产品的拥有权。对于政府而言，公共产品是从生产者手中购买来的，政府具有该产品的所有权，其后，政府向民众无偿提供其使用权，并没有拿来交换，所以，此时该产品只具有产品的性质，不具备商品的性质。对于消费者而言，公共产品对其只具有使用价值，公众不能把公共产品拿来交换，所以不具备商品的交换价值。就公共产品的"公共"二字而言，正式产品的使用权属于所有公民/公众。此外，就商品和市场的关系而言，商品是市场的基本元素之一，市场是商品的基本流通场所，而公共产品没有交换的市场；商品是为了满足人们的需求而生产出来的物品或服务，它需要通过市场的交易来实现价值的转化，而公共产品由生产者生产出来后被政府购买，而这个购买未必实现了其转换价值。在市场经济中，商品的生产、流通和消费都是由市场所调节和实现的，市场作为商品流通的场所，具有价格形成、供需调节、信息传递等重要功能。这些功能的实现直接影响着商品的生产、销售和消费，而公共产品的生产、流通、消费、信息传递等都不需要通过市场来实现。很显然，作为公共服务用的公共产品，不受市场的供需、价格形成、信息传递等影响，所以不具备商品的性质。总之，用于公共服务的公共产品，只具备产品的性质而不具备商品的性质，公共产品的这一特性决定了政府提供公共服务的独特形式。

三、公共服务的类型

公共服务的内涵和外延、公共服务的内容和涵盖面，与人类生产力发展、社会经济的发展、政治体制、经济体制等密切相关。比如，义务教育在我国具有鲜明的阶段性。我国最早提出义务教育的应该是 1902 年制定的《钦定学堂章程》，明确表示蒙学堂和寻常小学堂共七年，是"无论何色人等皆应受此 7 年教育"，是我国最早的义务教育。1904 年的《奏定学堂章程》明确出"义务教育"一词。1906 年《强迫教育章程》规定"幼童至 7 岁须令入学，及岁不入学者，罪其父兄"，被视为我国"义务教育"的第一道正式法令。新中国成立后，1982 年，第五届全国人民代表大会第五次会议通过的宪法规定"国家举办各种学校，普及初等义务教育"，高度明确发展义务教育。1986 年 4 月，第六届全国人民代表大会第四次会议通过的《中华人民共和国义务教育法》，规定我国义务教育为 9 年（小学 6 年加上初级中学教育 3 年），标志我国义务教育体系化发展。进入 21 世纪，随着我国经济快速高质量发展，有学者和人大代表提出在我国实施 12 年义务教育（小学和中学均纳入义务教育）的呼声越来越强烈。笔者推测，随着我国经济进一步发展，12 年义务教育甚至全学制义务教育推广是必然趋势。在美国各州都规定了义务教育的年龄和时长，一般义务教育从 5 岁或 6 岁开始，至 16 岁或 18 岁结束。日本的义务教育始于 1947 年，为 9 年制，政府提供免费教育和教科书，但家长需要支付学杂费和住宿费等其他费用。法国和英国义务教育分别始于 1882 年和 1880 年，11 年学制（小学 5 年，中学 6 年），政府免费提供教育和教科书，但家长需要支付学杂费和住宿费等其他费用。由此可见，义务教育公共服务各个国家，因政治体制、经济发展水平等因素，服务的内容、时长、义务程度（完全免费和部分免费）都有所差异。由此，出现不同类型的公共服务。

（1）基础公共服务。这类公共服务由国家权力介入公共资源投入，如提供城乡公共交通与通信、水、电等供应所需的基础设施，以及气象服务等，为公众或组织提供从事生活、生产、发展和休闲等活动所需要的基础性、保障性服务。

（2）经济公共服务。指为公民及其社会组织从事经济活动所提供的各种服务，如经济信息服务、制定经济政策与法规、经济咨询等。经济公共服务的提高需要国家权力的介入和公共资源的投入。

公共安全服务，指为公民生命财产提供安全保障的服务，如军队、警察等。国家权力机关介入及公共资源投入是其前提。

社会公共服务，社会公共服务也需要国家权力介入或公共资源投入，以满足公民公共安全需要的服务。

社会发展领域公共服务，社会保障以及环境保护等领域所需要的公共服务，包括教育、科学普及、医疗卫生等。

公共服务按照大的专业属性分为以下几类：国防建设公共服务、法律法规政策规范公共服务、国际与国内公共救助与灾害援助公共服务、文化经济产业开发建设公共服务、城镇化建设公共服务、精神文明和物质文明建设公共服务、金融保险与消费建设公共服务、标准化建设公共服务、工业化建设公共服务、信息化建设公共服务、特色产业建设公共服务、职业化和专业化建设发展公共服务等。

公共服务按照工程专业属性分为以下几类：国防工程公共服务、民生工程公共服务、公用设施工程公共服务、法治工程公共服务、安居工程公共服务等。

本书着重讨论的公共服务有如下4种：

（1）基本公共服务。包括三个基本点：①保障人类基本生存需要的公共服务，为了实现该目标，需要政府及社会为每个人提供诸如就业、养老、基本生活等方面的基本保障；②满足基本尊严和能力需要的公共服务，为了实现该目标，政府及社会需要为每个人提供基本的教育、文化等服务；③满足基本健康需要的公共服务，为了实现该目标，需要政府及社会为每个人提供基本的健康保障。可见，基本公共服务是政府必须提供的、满足人们健康文明生活的最低保证。基本公共服务领域涵盖劳动就业与创业、公共教育、社会保险、社会服务、医疗卫生、公共文化体育、住房保障、残疾人服务等领域，对应我国发展民生的9个方面，即幼有所育、学有所教、劳有所得、病有所医、老有所养、住有所居、弱有所扶、优军服务保障、文体服务保障。

（2）准基本公共服务。相对于基本公共服务，有学者针对我国城乡发展不平衡、不均衡、贫富差距大等问题，为促进社会公平与社会正义，提出准基本公共服务。准基本公共服务指针对贫困地区或特定人群,为其提供的低保障、低门槛的公共服务。这些服务包括基本医疗、基本教育、基本养老、基本住房、基本社会保障、基本文化和体育服务等。相比于基本公共服务,准基本公共服务的服务范围更为有限,服务质量相对较低。但是,准基本公共服务能够提供最基本的保障,对于满足特定人群的基本需求具有重要意义,是我国推进全员民主发展的重要体现。准基本公共服务是保障基本公共服务均等化的必要补充。

(3)非基本公共服务。非基本公共服务指高于基本公共服务,或者为满足更高层次的社会公共需求而由政府提供的公共服务产品及其劳务,如高于基本社会保险水平的福利等。根据市场参与提供服务的程度,可将非基本公共服务分为:准非基本公共服务、经营性公共服务两大类。

1)准非基本公共服务。为保障社会整体福利水平所必需的,同时又可以引入市场机制提供或运营的,但由于政府定价等原因而没有营利空间或营利空间较小,尚需政府采取多种措施给予支持的公共服务。教育领域,高等教育、职业教育属准非基本公共服务;医疗卫生领域,提供社会保障体系内的基本医疗服务等;文化领域,提供满足人民群众文化需求的、需要政府扶持的文化服务;体育领域,提供满足人民群众体育健身需求的、需要政府扶持的体育服务;社会福利领域,为老年人、残疾人等特定群体提供的、政府定价且不足以补偿成本的多样化专业服务;公共安全领域,提供保障公众人身安全、财产安全的服务。

2)经营性公共服务。即市场化公共服务,这类公共服务完全可以通过市场对资源进行配置,进而可以满足公众多样化需求的公共服务。由于由市场配置资源,所以这类公共服务政府不直接提供,而交由市场进行供给,政府对开放的市场加强监督与管理,鼓励和引导更多的社会力量参与市场供给。例如,在文化领域,文艺演出、影视作品生产与销售、体育竞赛与管理等服务;在教育领域,提供满足特殊需求的学前教育、教育培训、继续教育等市场化的教育服务;在医疗卫生领域,提供满足特殊需求的医疗服务和卫生保健服务等;在文化领域,提供包括影视节目制作、发行和销售,出版物发行和印刷,放映、演出、中介经纪等的文化产业服务;在体育领域,提供体育娱乐与休闲、体育用品消费、体育竞赛与表演、体育中介等服务;在社会福利领域,提供满足老年人、智障者、残疾人等特殊群体需求的护理、治疗、康复、托管等市场化服务;在公共安全领域,提供特许的公司安保、社区安保等服务。值得说明的是,非基本公共服务中的经营性公共服务是可以通过市场配置资源的,且以商品形式进行供给,即可以是营利性的,但从民生角度来看,政府必须主导其供给。

（4）社会服务。社会服务是一个与公共服务密切关联的、多元化主体提供服务的社会性活动，包括在医疗、教育、家政服务、文化与旅游、养老服务、幼儿托管服务等社会领域，为满足不同人民群众多样化多层次的社会需求，依靠多元主体提供多元化服务的一类社会需求活动。社会服务包括生产性社会服务、生活福利性社会服务和社会性社会服务。生产性社会服务指直接为物质生产提供的服务，如能源供应、原材料运输、信息获取与传递、劳动力培训、科技咨询等。社会性服务指为保障整个社会正常运行以及协调发展所提供的服务，如公用事业、社会保障和社会管理、文教与卫生事业等。按服务性质，社会服务可分为物质性服务和精神性服务两大类；按服务的程度，社会服务可分为：基本性服务、享受性服务和发展性服务三类。社会服务在预防以及解决社会问题、调整社会关系、处理社会矛盾、完善社会制度、改善社会生活方式、减少社会发展的障碍因素等方面，具有非常重要的作用。由此可见，公共服务和社会服务具有很强的对等包容性和目的性。有学者将社会服务定义为：是以劳务输出为主要形式向有需要、有困难的社会成员或群体，特别是弱势群体和困难群体提供的、改善其处境的服务性活动。它是将社会保障、社会福利传至服务对象的过程。这个定义，直接将社会服务的对象进行了更为定向的定义，非常契合公共服务的准公共服务。无论是广义的社会服务还是狭义的社会服务，都是福利性质的服务，与营利性商业服务有本质的差别。另外，公共服务的提供主体是政府，而社会服务提供主体根据服务的领域，可以是政府，也可以是社会组织（包括营利性组织和非营利性组织）、公有企业、私营企业甚至是事业单位。

四、公共服务的供给

既有研究表明，不同类型的公共服务所采取的供给方式不同，或者说，公共服务的类型决定了公共服务的供给方式。

公共服务供给指公共服务主体为公共服务客体输入服务资源，将其转化为具体公共服务绩效的过程。这里说的资源包括资金、人力、产品以及服务等。公共治理理论以及新公共服务理论认为，提供公共服务是政府的职能，也是政府治理的一项核心内容。有效的公共服务供给，是政府善治的表现。在公共服务供给研究中，公共服务的模式和供给机制的选择，是理论界讨论的热点问题，也是公共事务治理领域中最具争议性的话题之一。

公共服务供给方式的选择，是研究公共服务的出发点，是以对公共服务的性质与政府职能之间关系的认知为理论基础。主张社会契约论和经济自由论的学者认为，政府对自身职能的认知决定了公共服务的供给的方式，政府是实现公共服务供给的唯一来源。该论点成为后续研究公共服务供给方式的依据。随着对公共服务性质和内涵研究的深入，公共服务供给方式在该论点的逻辑内进一步发展。

随着现代微观经济学诞生，越来越多的学者采用经济学原理分析并讨论公共服务的供给问题，从而将公共服务的供给从单纯的政府职能依附转变为经济学分析。微观经济学主要采用边际分析和效用价值探讨公共服务的供给，也就是将公共服务看成有价值的特殊产品（商品），民众消费成本与购买服务成本之比是供给的依据。然而，民众消费效用很难用经济学的方法进行计算，比如义务教育，对民众实施普惠的义务教育公共服务，无论是对个人还是对整个社会产生的经济效益是短时间很难计算的，并且义务教育公共服务产生的民生、社会效用是不能通过经济学效用来衡量的。我国推行的无差异九年义务教育，政府强力推进，消除了区域经济、政治等因素对义务教育发展的不均衡性，在全社会形成了公平、平等、公正的社会价值观。马歇尔综合各种微观经济学分析，采用需求曲线和效用曲线对公共服务进行分析，形成了一套完整的分析方法，结果表明，公共服务必须由政府供给。最终，公共服务供给的分析始终围绕政府职能展开。文化传统、社会制度以及发展道路选择的不同，使得各国在提供公共服务时出现了供给模式选择的差异。凯恩斯主义主张政府是公共服务供给主体，并主张以市场化运行来强化供给。凯恩斯主义的指导思想后来演变为欧洲福利国家公共服务主流的供给模式；与凯恩斯主义不同的是，在市场体制的国家，政府、社会组织（营利性和非营利组织）、市场在公共服务的供给上达成一致，倡导公共服务供给的多元主体的模式。

随着近些年来政府改革、政府治理逐步推进，新公共管理理论极大影响着一些西方国家，致力于收缩政府职能，节省行政开支，提高政府工作效率，以多种方式将公共服务的生产、供给让位于市场，通过多元主体以及网络化的方式提供公共服务，效果良好。以现代微观经济学理论为基础发展起来的新公共管理运动根据公共服务的非竞争和非排他特点对公共服务的性质进行判断，并对公共服务的类型进行分类，同时引入市场经济规则认为公共服务的供给有政府、市场、俱乐部和地方四种基本的供给方式。20世纪50年代起，诸多学者从社会群体所处的阶层、工作性质等方面，尝试构建不同群体关系的跨界关系，即后来的系统发展网络。20世纪80年代以后，系统发展网络成为一种分析方法，并被应用到经济领域，使经济领域的研究由地位结构概念让位于网络结构理念。同时，公共服务领域的研究也兴起网络结构研究。比如，不同阶层、不同经济状态的群体，公共服务的需求是否有差异？由此将公共服务分为基本公共服务和非基本公共服务，因公共服务的性质不同，则供给模式也不同。简单来说，满足最基层最普遍群体所需的基本公共服务，政府主导完全免费供给；而有更高需求的、满足少部分人群非基本公共服务，也由政府主导供给，但需要消费者按一定比例付费。这就是跨界网络研究公共服务供给模式的基本思路。

网络理论在公共行政学观点上的应用，主要用于研究公共组织（主要指政府及其组织）、营利性社会组织与非营利性社会组织之间的关系。例如，在购买模式上，根据社会组织与政府是否存在依存关系，决定了政府购买模式。如果社会组织与政府没有任何直接关系，则政府购买主要由市场规则主导，即竞争性购买模式进行公共服务供给；社会组织与政府之间存在直接关系（人事关系、财务依赖关系等），则公共服务的政府购买可能采用协议购买模式。其实这种跨界网络研究模式，在政府内部不同层级（垂直网络）中分析政府公共行政、公共服务供给模式也是可以的。同理，在公共服务承接主体间也适用（横向网络）。由此，推而广之，针对公共服务的三方主体，各个主体内部、各个主体间也可以进行跨界网络研究。简而言之，跨界网络分析法，可以合理解释相关主体之间的关系，以及各主体之间的连接方式、交流特点，甚至是绩效评估。

李泰峰和周玉希（2019）采用 Cite Space 对 WOS 核心文集进行可视化分析（2004~2017 年文献），将公共服务供给方式归结为三类：公共服务外包模式、公私合作伙伴关系模式（也称 PPP 模式）、第三部门参与供给模式。

（1）公共服务外包模式。公共服务外包，始现于十八九世纪的欧美国家，现已经成为当代政府公共服务领域改革的热点。在欧美一些发达国家，公共服务外包模式依然是政府公共服务供给的主要模式。Marvel 等（2009）通过分析政府对公共服务供给代理方——营利性与非营利性组织的激励措施，认为大部分地方政府对营利性组织采取高效激励措施，而对于建立短期关系的非营利性社会组织未采用高效激励措施。Bennett 和 Iossa 等（2010）对政府将公共服务外包给非营利组织和营利组织这两种方式进一步分析认为，在政府同等投资条件下，供给公共服务中，非营利性社会组织比营利性社会组织产生更高的服务水平。Porcher（2017）量化分析了法国水务公共服务供给方式的选择对效率的影响，实证结果表明，尽管私人供给服务的水价相对公共部门较高，但整个服务的债务水平较低；公共部门供给的水价尽管低于私人供给，但公共服务却产生了较高负债。

（2）公私合作伙伴关系（PPP）模式。PPP（也称 3P）公共服务供给模式，在世界各地得到广泛应用，尤其在大型工程建设、大型公共服务供给方面。David 和 Chiang（2009）通过对美国 200 个大城市政府提供紧急救援医疗服务进行了研究，结果表明，较小的城市和较差的医院倾向于紧急医疗服务实行 3P 供给模式，即政府和社会组织混合供给模式。Leva Meidute 等（2011）对公共服务公（政府）私（社会组织）合营的可行性进行了研究，认为公共服务 3P 供给模式的实施，最重要的是公私之间合同明确条款、双方承诺和责任、风险评估、明确支付机制、争端解决机制等。如果 3P 合同无法按期实施，需要终止合同，该如何解决？Xiong 等（2015）对此进行了深入研究，从理论层面解决了 3P 项目终止合同的相关赔偿与索赔的问题，构建补偿评估数学模型的方式，以期达到公平、有效解决此类问题的方法。

（3）第三部门参与供给模式。志愿组织，也称为第三部门（政府为第一部门，企业或营利性社会组织为第二部门），是 19 世纪末 20 世纪初承接公共服务的主力军。在公共服务供给的代理方选择方面，第三部门在公共服务供给领域严重萎缩。研究表明，志愿组织和第三部门是在国家法律与国家制度的保护下得以生存与发展，如果国家制度与法律保障缺失，其生存环境将极其堪忧。随着经济发展和社会发展，国家未更新其制度与法律，导致对志愿组织和第三部门的保护减弱，使其在承接公共服务方面的外部保障不足。此外，志愿组织和第三部门创新能力不足也是制约其发展与生存的重要因素。有研究发现，志愿组织和第三部门创新能力并不取决于组织自身，而依存于政府给予他们的公共政策，而这些公共政策除了保护其生存，也在于保证其自身性质不发生改变。Osborne 等（2008）研究了 1994~2006 年志愿组织和第三部门的创新能力，结论支持上述观点。如何改变志愿组织和第三部门适应新环境变化？Archambault（2017）通过分析第一部门和第三部门在科技与教育、文化与公共卫生、服务社会等方面所扮演的角色认为，需要更新法律框架和政策，确保其有更明确的社会定位和价值定位，即是说，志愿组织和第三部门的发展及更新，依赖于国家法律和制度来保障。

不同公共服务类型，其供给方式也不同。

（1）基本公共服务的供给方式。基本生存权、基本尊严、基本健康需要是基本公共服务的三个基本点，所以，其供给方式必须是政府直接提供，采取的供给方式主要是向非营利性社会组织外包模式，即政府向非营利性社会组织提供资金，非营利性社会组织向民众提供相应的公共服务。比如，义务教育，政府出钱给学校（此时的学校是非营利性组织），学校向适龄人群提供义务教育服务；医疗卫生和健康，政府出资建设医院、采购设备、聘请医生等，医院向民众提供医疗、卫生等健康保健服务。在现实中，即便是义务教育、医院也有相当部分私立学校、私人医院等形式并存。很显然，这类学校、医院提供的不是公共服务，但其存在有其合理性，因为他们向一类有特殊需要的群体提供了特殊的服务，而享受这类服务的群体需要支付高于基本公共服务的费用。私立学校、私人医院等，其投资不是政府投入，这类医院和学校也不是非营利性组织。如 Bennett（2015）研究结果，非营利性组织提供公共服务质量更高，更有利于实现基本公共服务均等化的目标。营利性组织过多地参与基本公共服务的供给，不利于基本公共服务均等化的实现，还因为营利性组织的竞争性特点，容易产生垄断等行为，严重扰乱基本公共服务的政府供给。

（2）准基本公共服务的供给方式。准基本公共服务的服务对象为特定地区（如贫困地区）或特定人群（如低收入人群等），提供的公共服务内容可能是在基本公共服务基础水平之下的更低保障、更低门槛的公共服务。从服务提供的对象以及向服务对象提供的公共产品而言，只能由政府直接提供，提供的具体方式是向非营利性组织合同外包模式，原因是由其特殊性所决定的：一是特殊地区或特殊人群，表现为少众，受众群体总体量较小，不具备营利性组织的市场；二是提供的公共产品只能有极少数人享受，也不具备市场价值意义；三是这类公共服务必须提供，因为它可以消除区域经济不平衡造成的社会问题，提高弱势群体的生存权利、健康权利等，体现了社会的公平与正义。例如，针对特定人群的义务教育，必须提供公共服务，因为特定人群同样享有义务教育的权利，所以必须由政府主导，兴建各类特殊学校，购置设备，甚至是培训相应的特殊教育师资。

在公共服务领域，还有一些比较特殊的公共产品——法律、法规、规划、政策等政策性、指导性、规范性文件的制定。这些文件，从微观层面，规范着个人的言行举止、职业道德等；从中观层面，规范着群体的各种活动，包括经济行为、价值导向、市场规范等；从宏观层面，规范着国家行为准则、国际行为准则等。可见，这一类公共服务属于基本公共服务范畴，直接由政府提供，如制定刑法、宪法、民法典等。尽管这类公共服务由政府直接提供，但政府工作人员却并不直接制定。一般而言，由政府提出，指定第三部门制定，然后由政府发布（或颁布）。因此，我们把这类公共服务的供给模式称为第三部门参与供给模式。这里所说的第三部门，更多的是指专业的机构、事业单位、非营利性社会组织、企业等，如环境研究所参与环境政策制定、大学参与教育法规法令的制定、医学会参与卫生健康领域相关政策的制定、华为技术有限公司（企业）参与国家5G发展规划的制定等。

（3）非基本公共服务的供给方式。政府为满足部分公众更高层次的社会公共需求而提供的公共服务产品及其劳务（服务），一般指高于平均公共服务水平的公共服务，如在居住领域，包括小区改造、棚户区改造、公租房等；教育领域包括九年义务教育以外的更高层次的教育如大学教育、研究生教育；公共安全领域的人身安全、财产安全等。这类公共服务最大的特点是，从公共服务供给层次来看，是高于基本公共服务水平的；从受众来看，普通民众视其经济状况自愿选择；从政府行为来看，实行政府定价；从市场供给方来看，有一定的市场利益，但空间较小。针对非基本公共服务的这些特点，一般多采取合同外包供给模式和经营性公共服务供给模式。非基本公共服务的合同外包供给模式，是在基本公共服务基础上的一种延伸，服务供给主体一般为非营利性组织，如大学教育，政府主导大学教育的各个方面的行为诸如享受大学教育的准入条件、承担大学教育供给的非营利性组织的资质、民众为享受大学教育服务的定价（即受教育费用）和学制及准出条件（即毕业条件）等。非基本公共服务的经营性供给方式，服务供给者多为营利性组织或企业。由于这类公共服务实行政府定价，而政府的定价行为一般会委托第三方部门做充分的市场调研后，给出一个高于市场一般价格的定价，所以，这类服务有一定的市场价值空间。营利性组织或企业会权衡这个市场价值，决定是否向政府提供这类公共产品。此时，政府提供公共产品的方式，一般都是第三方部门参与政府投标，并承接公共产品供给。在这类公共产品中，有些是提供一次性公共产品，如棚户区改造、兴建政府廉租房等，这类服务一般采用合同外包模式供给；有些为非一次性提供的、按时间来持续供给，一般采取参与政府招投标，合同外包式经营性提供服务，如城市绿化、公路维护等，政府规定在约束的时间内，按合同条款负责，交由营利性组织或企业负责该公共服务的供给。非基本公共服务经营性供给，即市场供给，完全可以通过市场选择和优化资源配置，以满足公众高层次、多样化的公共服务需求。而政府通过加强市场监督与管理，引导和鼓励社会力量（社会组织）承接，政府退出并直接供给市场。

值得说明的是，为了公共服务有效、有序、有利地发展，供给方式朝向多样化发展。《"十四五"公共服务发展规划》（以下简称《规划》）提出，到2025年，公共服务制度体系更加完善，政府保障基本、社会多元参与、全民共建共享的公共服务供给格局基本形成，民生福祉达到新水平。《规划》围绕"七有两保障"，设计了22项指标：约束性指标7项（必须达到）、预期性指标15项（努力达到）。其目标是持续推进基本公共服务均等化，基本公共服务供给多元化并扩大普惠面，丰富多层次多样化公共服务供给，努力增进全体人民的获得感、幸福感、安全感，推动全体人民共同富裕迈出坚实步伐。

完善公共服务供给方式的重要意义。党的十九届四中全会通过《中共中央关于坚持和完善中国特色社会主义制度、推进国家治理体系和治理能力现代化若干重大问题的决定》（以下简称《决定》），《决定》强调："创新公共服务提供方式，鼓励支持社会力量兴办公益事业，满足人民多层次多样化需求，使改革发展成果更多更公平惠及全体人民。"新公共服务理论认为，政府的职责是"掌舵"，而不是"划桨"，政府的作用是维护社会稳定运行的方向，对于社会发展的事项可以在政府的监管之下通过多方主体共同完成，这是社会管理活动创新的必然选择。其一，完善公共服务供给方式是我国服务型政府建设的必然要求。服务型政府"以人为本""全心全意为人民服务"为本质体现，公共服务供给方式不断完善是建设人民满意政府的必然要求。公共服务供给质量是检验服务型政府治理能力的标准之一。进入新时代，我国治理能力现代化最核心的标准是党和政府把人民对生活的美好期望通过一系列合理合法的制度安排变成现实，满足人民的需求。政府治理效果好与不好，最终还是要看人民群众的期待有没有得到满足，人民的生活质量有没有提高，安定、和谐、民主、人权和公平正义有没有保障。其二，完善公共服务供给方式是推进社会治理科学化的迫切要求。加强和创新社会治理，归根结底是为了不断满足人民日益增长的美好生活需要，让人民群众共同享有治理成果。构建政府主导、覆盖城乡、可持续的公共服务体系，充分发挥社区、社会组织、公众等主体在公共服务供给中的作用，是实现社会治理科学化的有效途径之一。其三，完善公共服务供给方式是人的全面发展的必然选择。"代替那存在着阶级和阶级对立的资产阶级旧社会的，将是这样一个联合体，在那里，每个人的自由发展是一切人的自由发展的条件。""人的自由和全面发展"是马克思确立的关于彻底解放的人的最高命题，是人的发展的终极目标与人的本质的最高体现。人的现代化中所指的"人"不是一个抽象的、静止的概念，而是具体的、发展的理念，需要放在特定的历史环境中去认识的"现实中的人"，人由阶层、性别、民族、国家和地区之分。就人的自由和全面的发展而言，公共服务存在较大的区域（城市与乡村）差距，在这一现实条件之下，公共服务供给方式的丰富与完善，就成为实现人的自由和全面发展的重要体现之一。

五、公共服务的购买

前面已经论证，公共服务是政府治理的必然行为，所以，公共服务的购买主体必须是政府，故又称为政府公共服务购买。2019 年 11 月，中华人民共和国财政部令（第 102 号）——《政府购买服务管理办法》发布，其中第五条明确规定，政府购买服务的主体是各级国家机关。各级国家机关主要包括各级行政机关，还包括各级党的机关，诸如人大、政协、公安、法院、检察等为承担行政职能的政府组织、事业单位，以及纳入行政管理编制的组织机关。第八条规定，公益一类事业单位、使用事业编制且由财政拨款保障的群团组织，不作为政府购买服务的购买主体和承接主体。

公共服务购买的概念。购买公共服务指政府通过多种购买模式，将原本由政府承担的公共服务采用如公开招标、协议合同等形式，转交给社会组织（营利性、非营利性）、企事业单位来承接与供给，以提高公共服务供给的质量和政府财政资金的使用效率，以满足公众的多元化、个性化需求，同时达到改善社会治理结构的目的。政府购买公共服务，通过发挥市场机制，把政府应直接提供的部分公共服务事项，按照一定的方式和程序，交由具备条件的社会力量和事业单位承担，并由政府根据合同约定向其支付费用。政府购买服务项目实行"政府采购、合同管理、绩效评价、信息公开"的管理办法。随着社会对服务型政府建设的需求，以及公共财政体系的不断健全，政府购买公共服务已经成为政府履行其公共职能的重要方式。其基本内涵包括：第一，政府是公共服务的供给主体，供给方式是购买；第二，购买公共服务的客体（代理方、承接方）是社会组织（营利性、非营利性）与企事业单位；第三，公共服务不同于私人服务，服务对象是除政府（在政府部门工作的工作人员，在非政府行为中符合公民定义的个人除外）以外的其他社会机构和公众；第四，政府购买公共服务中，市场主导的购买行为是政府采购的一部分，必须遵守《中华人民共和国政府采购法》的相关规定。

从不同侧重点看，政府购买公共服务可将概述为"行为说""转移支付说""方式说""过程说"。"行为说"认为，政府购买服务是指政府部门为履行服务社会公众的职能，以政府财政支出向各类社会服务机构直接购买公共服务，以实现政府财政效率最大化的行为。"方式说"认为政府购买公共服务其本质是政府承担、社会组织供给的政府提供公共服务的供给方式。"转移支付说"认为，本应该由政府供给的公共服务，政府自身不生产公共服务产品，采用政府财政资金支付给具备生产公共服务产品或劳务的社会组织，由社会组织供给公共服务，所以其本质是政府资金的转移支付。当然，政府与社会组织需要签订财政支付合同或协议。"过程说"强调政府购买公共服务的过程，认为政府购买服务是政府确定服务的种类、标准、质量与过程，并以契约的方式向代理方（承接方、卖方）提供经费，用以支付公共服务购买费用，服务代理方（卖方）可以是营利性社会组织、非营利性社会组织，甚至是政府其他部门。

下面对政府购买公共服务中几个核心问题进行论述，即向谁买，怎么买，买什么。从旧公共行政理论来说即为"政府如何划桨"；从新公共管理理论来说即为"政府如何掌舵"；从新公共服务理论来说即为"政府该如何服务"。

（一）公共服务的购买——向谁买

向谁买的问题，实质是政府购买公共服务承接主体问题。《政府购买服务管理办法》第六条明确规定，政府购买服务的承接主体可以是依法成立的企业、社会组织（不含由财政拨款保障的群团组织），公益二类和从事生产经营活动的事业单位，农村集体经济组织，基层群众性自治组织，以及具备条件的个人。具体来讲，承接主体包括以下几类：一是非营利性社会组织，其前提是依法在民政部门登记成立，包括社会服务机构、社会团体、基金会、志愿者组织等社会组织，以及经国务院批准免予登记但不由财政拨款保障的社会组织，其特点是组织送货所需经费不由财政拨付。二是从事经营性活动的单位。前提是依法在工商或行业主管部门登记成立，包括企业以及提供法律、咨询、财会等服务的诸如会计师事务所、律师事务所、税务师事务所等社会中介机构。三是按事业单位分类改革的政策规定，划为公益二类的事业单位或从事生产经营活动的事业单位。四是依法成立的企业（营利性社会组织），包括独资企业、合伙企业和公司制企业等。五是法律、法规规定的其他主体，包括农村集体经济组织、基层群众性自治组织，以及具备条件的个人。值得注意的是，依据相关法规，公益一类事业单位不得作为政府购买公共服务的承接主体，诸如承担义务教育、公共文化、基础性科研、公共卫生及基层基本医疗服务等基本公益服务，以及不能或不宜由市场配置资源的事业单位。

政府购买公共服务的承接主体，需关注以下几点：①公共服务承接主体要符合《中华人民共和国政府采购法》规定。②政府与社会对承接主体在政府采购相关法律、行政法规范围内不得有差别或歧视待遇。③正确看待承接公共服务主体中依法成立的企业和社会组织的问题。一般而言，政府购买公共服务的承接主体是社会组织，但《政府购买服务管理办法》将"依法成立的企业与社会组织并行作为主要承接主体"的表述值得关注。这主要考虑到与《中华人民共和国政府采购法》中供应商的法律衔接问题，其并没有否认企业是政府购买公共服务承接主体的重要力量。虽然《政府购买服务管理办法》提倡和支持依法成立的企业能参与并成为公共服务主要承接主体，为社会公众提供公共服务，但企业的市场主体性质决定其以市场利益最大化为目的，导致企业与以社会团体、社会服务机构、基金会等为主体组成的社会组织，以社会公益服务为主要目标有显著性不同目标。强调非营利性社会组织承接政府购买服务项目，可以发挥非营利性组织自身专业强的优势，提高公共服务供给的质量和效率，甚至直接参与政府公共管理，提高社会治理水平；通过公共服务需求的反馈，促进公共服务供给与需求的有效对接。④正确理解承接主体中具备承接公共服务条件的个人。《中华人民共和国政府采购法》明确表述"允许自然人作为供应商"，可以有效弥补一些县乡农村基层地区组织型承接主体不足问题，《政府购买服务管理办法》也规定"可以由具备服务提供条件和能力的个体工商户或自然人承接政府购买服务"，但应严格遵守相关法律法规、制度规定，不得将其异化为变相用工。

诸多研究表明，因为公共服务的特殊性，政府购买公共服务的承接主体，社会组织成为首选有其必然性。从理论上说，社会组织的非营利性特点，契合公共服务的公益性特点。从社会组织制度建设来说，社会组织制度建设越来越规范。西方国家社会组织形成与发展历史久远（如宗教组织、各类协会等），我国社会组织建设与管理相对较晚，但规范发展越来越受到重视，如党的十八届三中全会明确指出：重点培育和优先发展行业协会商会类、科技类、慈善公益类、社区服务类社会组织，成立时直接依法申请登记财政部、民政部、工商局等联合发文《政府购买服务管理办法》《关于通过政府购买服务支持社会组织培育发展的指导意见》以及中共中央办公厅、国务院办公厅《关于改革社会组织管理制度促进社会组织健康有序发展的意见》等系列文件，为社会组织的制度建设和发展壮大提供了政策、制度保障，也为社会组织承接政府购买公共服务提供了法律保障。从政府治理来说，政府大力提倡合理、合法、有序发展社会组织：就普通公民而言，社会组织让普通公民在有归属感的同时，还是公民发声的重要渠道，是公民参与国家治理的有效平台；就政府而言，大力发展社会组织，是有效管理民众的方法和手段，也是听取民声的渠道，还是政府政策决策收集民众意见的重要渠道。从实践结果看，社会组织成为政府购买公共服务供给主体，效益明显优于营利性组织。在政府等量投入条件下，如果将公共服务同时卖给营利性社会组织和非营利性社会组织，会发生怎样的情况呢？Bennett J 等（2010）的研究结果表明，非营利性社会组织供给公共服务会比营利性社会组织产生更高水平的公共服务。同样，公共服务卖给公共部门和非公有营利性社会组织，其效益和公共服务质量又如何？Porcher S（2017）以法国水务公共服务为例进行了研究，结果表明，私人供给水务服务，尽管水价较高，但是服务的债务水平较低；而公共部门提供的水务服务，尽管价格低，但整个服务债务高。可见，无论公共服务承接主体是否营利，也无论是公共部门还是私人组织，在公共服务承接上均有优缺点，如何超越各种承接主体的缺陷，发挥其长处，是公共服务政府购买值得关注的问题。

（二）公共服务的购买——怎么买

公共服务的主体是政府，我们简称买方，购买承载主体是企业、社会组织等，我们简称卖方。卖方有买方所需要的公共产品是买方和卖方相互连接的物质基础，那么，卖方所拥有的公共产品是以何种形式交付于买方的呢？买方和卖方的效益又如何相互保障的呢？对买方而言，如何做精明的买主；对政府职能而言，是如何为民众提供服务，体现公民权社会。

党的八届三中全会明确提出，"推广政府购买服务，凡属事务性管理服务，原则上都要引入竞争机制，通过合同、委托等方式向社会购买"。该表述包含有四层含义：其一是政府购买的公共服务范畴是事务性管理服务，并不是政府所有的购买都属于公共服务购买，如政府采购用于公务员自身使用的产品就不属于事务性管理服务；其二是公共服务的购买，要引入市场机制、竞争机制，即公共服务购买要符合市场规则诸如价值规律、供求规律、竞争规律，讲求公平、公开、正义；其三是购买的基本方式包括合同、委托等基本方式，除基本方式外，可以根据供需关系的特殊性，采取更加灵活的供应方式；其四是购买的承载主体是社会，即向社会购买，这里的"社会"可以理解为所有能满足公共服务购买需求的社会组织（营利性与非营利性）、企业、事业单位以及符合条件的个人。

党的二十大报告明确要求，"健全基本公共服务体系，提高公共服务水平，增强均衡性和可及性，扎实推进共同富裕"。这一要求表明，在健全基本公共服务体系的基础上，提高公共服务的水平和增强其均衡性、可及性，是新时代公共服务工作的方向引领，也是推进共同富裕的重要着力点。党的十七大报告第一次对基本公共服务均等化提出要求。党的二十大报告要求，未来五年（即"十四五"期间）基本公共服务均等化水平明显提升、2035年实现基本公共服务均等化。国家发改委《"十四五"公共服务规划》把公共服务分为两大类：基本公共服务、普惠性非基本公共服务。其中，基本公共服务是保障全体人民生存和发展基本需要，由政府承担供给保障主要责任的公共服务；普惠性非基本公共服务是满足公民更高层次需求和保障社会整体福利水平所必需但市场自发供给不足或难以让大多数公民可承受、需要国家通过支持社会机构或市场主体来增加普惠性供给的公共服务。

从党的二十大报告对基本公共服务和一般性公共服务的不同要求可以看出，不是所有公共服务都有均等化要求，只有基本公共服务才有均等化要求，一般性的公共服务有逐步增强均衡性和可及性的要求。基本公共服务涉及生存和发展的基本需求，主要由国家以公共资源来承担供给和保障，供给的数量与质量应该实施基本统一的标准，均等化是其内在必然要求。基本公共服务均等化还关系到社会公平正义。普惠性非基本公共服务难以也不宜统一标准化，需要允许一定的个性化和差异化。

所以，即便是政府主导的公共服务购买，也必须考虑市场因素。如果我们再深层次追问"政府购买服务的钱从哪里来"，或者问"政府又非企业，哪来的钱购买公共服务"，我们会发现，政府用来购买公共服务的钱是民众的钱（即纳税人的钱）。所以，从购买环节来说，政府必须充当精明的买主。同时，公共服务具有很强的社会财富再分配属性，其供给水平和均衡性、可及性水平，是公民权社会的重要体现，对我国而言，直接表征了共同富裕的实现水平。

唐纳德·凯特尔在《权力共享：公共治理与私人市场》中提出，在公共服务购买中，政府"做精明的买主"的思想，是政府在公共服务市场化中的自身定位。政府对市场实施积极管理必然会带来一系列的挑战和约束，主要来自政府与社会组织之间的缺陷，即"供给方缺陷"和"需求方缺陷"。具体而言，供给方缺陷体现在：①有些公共服务，政府需要，但具备承接该公共服务资质的预期市场不存在，如监狱；②卖方市场狭窄即社会组织数量不足，缺乏竞争力，或竞争水平低下，甚至政府受制于卖方的垄断；③即便是公共服务合同外包，也会产生特殊的外部负效应，导致政府治理负面性。需求方缺陷体现在：①政府并非公共服务的直接需求方（直接需求方为公众），无法准确地定义想要购买的公共服务产品或劳务（服务）；②政府作为市场管理方缺乏，关于卖方的信息并不充足，并不能独立、准确判断所购公共产品和服务的质量；③政府内部性会削弱对购买服务的关注。

"精明的买主"指"有能力区分不同市场表现出来的不同问题，还要用不同的方式管理多样化的微妙关系"，"能否成功超越和克服需求方缺陷和供给方缺陷，是决定政府购买公共服务成败的关键所在"。

根据各国的文化传统、政治制度以及经济体制的特点，王春婷（2012）总结了国外政府购买公共服务的模式，可概括为四种类型：一是盎格鲁-撒克逊模式，以英美为代表（英语为母语国家）的国家，倡导公共服务市场竞争和市场化导向是该模式的主要特征，为了使公共服务供给更加灵活且高效，其鼓励社会参与公共服务的供给；二是大陆欧洲模式，以法国和德国等国家为代表，其典型特点是有限市场化导向，因其市场的有限性，只能部分公共服务引入市场竞争，采取购买的方式供给；三是北欧福利模式，以北欧国家为代表，其特色是公共服务的供给——尤其是社会保障和社会福利方面，完全由政府通过高税收和高福利的形式保障，公共服务供给的裁量权完全在政府；四是以东亚国家为主的东亚模式，整体经济体量偏小，公共服务供给市场有限，政府对公共服务供给的只能是直接干预，政府仍是公共服务的供给主体，缺乏竞争。以上4种公共服务供给模式，实质上依赖于市场化程度和市场竞争水平，市场越开放竞争越激烈，反之，市场越闭塞，竞争越缺乏。

　　国内学者对政府购买公共服务模式的分类比较一致。首先分析买卖双方的依存关系，即独立关系、依存关系，其次是购买模式，即竞争性购买、非竞争性购买。基于上述维度两两组合，形成四种购买模式。王浦劬（2010）在总结国外公共服务购买实践的基础上，从我国社会经济实际出发，认为我国政府购买公共服务也应遵从上述四种模式，即独立关系竞争性购买模式、独立关系非竞争性购买模式、依赖关系非竞争性购买、依赖关系竞争购买，并分析了我国当前的购买关系和竞争特点，认为最重要的是前面三种模式，因为第四种模式只是理论上的存在，现实中可能并不可见。也有学者从公共服务产品产权角度将政府购买公共服务划分为官办民营、民办官助、官民共建、民办官营和社会组织示范政府推广等模式。根据购买过程中政府与社会组织的关系以及购买程序的竞争性，将购买模式划分为依赖关系非竞争性购买、独立关系非竞争性购买和独立关系竞争性购买3种。

　　需要说明的是，公共服务的购买受政治制度、经济体制、文化传统、市场培育等影响极大，采取何种购买模式（如何买）都没有定势，需要具体问题具体分析。政府需要在把握主体导向的前提下，采取积极灵活的购买方式，用好纳税人的钱，服务好纳税人。

　　以共同富裕为导向增强公共服务的均衡性和可及性，需要公共服务工作在框架体系、供给机制、推进过程、结构内容、功能效果等方面注意把握好以下关键要点：

　　第一，框架体系坚持全国一盘棋与地方主体性的合理协调，发挥好中央和地方两个积极性。公共服务框架体系的顶层设计由国家制定，但鼓励地方创新探索，对好的做法给予积极吸纳。中央政府重点关注基本公共服务，对基本公共服务供给与配置严格执行统一标准，确保基本公共服务均等化目标的早日实现。与此同时，充分发挥地方政府对本地公共服务供需信息更加了解的优势和调动地方政府以高水平公共服务为发展赋能的积极性，在普惠性非基本公共服务的发展与促进中给予一定的灵活性、自主性和裁量权，合理满足人民群众多层次多样性的公共服务要求。鼓励一些地方先行实现更高的社会整体福利，率先建成共同富裕的示范区。但要保证普惠性非基本公共服务的区域差异始终控制在合理和公平的范围之内，避免因为公共服务的区域差异引发经济发展的区域失衡，对共同富裕产生阻碍。同时，加快落实地方公共服务的开放性，全面拆除户籍、学历、资历等门槛化的制度限制，以公共服务的均衡和可及，增强发展机会的均衡性和可及性。

第二，供给机制坚持政府主导、社会力量参与的有机结合，完善成本分摊机制。基本公共服务由政府给予保障，但不代表必须都由政府供给，可以在政府主导的前提下合理引入多元社会主体合作参与供给。普惠性非基本公共服务更加需要发动社会机构和市场主体的积极参与，发挥他们更接近需求方、更能促进供需精准匹配和供给效率更高的优势，扩大有效供给。公共服务之所以由国家提供或参与提供，是因为所提供的服务具有"正外部性"，但不同类型的公共服务的外部性不同。对于基本公共服务，国家承担主要成本。对于普惠性非基本公共服务，则应根据情况，在多元利益主体之间合理分摊成本，从而使得相关服务可持续扩大。

第三，推进过程坚持尽力而为、量力而行、循序渐进、因地制宜。均衡性和可及性都是就一定边界范围而言的，这个边界范围会随着经济发展水平和社会认知而不断扩展，不可能一步到位，立刻在全国和所有类别公共服务的层面都能达到。政府对基本公共服务均等化要尽力而为，以符合社会公平正义的要求，筑牢基本民生福祉保障底线，对普惠性非基本公共服务的发展要量力而行、突出重点。增强公共服务的均衡性和可及性是一个长期过程，不可能一蹴而就，每个地方的基础与条件不同，每个类型公共服务的均衡性和可及性进展也不一样，需要循序渐进、因地制宜、因类施策地推进。

第四，结构内容注意物质和精神的平衡。民生福祉是客观获得和主观感受的统一，共同富裕所要求的是物质生活和精神生活的双富裕。为此，增强公共服务的均衡性和可及性，不仅要考虑物质层面公共服务产品和公共服务设施的均衡和可及，也要注意加强和完善精神及文化层面公共服务产品的均衡和可及，满足人民群众多样化多层次多方面的精神文化需求，从而更深层次扎实推进共同富裕。

第五，功能效果注意与社会利益整合、共同富裕价值观形成的协同。公共服务的配置过程涉及大量利益调整，包含普惠性非基本公共服务在内的公共服务的均衡性和可及性的提高过程，也是国家对社会各种利益诉求整合的过程。这个整合过程，将增进社会各阶层的群体主义精神和社会共同体意识，提升社会凝聚力和对国家共同事业、共同利益的认同感，也是将共同富裕价值观内化的过程，保障共同富裕事业得到全体人民的共同拥护、积极响应和顺利实现。

（三）公共服务的购买——买什么

购买，是一个由来已久的概念，伴随着人类经济社会活动，购买的内涵与外延发生着相应的变化。特别是"买什么"，发生了巨大变化。最早的买什么，是在一般等价物出现之前，采用"货—货"交换（也称"物—物"交换）方式进行购买，则买什么非常直观明显，就是"货"或"物"。为了方便人们进行货物交换，便出现了"商人"——将自己或部落剩余的"货物"，送至其他家庭或部落，进行交换。随着生产力的提高，出现社会分工，出现了职业，使得一部分人拥有该职业领域独特的经验、手艺、技术等，由此丰富了买的内容，用物品购买匠人的手艺，用来建造房子，让有医疗经验的人解除病痛等。同时，由于市场的出现，"贾人"随之出现，并出现了商贾联合运营模式，极大地丰富了市场，繁荣了经济。一般等价物出现后，购买方式成为"货—等价物—货"的购买方式，极大地丰富了购买两端，市场应运而生。此时的市场除了进行货货交易，还有诸多服务性行业纷纷加入。

当我们讨论政府公共服务"买什么"时，我们简单推理传统购买与公共服务购买的几个关键词，就可以明确分析出公共服务该买些什么。

这些传统基本问题是：谁来买？向谁买？谁受益？

在公共服务购买领域，上述问题可转化为：谁来服务？谁提供服务？为谁服务？

传统的购买，一般是谁需要，谁购买，或者是具备购买能力的需要者购买，并且购买者和需要者一般都有一定的关系，如辈分关系、亲戚关系、朋友关系、上下级关系等。不论什么关系，之所以产生购买行为，利益是其中最终考量因素。并且这里的利益是追求个人利益，或者叫作私人利益。比如，公司为员工进行的各种形式的购买，公司貌似自己不直接享受商品，但公司稳定了员工，收获了人心，员工则愿意付出更多劳动，为公司创造更多的商品，进而为公司带来更多的利益。显然，这种购买行为，激发了员工工作的积极性，为公司带来更多的利益，但是，这些利益总体而言还是个体利益或私人利益。公共服务购买，购买者是唯一的，那就是政府。而政府购买了却不享用（当然作为公民身份的政府职员还是有权利享用的）。如果用传统购买者和受益者之间的关系讨论，随着社会发展，个人观念、政府执政理念也发生着非常有趣的变化。纵观古今，横阅中外，政府都履行着三项基本职能：专政职能、管理职能、服务职能。政府这三种职能在具体行政中所占的比例，反映着政府身份的变化。当政府强调专政职能时，政府是政令颁布、执行者，民众是被专政对象，处于绝对支配地位，此时的政府购买，可能未必完全是为了民众购买，所以享用者不一定是民众，此时追求的利益也非公共利益，或者说是私人利益。当政府着重执行其管理功能时，政府的购买行为都是为了便于其管理进行的，便于管理，而政府又是管理者，所以受益最多的是政府。如修路，路修好了，便于出行，减少了交通事故的发生，更有利于管理，同时也使民众受惠，但政府的出发点是便于管理。当政府强调其服务职能，此时的政府身份定义为服务机构，政府职员则定义为服务员，民众成为被服务的对象，一切活动都以满足民众需求为导向，政府购买行为，相当于主人（民众）需要什么，告诉服务员（政府），让服务员去为自己购买，所以，需求的提出者和享用者是统一的，此时购买行为的利益为民众利益，即公共利益。当公民社会高度发展，政府声音是公民声音的集中体现时，而公民对民主政治的高度参与，此时，政府购买公共服务便是公民最迫切的需求，代表的是最广泛民主的利益。

关于谁想购买的问题，前面已经论述，在此不做赘述。

综上分析，结合公共服务的一般特性，政府公共服务购买，买的是服务，并且公民社会发展程度越高，服务的民主性越高，利益的公共化程度越高。整体而言，政府购买的公共服务包括以下几类：

（1）一般性公共服务。公共教育服务、劳动就业服务、人才服务、社会保险、社会救助、社会福利、养老服务、优抚安置服务、医疗卫生、人口和计划生育服务、市政公共基础设施等社会公用设施管理维护、住房保障、公共文化、公共体育、公共安全、残疾人服务、环境保护、交通运输、服务"三农"、战略物资储备等事项。

（2）社会管理性服务。社区建设、社会组织管理服务、社工服务、法律援助、慈善救济、人民调解、社区矫正、流动人口管理服务、安置帮教、公益宣传等事项。

（3）技术服务。科研、行业规划研究、行业规范、行业产品标准和服务标准研究、数据调查、数据处理、统计分析、资产评估、审计服务、检验检疫检测、监测服务等事项。

（4）政府履职所需辅助性事项。经济和社会发展规划研究、经济形势分析宣传、法制宣传、法律服务、课题研究、政策（立法）调研草拟论证、经贸活动和展览服务、评估、绩效评价、工程服务、项目评审、咨询、专业技术审查、公共信息系统开发与软硬件维护、技术业务培训、公众档案整理、后勤保障等事项。

（5）其他适宜由社会力量承担的服务事项。

第二节　新公共服务理论

Kettle（2000）在综合考察各种关于政府与治理的各种理论与观点之后，提出全球公共管理改革的核心问题：

（1）政府及其工作人员，如何能花更少的钱，提供更多的服务？

（2）企业家政府真的能利用市场的激励机制来消除传统官僚政府的各种弊端吗？传统的官僚体制的指挥机制如何能与基于项目管理的策略有机融合？

（3）服务于"顾客"（公众）的政府，如何利用市场机制更多地服务民众？如何鼓励人们更加关注公共服务？

（4）政府怎样才能下放职权以便为一线的管理人员提供更强的服务诱因？政府怎样才能使得项目更具有回应性？

（5）政府怎样才能改进设计和追踪政策的能力？政府怎样才能将其作为服务购买者的角色（承包方）与其在实际提供服务中的角色分离开？

（6）政府怎样才能将结果驱动模型系统转变为规则驱动型系统？如何将关注的焦点放在产出和结果上，而不是放在过程或结构上？

一、新公共服务

政府该如何运作，是新公共服务产生的逻辑起点。新公共管理理论之精髓——企业家政府理论。要求政府要像企业家一样管理政府，而企业家关注的核心是利益，政府真的应该为了利益而忽略其他？政府利益到底是什么？由此，以美国著名公共管理学家罗伯特·丹哈特为代表的一批公共管理学者基于对新公共管理理论的反思，兴起了新公共服务理论研究热潮。新公共服务理论认为，政府在其管理公共组织和执行公共政策时，其职责是为公众承担公共服务、向公民开放其职权（政府裁量权让渡于公民）。政府在履行其职能过程中，既不应该是"掌舵"，也不应该是"划桨"，而应该是服务——建立一些明显具有完善整合力和回应力的公共机构。

新公共服务是关于公共行政将民主治理、公共服务和公民参与置于中心地位的治理系统中所扮演角色的一系列思想及理论。简而言之，新公共服务是关于公共行政中以公民为中心的治理体系中政府所扮演的角色的理念，重点阐述公共行政与公民的关系、与公共治理的关系。

新公共服务理论源于四个基础理论，即民主社会的公民权治理理论、社区和公民社会模型理论、组织人本主义和组织对话理论及后现代公共行政理论。

二、新公共服务的由来

20 世纪 80 年代开始，英国、美国等国家，在审视、批判旧公共行政的基础上，兴起了一场称之为"新公共管理"的政府改革运动。20 世纪 90 年代，该运动迅速扩展到一些发展中国家和所有发达国家。近年来，新公共管理理论在世界范围内备受推崇，有学者针对该理论存在的不足与缺陷进行了反思与批判，在此基础上构建了一个全新的公共行政理论，即新公共服务理论。

（一）旧公共行政

行政二分法，是以马克斯·韦伯的官僚制（科层制）理论和伍德罗·威尔逊的政治理论，是旧公共行政理论所形成的公共行政模式的理论基础。旧公共行政追求构建经济、有效、协调的行政系统，政府的职能部门和其高层管理机构是其研究的重点，追求"效率至上"原则。至此，形成旧公共行政理论构建行政管理的四项基本原则：科层制（官僚体制）的政府组织及其结构；官僚机构或组织在政策领域范围内提供公共服务及其产品；政治事务与行政事务分开原则——行政是执行命令，而政治家负责政策和战略制定；职业化的官僚是行政的特殊管理形式。

旧公共行政包括以下主流观点：

（1）政府工作的中心在于通过现存的政府机构或新授权的政府机构直接提供服务。

（2）公共政策和公共行政所参与的是设计执行新政策，这些政策集中于一个政治上规定的单一目标。

（3）公共行政官员在政策制定和治理中扮演着一种有限的角色；更确切地

说，他们负责执行公共政策。

（4）提供服务的工作应该由民选官员承担，并且应该在他们的工作中赋予有限的裁量权。

（5）行政官员要对民主选举产生的政治领导人负责。

（6）公共项目得以最佳实施的途径是通过等级制组织，其中管理人员主要是从该组织的顶部施加控制的。

（7）公共组织的首要价值观是效率和理性。

（8）公共组织作为一个封闭的系统，运转的效率最高，因此，公民的参与是有限的。

（9）公共行政官员的角色主要被限定为计划、组织、用人、指挥、协调、报告和预算。

很显然，旧公共行政理论的观点、原则等，都建立在官僚制度基础之上，已无法适应现代问题的复杂化、多元化和不可区分化，因此，政府活力、行政效率等已经无法带动。

（二）新公共管理

新公共管理的核心精髓：企业家政府。这一理论的领军人物是美国学者戴维·奥斯本和特德·盖布勒，倡导用"企业家精神"克服并改革政府官僚主义，即把企业的讲究效率、追求质量、节约成本、重视服务的经营理念引入到政府部门，对政府进行改革创新，使其充满活力，拯救走向僵化、行将衰退的政府。

新公共管理的核心理念可概括为：

管理的自由化——管理者必须从政府的繁文缛节的枷锁中解放出来，政治家和其他人必须让"管理者"来管理，要解除规制与分权，使管理过程合理化。

管理的市场化取向——竞争。因为私营部门的管理实践和技术优于公共部门，所以，要求公共管理部门普遍实行私营部门管理模式。

新公共管理的特征：专业化管理；产出控制，强调实际成果；部门拆分与重组以打破部门本位主义；引入竞争机制，提高质量降低成本；吸收和运用私营部门的管理风格和方法；强调有效利用和开发资源。

特德·盖布勒和戴维·奥斯本在《重塑政府》中，对新公共管理的基本观点进行充分阐述，概括为以下 10 个基本观点：

（1）催化的政府，"掌舵"而不是"划桨"。

（2）社区所有的政府，授权而不是服务。

（3）竞争性的政府，将竞争机制引入服务的供给之中。

（4）使命驱动的政府，转变规则驱动的组织。

（5）结果导向的政府，关注的是结果而不是投入。

（6）顾客驱动的政府，满足顾客的需要，而不是满足官僚机构的需要。

（7）有事业心的政府，有收益而不是开支。

（8）有预见力的政府，预防而不是治疗。

（9）分权化的政府，从层级节制的等级制到参与和协同。

（10）市场导向的政府，通过市场的杠杆作用来调控变化。

新公共服务理论对新公共管理理论的批判和超越主要体现在以下方面：

公共管理者是企业家吗？新公共服务理论承认企业家精神的足智多谋，但也不否定企业家精神暗含的其他含义诸如唯利是图，且利是私利。

民主与公平优先还是效率优先？新公共管理把"3E"（产出：Efficacy、效率：Efficiency、效果：Effectiveness）作为自己的价值基础，但必须指出的是，该价值基础忽略了公共管理中公众对公平的需求。也就是说，新公共管理理论的价值基础，使得公共行政无力承担民主与公平的政治责任，道德水准的责任也无法实现。

公共服务到底是服务"顾客"还是服务"公民"？"顾客"，只是存在于买卖交易与消费过程中的经济学含义，而"公民"不仅可以是"顾客"，还包含民主、公平、责任与义务、政治裁量权等政治含义，所以，公共服务作为政府职能的一部分，消费者不仅是"顾客"，他们更重要的还是包含政治含义的"公民"。

我们将新公共服务、新公共管理、旧公共行政中主要的内容进行简单概括，如表1-1所示。

表1-1　旧公共行政、新公共管理、新公共服务主要内容比较

	旧公共行政	新公共管理	新公共服务
主要理论基础和认知论基础	政治理论，早期社会科学提出的社会和政治评论	经济理论，基于市政社会科学的更精准的对话	民主理论，包括实证方法、解释方法和批判方法在内的各种认知方法
普遍性与相关的人类行为模式	理性，"行政人"	技术和经济理性，"经济人"或自利决策者	战略性或形式理性，对政治、经济和组织的多重检验
公共利益的概念	公共利益是从政治上加以界定并且由法律来表述	公共利益代表着个人利益的聚合	公共利益是共同价值观对话的结果
公务员的回应对象	当事人和选民	顾客	公民

续表

	旧公共行政	新公共管理	新公共服务
政府的角色	划桨（设计和执行政策，这些政策集中关注的是一个在政治上加以界定的单一目标）	掌舵（充当释放市场力量的催化剂）	服务（对公民和社区团体之间的利益进行协商和协调，进而创建共同的价值观）
实现政策目标的机制	通过现存的政府机构来实施项目	创建一些机制和激励结构进而通过私人机构和非营利机构来实现政策目标	建立和公共机构、非营利机构和私人机构的联盟，以满足彼此都认同的需要
负责任的方法	等级制——行政官员对民主选举产生的政治领导者负责	市场驱动——自身利益的积累将会导致广大公民团体所希望的后果	多方面的——公务员必须关注法律、社区价值观、政治规范以及公民利益
行政裁量权	允许行政官员拥有有限的裁量权	有广泛的自由去满足具有企业家精神的目标	具有所有的裁量权，但裁量权应受限制并且要负责任
采取的组织结构	官僚组织，其特征是机构内部自上而下的权威以及对当事人进行控制或管制	分权的公共组织，其对机构内部仍然保持对当事人基本的控制	合作性结构，它们在内部和外部都共同享有领导权
行政官员和公务员的假定动机基础	薪金和收益，文官制度保护	企业家精神，缩小政府规模的理想愿望	公共服务，为社会做贡献的愿望

三、新公共服务理论的思想来源

（1）民主社会的公民权。公民权是一种合法身份，是法律体系规定的公民的权利和义务。公民权包括公民的权利和责任，不管他们的合法身份，都会影响政治系统，意味着个人对政治生活的积极参与。桑德尔认为，政府存在的目的是要通过确保在一定程序下，个人有权利做出符合其自身利益的选择。政府的作用是确保个人的自身利益能够自由、公正地相互影响。个人会更为积极地参与治理，公民会超越自身利益去关注更大的公共利益，进而采取一种更加广阔且更具长期性的视野，这种视野要求购买了解公共事务、有归属感、关注整体并且与社区达成道德契约。埃文斯和博伊特将这一公民权理解为：关心公共利益，重视社区整体福利，尊重他人权利的意愿，对不同宗教、政治和社会信仰的包容，承认社区的决策重于私人偏好，以及承认个人有责任保护公众和为公众服务。

（2）社区和公民社会。由于社区公民个人意识可能衍生于邻里、街区等许多不同层次的群体，所以，社区可以在个人与社会之间成为一种有益的中介机构。社区公民社会的特征：一是整体性，表现为一个社区拥有共同的价值观和共同的利益；二是多样性，即容许其他异议的存在；三是社区是以关怀、信任和协作为基础建立起来的，社区通过一个强有力的有效沟通和冲突解决机制系统结合在一起。罗莎贝斯·莫斯·坎特认为"对社区的寻求也就是对个人生活之集体定位方向和目标的追求。将自我投入到一个社区中、认同一个社区的权威，以及愿意支持该社区的生活，所有这一切都能够提供身份、个人意志以及按照该成员感受表达了他自己内在特质的标准和指导原则的成长机会。"社区公民社会的存在，依赖于一套积极的"调节机构"，这个机构一方面关注公民的愿望和利益，另一方面为本社区公民更好的行动提供服务准备。

（3）组织人本主义与新公共行政学。阿吉利斯批评了传统的行政理论和西蒙的理性模型，主张更加关注"个人品行、真实性，以及人的自我实现"，关注与"企业的人性方面"有关的品质。罗伯特·戈伦比威斯基批判了传统组织理论所主张的自上而下的权威、层级控制以及标准的工作流程。新公共行政学派学者认为传统的层级制官僚组织模式使组织成员客观化和非人格化，要求围绕开放性、信任和真诚的沟通来建构新模式。公共行政理论家们认为，对社会组织的传统层级制研究方法限制了他们对人类行为的认识视野，他们批判官僚制，并且都在为管理和组织的研究寻求可替代的备选方法，这些方法试图把公共组织改变为更少数的权威和控制的支配，并且更加关注内部选民和外部选民的需要及他们所关心的问题。

（4）后现代主义公共行政。后现代主义公共行政来源于对实证主义的批判。后现代主义公共行政认为，在社会生活中，事实与价值难以分开；客观的观察无法识别人类行为的非理性成分；认为社会科学不是中立的，是带有强烈的政治色彩的。由此，后现代主义公共行政提出对话理念解决实证主义的弊端，即公民与行政官员之间通过开诚布公的对话——公共问题通过对话要比通过"客观"测量或理性分析更有可能解决的观念，"双方把自己的心里话都说出来，以及把别人当作自己加以接受。这与其说是理性的结果倒不如说是理性的转化……通过使人们及其生活成为理性所期待的目标，理性就把我们彼此区分开，这时人类状况的现实是：我就是你"（迈克斯维特，1997）。

四、新公共服务理论的基本观点

（1）政府职能不是"掌舵"，而是服务。过去政府在为社会"掌舵"方面扮演十分重要的角色，而现在日益重要的角色是要帮助公民表达并满足他们公共的利益需求，即政府需要与社会组织（私营及非营利组织）一起，为社区所面临的问题寻找最合理的解决办法。

（2）公共利益是目标而非副产品。必须建立集体的、共享的公共利益观念，因此，广泛的公众对话和协商至关重要。

（3）在行动上要具有民主性，在思想上应具有战略性。

（4）为"公民"服务，而不是为"顾客"服务。

（5）责任并不简单。

（6）重视人，而不只是重视生产率。如果要求公务员善待公民，那么公务员本身就必须受到公共机构管理者的善待。

（7）公民权和公共服务比企业家精神更重要。

第二章 新公共服务背景下公共服务特性

从本质上说，新公共服务的产生是政府自身改革的结果。欧洲公共管理学界领军人物克里斯托弗·波利特和吉尔特·鲍查尔特认为："改革的种种努力受制于某一特定国家内的治理哲学和治理文化，受制于该国政府的性质和结构，以及运气和巧合。"盎格鲁-撒克逊五国更易于接受"市场偏好""绩效驱动"的新公共管理，注重产出和结果而不是投入，究其根本原因是：经济萧条或停滞状态。很显然，当这个理论产生的根本原因不存在时（即经济发展向好时），"市场偏好""绩效驱动"未必就是政府的第一考虑。那么，这时候的政府应该优先考虑什么？公共利益、行政效率，还是民主社会与公民权？可能都是。但可以肯定的是"市场偏好"与"绩效驱动"不会是公民民主社会的首要选择。所以，新公共服务理论应运而生，重点考量"公共行政将公共服务、民主治理和公民参与置于中心地位的治理系统中所扮演角色的一系列思想和理论"。由此，公共服务成为新公共服务理论的核心要素。本章将从公共服务的本质特征是如何契合新公共服务基本理论要素，讨论当前为什么要在新公共服务背景下讨论公共服务。

在讨论上述问题前，我们先厘清当前社会的主流追求。当前，无论世界各国采取什么样的政治制度（当前存在的包括君主制、共和制、议会制和人民代表制），民主可能是一个永久、共同的话题。1853年，亚伯拉罕·林肯发表的著名的《葛底斯堡演说》里即强调要构建"民有、民治、民享"的政府，并且认为只有这样的政府才能永世长存。原始社会、封建社会、专制社会已经成为过去，历史证明这些社会制度是落后的，它们已经不能适应时代发展的需要了。

第一节 公共服务的垄断性与新公共服务理论

垄断，经济学术语，是一种市场结构，指一个行业里有且只有一家公司（或卖方）交易产品或者服务。一般分为卖方垄断和买方垄断。当一家公司或一家卖方无法垄断市场，但在追求高额利润强烈驱使下，会形成垄断组织。垄断组织，指以获取高额利润为目的，由多家大企业通过协议、股份制等形式建立的，可以控制市场竞争的组织。公共服务的垄断性，主要指公共服务只能由政府提供。如前面分析，政府既是公共服务的购买者（买方），又是公共服务的提供者（卖方），并且是唯一的，属于典型的垄断。但是，当我们从新公共服务的思想来源与基本观点进行分析，这里说的垄断，就不是简单的经济学上的包含贬义的、务须抵制的"垄断"。

民主社会的公民权，是新公共服务中重要的思想来源，说明民主在当代社会的重要地位。也说明世界各国无论采取什么样的社会制度与政治体制，发展民主都是主旋律。社区和公民社会，与其说是新公共服务的思想来源，倒不如说是发展民主的最基本单位、最基本方式。也就是说，社区是公民参与民主政治的最基本单位，如果在社区能组成公民社会，公民能在这个社区发出自己的声音、并听到不同意见的其他声音，并为了社区利益而放弃一些自私的、个人的利益，则该公民能在更大的公民社会中占有一席之地。此时，政府"垄断"提供的公共服务，代表的是公共利益，达到的是满足人们需要的目的，而不是副产品。此结果与新公共服务中"公共利益是目标而非副产品"的基本观点相吻合。

当社区有公共服务需求的时候，或者说政府向社区征询公共服务需求时，由公民集中形成意志，很自然地摈弃了个人的、自私的利益，形成的是共同利益。此时，所有的公共服务享有者代表了至少在这个社区是最广泛公民的利益。甚至政府自身都是由公民决策组建的政府，其提供的公共服务当然是为最广大公民的。所以，代表最广大公民利益的政府，"垄断性"提供的公共服务其实是在为自身提供公共服务，将政府的职能定义为"服务"，而不是以高高在上的姿态，在没有充分调查、征询民意的基础上，决定向公民提供可能不太切合实际或者不是公民急需的公共服务。此结果契合新公共服务中"政府职能是服务，而不是'掌舵'"的基本观点。

前面已经论述，提供公共服务是政府的职能，政府作为公共服务的提供者，他到底在为谁服务？一般经济学概念，服务提供者，服务对象是"顾客"。但是，以"民主社会的公民权"以及"社区和公民社会"为思想来源的新公共服务理论，由于其以民主社会为目标的政府组织，从最基层的"社区与民主社会"自下而上到形成的民主政府，其服务的对象所谓之"顾客"，其实是公民，所以新公共服务中政府提供的"垄断性"公共服务，是服务于由公民组成的"顾客"，与新公共服务基本观点"为公民服务，而不是为顾客服务"内涵一致。

公共服务在一定层面上满足了公民的特殊需求，这些需求是公民权利得到满足的体现。政府提供公共服务，是公民权的满足，但这种公民权的满足，政府是不求回报的，因为公民在获得这些满足的过程中，是对政府的认同、认可，公民愿意为这样的政府贡献自己的一切甚至是生命。此时的政府尽管提供了公共服务，但不是以追求回报或利益为目的，不追求企业家精神，因为政府代表的利益就是公民利益。这种由政府"垄断"提供的公共服务，满足的是公民权，而不是追求企业家精神。

第二节　公共服务的非营利性与新公共服务理论

公共服务的非营利性是因为政府提供的服务产品，某种意义上说是代表公民权的政府为全体公民提供的服务产品，所以其是非营利性的。这种非营利性，可以从几个方面进行理解。如前所述，政府提供公共服务的资金（钱），本质来自于民，当政府用来自民的钱购买公共服务又用之于民时，其实质是公民财富的二次分配，政府用于购买公共服务的钱，是全体公民的钱而政府自身也是公民代表，自己为自己购买、提供服务，其目的当然不是为了获取利益，这是由新公共服务追求公共利益的基本观点决定的。

追求的是公共利益目标，政府购买、提供的公共服务，必须建立在集体的、共享的公共利益观念之上，而这种公共利益观念，是通过广泛的公民对话和协商机制得出的，政府只是公民权的执行者、代表者身份，营利并非其目的，而是为公民提供更好的、更具代表性的、更广泛的"服务"，所以，新公共服务理论首要的观点是"政府的职能是服务，而不是掌舵"。

当公民在享受政府为其提供的公共服务时，不需要缴纳费用，因为他们是用自己的钱购买服务产品，自己享受，而不是用于再次交换，不以获取利润为目的。作为公共服务提供者的政府，在提供公共服务所需的公共产品（注意，是产品而非商品）时，甚至不得有任何的营利动机和行为，即其行动上的民主性，契合新公共服务基本观点"在思想上应具有战略性，在行动上要具有民主性"。

第三节　公共服务的非排他性与新公共服务理论

公共服务的非排他性，既体现了公共服务的公共性，也决定了公共服务的非营利性。政府作为公共服务的唯一"垄断"提供方，当其为某一公民社会提供公共服务时，必须是依法提供，具体表现为两个方面：一是不得拒绝或拖延其他公民享受相同的公共服务，因为政府提供的公共服务中，公民享用是公民权的具体体现；二是某一社会公民在享受公共服务时，依法不得排斥、拒绝、阻碍其他公民享有相同的公共服务。就新公共服务理论而言，政府提供怎样的公共服务，并不是由政府"掌舵"决定的，而是以民主公民权、社区和公民社会为基本形式，通过对话协商、少数服从多数、尊重广泛利益舍去个人私利等代表最广大公民需求的公共服务。所以，无论是公共服务的提供者政府还是公共服务的享有者民众，都必须遵从公共服务供给的法律要求，拒绝、拖延其他公民享有相同的公共服务。从政府而言，为最广泛的公民提供公共服务，既是责任，也是义务。而这个责任并不简单。因为政府提供的公共服务，怎样才能具有最广泛的代表性，并不是一件简单的事。保证政府提供的公共服务代表最广泛的民主公民权的方法，可能是充分培植社区和公民社会。"公民社会是公民能够相互进行一种个人对话和评价的地方，这种个人对话和评价不仅是社区建设的本质而且是民主的本质"（Walzer，1995）。只能以社区这样最基层单位，形成民主决策，让所有公民积极发声、最广泛参与，才能听到最原始、最具代表性的声音，这种声音逐步向上传达，为政府决策提供最可靠的原始声音，做出最代表广泛民主的声音的决策。信任、关怀、协作是社区建立的基础，社区通过一个有效沟通和冲突解决机制让社区公民强而有力地结合在一起。社区居民的互动本性对社区公民在个人与集体之间起着重要调节作用，并使个人与集体在利益方面尽可能保持一致，在个人对社区的群体有归属感的同时，社区对个人价值也产生认同。公共行政官员们也逐渐意识到，他们有许多东西需要通过"倾听"公众的声音来获取，而不是向公众"发号施令"，并且要通过"服务"而不是"掌舵"才能获得。

第四节　公共服务的多样性与新公共服务理论

公共服务的多样性，从公共服务的分类即可看出，在此不做论述。我们从需求与供给角度分析公共服务的多样性，并从新公共服务理论的基本观点阐明政府在向民众提供公共服务时如何更好地满足民众对公共服务多样性的需求。

经济发展的不平衡，造成区域经济差异，是公共服务多样性产生的重要原因。经济发展不平衡，既有自然资源、生态环境等自然因素，也有区域文化、政府执政效能等人文因素。以我国为例，用几个关键时间节点、关键词即可说明我国经济发展的不平衡性。1984 年 5 月，中共中央、国务院提出"沿海地区优先发展战略"，东南沿海地区经济快速发展，最终形成"长三角经济圈""粤闽浙沿海经济圈""北部湾经济圈""环渤海湾经济带""粤港澳大湾区"等。2000年，中央政府提出"西部大开发"政策，目的是"把东部沿海地区的剩余经济发展能力，用以提高西部地区的经济和社会发展水平、巩固国防。"2004 年，时任国务院总理温家宝提出"振兴东北"战略，提出，振兴东北要扬长避短、扬长克短、扬长补短，以经济建设为中心聚焦发力，打好发展组合拳，奋力走出全面振兴新路子。那么，在经济相对发达的地区与经济相对落后或贫困地区，民众对公共服务的需求肯定是不同的。因为经济发展导致社会资源、人力资源等的极性流动，即资源、人力都向经济发达地区流动。如医疗资源、教育资源，经济发达城市远远优于经济不发达城市，且不同区域民众对医疗卫生、教育的公共服务需求的广度、深度也不一样。

政治经济体制也是导致公共服务多样性的原因。一个国家，采取什么样的政治经济体制，决定了利益趋向，决定了政府偏好。如私有制经济，政府保护的是私人、私有团体的利益，而公有制经济，政府保护的是集体、公共利益。同理，在公共服务上，政府提供的公共服务也是有倾向性的，这种倾向性即是为谁服务、维护谁的利益。

民众公共服务需求的多样性，是公共服务多样性的最直接原因。我们必须明确，所有民众无论经济状况、社会地位等对公共服务都是有需求的。第一类可以理解为"因缺而需"，即因为没有、稀少，导致需要。比如，贫困山区，缺少公共交通、教育、医疗卫生等最基本需求，对应公共服务分类中的基本公共服务，即满足最基本的衣食住行等生命保障需求。第二类可以理解为"人有我精"的公共服务需求，即大家都有，但我需求的比别人档次更高，服务更精良。如在经济发达的城市，人们对交通的需求，就不是"有"和"无"的需求，可能是如何便利出行的需求；人们对医疗卫生的需求，不是能否看病的需求，而是高质量有效防治的需求。

面对民众公共服务需求的多样性，政府该如何提供公共服务呢？在强调民主社会公民权的当今世界，政府首先要想到的是"为公民服务，而不是为顾客服务"，因为从人类历史发展至今，当前各国都非常明确，不以民主为基础的政府是极其危险的、没有前途的。因为政府提供的公共服务是针对广大公民，所以，其追求的是"公共利益"，这是政府提供公共服务的目标，而不是副产品；政府在提供公共服务的过程中，强调其职能是"服务"，而不是"掌舵"，因为向公民提供什么样的公共服务，并不是政府随心所欲的行为，而是在社区和公民社会的基础上，通过倾听公民声音、组织协商，形成以公民最广泛需求为基础的公共服务需求。所以，公共行政人员在确定为公民提供什么样的公共服务时，"责任并不简单"，因为，"公民权和公共服务比企业家精神更重要"。

第三章　国民体质监测的公共服务质性

本章将讨论两个问题，其一是国民体质监测是否属于公共服务范畴；其二是国民体质监测在公共服务领域属什么质性。

第一节　国民体质监测的公共服务质性分析

国民体质监测，到底属不属于广告服务范畴？本节我们将从国民体质监测是否符合公共服务的基本属性角度，探讨国民体质监测的公共服务属性。

国民体质监测是国家为系统掌握国民体质状况，以抽样调查的方式，按照国家颁布的国民体质监测指标，在全国范围内定期对监测对象进行统一测试和对监测数据进行分析研究的工作。从最新的关于国民体质监测的概念而言，国民体质监测是国家行为，即政府行为。其组织领导结构包括：①国家体育总局领导协调本次国民体质监测工作，国家国民体质监测中心（国家体育总局体育科学研究所）负责具体组织实施工作；②教育部门负责组织实施儿童青少年（学生）体质监测工作；③各省（区、市）体育局和承担国民体质监测任务的地（市）负责组织实施本地区国民体质监测工作；④金融体协、煤矿体协、前卫体协、中建体协负责组织实施行业典型工种专项监测。从组织领导结构看，属典型的垂直型官僚组织；从要求的覆盖面看，要求全民覆盖。但由于可能涉及多方面的因素，目前我国的国民体质监测还有两个重要特点：其一是非全民的抽样式监测，即每次国民体质监测，只是按照一定的抽样原则（空间全覆盖）抽取部分具有代表性区域人群进行监测；其二是非连续性的定期监测，表现为学生体质监测每年进行，非学生群体则 5 年进行一次抽样监测。

下面，我们从公共服务的基本特性分析国民体质监测是否属于公共服务范畴。

一、国民体质监测服务的垄断性

公共服务的垄断性明确指出"社会公众所需要的公共服务只能在政府提供和实现"。国民体质监测最新概念指出"国民体质监测是国家为系统掌握国民体质状况"进行的一项工作，即是说国民体质监测是一种政府行为。从国民体质监测的组织领导来看，国家体育总局国民体质监测中心和教育部是直接最高领导机构，省、市、区（县）体育局是具体实施单位。可见，国民体质监测是由政府提供和实现的，其他社会组织、企业、个人是无法替代的，属于政府的"垄断"行为。同时，针对学生进行的每年体质监测，学生没有选择拒绝的权利。同样，按抽样原则被抽中的监测群体，有义务配合政府部门进行体质监测。

二、国民体质监测服务的非营利性

当政府在为国民提供体质监测时，不得有任何的营利动机和行为。在实际的操作过程（体质监测）中，民众只需要进行最简单的信息登记即可享受监测服务（在互联网高度发展的今天，国民体质监测登记更为便利，只需读取身份证信息即可），不用收取任何费用，所以根本谈不上营利一说。那么，政府实施的国民体质监测的费用又是从哪里来的呢？以第五次体质监测为例，在《国家体育总局关于开展第五次国民体质监测的通知》明确说明，经费来源有以下三个：①国家体育总局从彩票公益金中划拨专款用于实施本次国民体质监测工作；②各省（区、市）和承担国民体质监测任务的地（市）应从地方财政或本级彩票公益金中划拨专款用于实施本地区国民体质监测工作；③行业典型工种专项监测由相关行业体协列支专项经费予以保障。总体来说，国民体质监测的费用就是国家财政收入，当用于国民体质监测时，属公民收入的二次分配。所以，享受体质监测的个人或群体是不需要缴纳费用的，那么针对组织实施体质监测的政府，就不存在营利的可能性了。

三、国民体质监测服务的非排他性

公共服务的非排他性：一是说当政府提供某项公共服务时，不排除（拒绝或拖延）任何公民享受该项服务；二是说公民在享受该服务时，不得排斥或阻碍他人享受相同的服务。国民体质监测如果由政府提供后，也应该服从该特性。事实上，当前我国进行的国民体质监测由政府提供，但却是抽样进行，那么，未被抽样的群体是否有资格享受该服务呢？答案是肯定的，有资格享受。只是目前受制于供给模式，还不是全面全民覆盖，但当政府正在提供服务时，任何公民都有资格享受该服务，只是需要自己到相应的监测网点接受服务。另外，在一些城市，还设置有规律的监测点，比如由江西省体育局国民体质监测服务中心（南昌），常年对民众开放进行体质测试，测试时间提前通过各种渠道向民众发放（包括监测中心大型显示屏、海报等），民众可在开放的时间段，接受免费的体质监测服务。

四、国民体质监测服务的多样性

从字面意思理解，国民体质监测其实很简单，就是体质监测。如果只是这样理解，那就错了。2019 年，国家体育总局《关于开展第五次国民体质监测的通知》（以下简称《通知》）将国民体质监测的目的表述为"全面了解掌握我国国民体质现状和变化规律，充实完善国民体质监测系统和数据库，开发应用国民体质与健康监测大数据，配合完成《全民健身计划》实施效果评估和研制，加快推进健康中国建设进程，为提高科学健身指导水平和全民健身公共服务能力、提高全体国民的身体素质和健康水平服务"。从该《通知》对国民体质监测的目的表述，我们至少可以从以下方面理解国民体质监测服务的多样性。

第一，为谁服务？"全面了解掌握我国国民体质现状和变化规律，充实完善国民体质监测系统和数据库，开发应用国民体质与健康监测大数据，配合完成《全民健身计划》实施效果评估和研制，加快推进健康中国建设进程"，这样表述，服务的对象当然是国家了，或者是为政府服务；而从接受体质监测的对象而言，服务的是接受监测的民众。所以，国民体质监测服务受益群体是多样的。

第二，监测内容的多样性。《通知》中关于目的的表述后半段"为提高科学健身指导水平和全民健身公共服务能力、提高全体国民的身体素质和健康水平服务"，这个目的，如何达到？只是对监测群体进行体质测试就能行？显然达不到监测目的。要达到科学健身指导，除进行测试，还要进行体质健康评估，有了体质健康评估结果，才能针对性地提出健身指导，这才是科学健身。所以，国民体质监测，其内容必定（至少）包含体质测试、体质健康评估、科学健身指导三个方面的内容。

第三，受众群体的多样性。《通知》中，检测对象包括"监测对象为 3～79 周岁的中国公民（不含 7～19 周岁人群），按年龄分为幼儿（3～6 岁）、成年人（20～59 岁）和老年人（60～79 岁）3 种人群。同时，开展针对典型工种的专项监测，监测对象为四个行业典型工种的从业人员，包括公安、金融、建筑与煤炭行业，监测人群为成年人，其中，男性 20～59 岁（煤炭行业为 20～49 岁），女性 20～49 岁。"貌似缺失 7～19 周岁人群，其实不然，7～19 岁群体，我们称为"学龄群体"，即正处在上学阶段，而学龄群体的体质监测是每年都必须进行的。所以，国民体质监测是全面全民全覆盖的。

第四，检测网点的多样性。2000 年，正式确定全民性国民体质监测每 5 年一次，故将 2000 年全民体质监测称为"第一次"。2000 年，构建了国民体质监测网点，为了保证监测对象的一致性、连续性，网点原则上不做变化。部分省（自治区、直辖市）以及一类、二类、三类地市（区、县）的国民体质监测网点如表 3-1 所示。

表 3-1 国民体质监测网点

代码	省（区、市）	一类地市（区、县）	二类地市（区、县）	三类地市（区、县）
11	北京	海淀、房山	朝阳、密云	丰台、延庆
15	内蒙古	呼和浩特	赤峰	巴彦淖尔
21	辽宁	沈阳	丹东	朝阳
43	湖南	长沙	株洲	张家界
64	宁夏	银川	石嘴山、吴忠	固原

可以看出国民体质监测受众的多样性。

综上所述，国民体质监测符合公共服务的四大特性，所以，国民体质监测属于公共服务范畴。

第二节 国民体质监测公共服务的必要性

一、国民健康需求

随着人类疾病谱的变化——传染性流行性疾病向非传染性慢性疾病变化；医学模式变化——"生物—医学"模式向"生物—心理—社会"医学模式变化；人们对健康概念的认知发生变化——由关注疾病向关注健康转变；人们健康意识发生相应的变化——由疾病治疗转向疾病预防，及以预防为主。值得说明的是，上述四大变化，是相辅相成、相互影响、互为因果关系的。

在相当长的时间内，人们一致认为"无病即健康"，直到 1948 年，世界卫生组织（WHO）在《阿拉木图宣言》中对健康的定义为"健康不仅仅指没有疾病和虚弱现象，而是身体、心理、社会适应的完好状态"，并于 1978 年在《维多利亚宣言》中提出著名的"健康四大基石"：合理膳食、适量运动、戒烟限酒、心理平衡。针对 WHO 的健康定义，学界认为能契合这个定义的健康人群，比例在 5%～10%，而被诊断为疾病人口比例在 30%左右，在健康与疾病之间还有 60%～70%的人群，属什么群体？于是"亚健康"的名词应运而生。一般认为造成亚健康的因素包括：社会经济因素，即随着社会竞争激烈程度加剧，人们承受的各种压力越来越大，是精神和躯体亚健康产生的重要因素；不良生活方式，如吸烟、不合理的饮食习惯、酗酒、缺乏体力活动（包括体育锻炼）等是造成身体、生理亚健康的主要因素；自然环境因素，如生态环境破坏、大气和水污染、环境雌激素等造成慢性疲劳综合征；医疗卫生保障、教育水平、年龄等因素也是造成亚健康的原因。但很可惜，目前尚无完全的、简便可行的亚健康评估体系，因为亚健康影响因素实在太多了。可喜的是，体质检测相关指标与疾病的相关关系，可以作为疾病的预警指标。诸多研究已表明，体质状况越差，发生疾病的概率越高，并且体质相关指标与一些疾病的发生具有对应性。

随着生活方式和工作方式的变化，肥胖趋势稳定上升。身高、体重作为衡量营养状况水平的指标，不应受到任何质疑。BMI 在各个国家、民族、各个年龄段都呈现大幅增加趋势。而 BMI 超标的群体，产生相关疾病的风险增高，并且超标越高，风险越大。有研究表明，BMI 是高血压、糖尿病、心血管疾病、乳腺癌的强对应预测因子。本团队前期研究成果表明，BMI 变化代表着身体成分的变化，对体质其他指标也产生影响。体质测试中，心肺机能指标被当作是心血管疾病发生及预后的重要评级指标。低体质健康状态将伴随低生活质量状态。

由此可见，体质健康是国民健康的重要组成部分。人们及时了解自己的体质健康状态对疾病预防有非常重要的意义，也符合当前我国国民健康预防为主的策略，对健康中国建设具有战略性意义。

二、国民体质健康现状

1995 年 6 月，国务院颁布《全民健身计划纲要》（以下简称《纲要》），是国家发展社会体育事业的一项重大决策，是 20 世纪末和 21 世纪初中国发展全民健身事业的纲领性文件。全民健身效果如何显现？国民体质健康可能是比较好的指标。1997 年，国家体育总局抽取部分省区市，进行了一次大规模的体质测试。本次国民体质监测目标是：争取在 1999 年初完成儿童、青少年、老年人的体质监测指标和评价指标体系，年底正式颁布有关体质测定标准和法规，在完成不同年龄阶段、不同人群体质测定标准研制工作并初步建立监测网点基础上，2000

年进行一次大规模的国民体质监测，以获得世纪之交的我国国民体质的历史数据，建立起国民体质监测系统的基本框架。2000年，国家体育总局国家体质监测中心挂牌成立，并首次组织了全国范围内的国民体质监测，我们称之为第一次国民体质监测。本次监测明确了组织领导、经费来源、组织实施步骤、检测要求、监测任务、监测条件、抽样对象与样本数量等。特别是检测对象的抽样原则和样本量，并规定，此后的全民性国民体质监测抽样对象固定，使得各次监测数据具有一定的对象稳定性，对于做纵向分析和连续性比较，数据统计学意义更强，采用该数据进行的国民健康决策更科学。2000年底出版的《2000年国民体质监测报告》规定，每5年定期进行一次全民性的国民体质监测。本书课题组收集了1997年、2000年、2005年、2010年、2015年、2020年国民体质监测报告，并对数据进行分析，得出1997~2020年我国国民体质健康现状。由于1997年成年人体质监测的年龄分组与2000年后的不同，故把1997年成年人的身体素质、身体形态、身体机能的部分指标单独列表说明。

（一）身体形态

1. 历次调查的身体形态变化情况

从1997年开始调查各年龄阶段的指标一般包括身高、体重、腰围。本书将历次国民体质监测身体形态部分指标进行动态分析。

（1）身高。五次国民体质监测报告中各年龄阶段国民身高平均值如表3-2和图3-1所示。

表3-2　2000~2020年各年龄阶段国民身高均值比较　　单位：厘米

性别	年龄（岁）	2000年	2005年	2010年	2015年	2020年
男	3~6	108.73	109.10	110.15	110.93	111.20
	7~19	152.32	153.43	154.68	155.85	—
	20~59	168.29	168.68	169.03	169.71	170.00
	60~69	165.10	165.15	165.30	165.75	165.65
女	3~6	107.70	107.80	108.78	112.05	110.13
	7~19	147.47	148.27	149.16	150.14	
	20~59	157.46	157.38	157.58	158.39	158.48
	60~69	153.80	153.65	153.95	154.85	154.75

资料来源：2000年数据来自《2000年国民体质研究报告》中各组别数值的平均值、2005年数据来自《第二次国民体质监测报告》中各组别数值的平均值、2010年数据来自《2010年国民体质监测公报》中各组别数值的平均值、2015年数据来自《2014年国民体质监测公报》中各组别数值的平均值、2020年数据来自《第五次国民体质监测公报》中各组别数值的平均值，"—"表示该年份的指标未检测，下同。

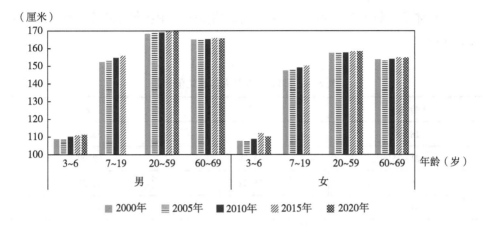

图 3-1　2000~2020 年各年龄阶段国民身高

　　各年龄阶段的身高随着年份的推移大致呈上升趋势，2015 年，女性 3~6 岁幼儿在五次国民体质监测报告中身高均值最大。国民身高在 3~59 岁呈上升趋势，在 6~19 岁上升得最快，在 59~59 岁呈下降趋势。在同一年份的相同年龄阶段，男性的身高均值基本要大于女性。3~6 岁幼儿与 7~19 岁青少年儿童的身高在 2000~2015 年持续上升，自 2015 年开始就呈现下降的趋势。

　　《1997 年中国成年人体质监测报告》中各年龄阶段身高平均值如表 3-3 所示。

表 3-3　1997 年成年人身高均值比较　　　　单位：厘米

年龄（岁）	男	女
18~20	170.60	159.19
21~25	170.53	159.37
26~30	170.22	159.30
31~35	169.91	159.30
36~40	169.62	158.77
41~45	169.19	158.39
46~50	168.52	157.85
51~55	167.85	157.23
56~60	167.50	—

（2）体重。《1997年中国成年人体质监测报告》中各年龄阶段体重平均值如表3-4所示。

表3-4　1997年成年人体重均值比较　　　　单位：千克

年龄（岁）	男	女
18~20	61.66	53.12
21~25	63.78	52.99
26~30	65.52	54.21
31~35	66.85	56.08
36~40	67.12	57.42
41~45	67.87	59.05
46~50	68.01	59.69
51~55	67.32	58.98
56~60	66.55	—

五次国民体质监测报告中各年龄阶段的体重平均值如表3-5和图3-2所示。

表3-5　2000~2020年各年龄阶段国民体重均值比较　　　　单位：千克

性别	年龄（岁）	2000年	2005年	2010年	2015年	2020年
男	3~6	18.38	18.88	19.38	19.63	18.38
	7~19	43.79	45.22	46.89	48.87	—
	20~59	66.21	67.23	68.90	70.33	72.48
	60~69	64.10	64.45	65.95	67.10	68.55
女	3~6	17.60	18.10	18.43	18.65	17.60
	7~19	40.22	41.06	41.97	43.45	—
	20~59	56.86	56.55	57.29	57.80	58.85
	60~69	57.05	57.20	58.45	59.45	60.05

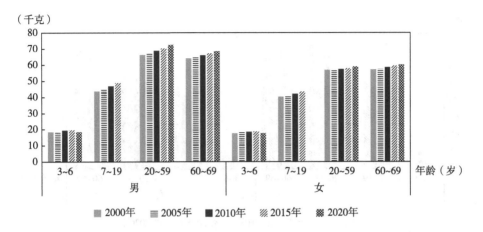

图 3-2　2000~2020 年各年龄阶段国民体重

（3）腰围。五次国民体质监测报告中各年龄阶段的腰围平均值如表 3-6 和图 3-3 所示。

表 3-6　2000~2020 年各年龄阶段国民腰围均值比较　　　单位：厘米

性别	年龄（岁）	2000 年	2005 年	2010 年	2015 年	2020 年
男	3~6	54.20	54.18	55.00	55.58	55.20
	7~19	73.02	73.45	74.42	75.60	—
	20~59	80.76	82.21	84.14	85.63	87.68
	60~69	83.20	83.70	85.35	86.90	89.30
女	3~6	52.73	52.63	53.38	53.95	53.65
	7~19	70.90	71.23	71.95	72.99	—
	20~59	75.20	75.53	76.95	77.90	78.45
	60~69	81.65	82.65	84.00	85.10	85.95

各年龄阶段的体重、腰围随着年份的推移呈上升趋势，其中，2020 年 3~6 岁幼儿的体重均值低于往年同年龄阶段的幼儿体重和腰围。国民体重、腰围在 3~59 岁呈上升倾向，6~19 岁年龄阶段上升得最快，59~59 岁年龄阶段呈降低倾向。在同一年份的相同年龄阶段，男性的体重、腰围均值均大于女性，且具有明显的差异性。

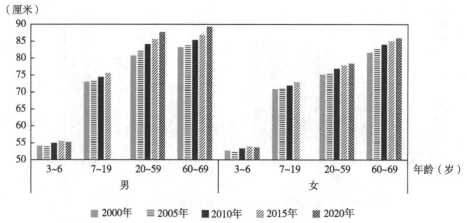

（厘米）

图 3-3　2000~2020 年各年龄阶段国民腰围

2. 讨论

身高、体重、腰围是反映人体生长发育的有效指标，例如，体重除以身高可以求得 BMI，亚洲国家的科学家提出了关于肥胖的重新定义，认为在亚洲人群中，BMI 23.0~24.9 为超重，≥25 为肥胖，但这个重新定义的依据并没有包括中国的数据，BMI 反映了人体的肥胖程度。成年人的身体形态逐渐肥胖，不分性别，随着 BMI 和 WC（腰围）的增加，高血压患病风险呈上升趋势。2020 年，男女老年人体重、腰围最高，且男性老年人腰围较前几次国民体质监测上升更加显著，可能会导致老年人的肥胖比例升高。数量众多的老年人体和腰围超标，是肥胖增长的庞大基数，而肥胖与众多慢性非传染性流行性疾病如高血压、糖尿病、缺血性心脏病等关系密切，特别是向心性肥胖（体重超标加上腰围超标），是引发或加重慢性病的关键因素。影响人体生长发育的因素很多，如遗传因素、性别因素、生活方式、体育锻炼、营养手段、国民经济的发展、科技的发展等。

同一年龄阶段，我国国民身高、体重、腰围都随年份的推移大致呈上升趋势，分析其原因，2020 年已经全面建成小康社会，与 2000 年相比国民收入增加，生活质量得到改善，国民营养追求发生了根本性变化，从解决温饱到均衡营养（甚至是控制营养摄入），人们对营养搭配的方法懂得较多。并且市场上也有专门针对各个时期身体形态发育的营养套餐，使其营养均衡，提供生长发育所必需的营养物质。2000~2020 年，生活质量逐渐提高，体育健身消费成为人们日常开支的一部分，越来越多的人将时间和金钱投入体育运动中。

（二）身体机能

1. 历次调查的身体形态变化情况

从 1997 年开始调查各年龄阶段的指标一般包括心率、肺活量。

（1）心率。根据四次国民体质监测报告（第五次国民体质监测为测量心率）中各年龄阶段的心率（安静脉搏）平均值如表3-7和图3-4所示。其中，3~6岁幼儿和7~19岁青少年儿童（学生）测量的是心率，20~59岁成年人和60~69岁老年人测量的是安静脉搏。在第五次国民体质监测报告（2020年）中，未测量3~6岁幼儿和7~19岁青少年儿童（学生）的心率。

表3-7 2000~2015各年龄阶段国民心率均值比较　　单位：次/分钟

性别	年龄（岁）	2000 年	2005 年	2010 年	2015 年
男	3~6	95.98	96.23	95.13	94.75
	7~19	84.19	83.28	83.05	83.18
	20~59	77.84	77.69	76.83	78.15
	60~69	78.30	77.35	75.85	77.00
女	3~6	97.02	97.08	95.73	95.20
	7~19	84.35	84.45	84.08	84.09
	20~59	77.59	77.31	76.21	77.89
	60~69	78.05	77.05	75.60	76.60

如表3-7、图3-4所示，3~6岁幼儿的平均心率明显大于7~19岁的青少年儿童。2005年，3~6岁幼儿的平均心率最高，男性为96.23，女性为97.08。2010年，7~19岁青少年儿童的平均心率最低，男性为83.05，女性为48.08。20~59岁成年人的心率从2000年到2010逐年降低，从2010开始有上升趋势。同一年份的相同年龄阶段中，女性的平均心率均高于男性。

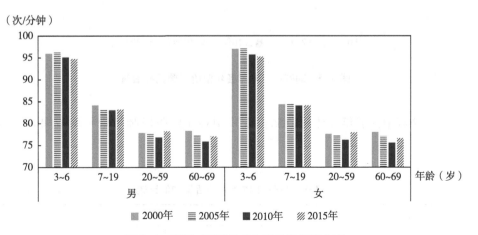

图3-4 2000~2015年各年龄阶段国民心率

（2）肺活量。五次国民体质监测报告中各年龄阶段的肺活量平均值如表3-8和图3-5所示。其中，历次国民体质监测未测量3~6岁幼儿的肺活量。

表3-8　2000~2020年各年龄阶段国民肺活量均值比较　　单位：毫升

性别	年龄（岁）	2000年	2005年	2010年	2015年	2020年
男	7~19	2042.11	1784.67	1869.85	1963.35	—
	20~59	3382.10	3356.90	3385.63	3380.63	3364.00
	60~69	2545.60	2464.85	2509.00	2493.00	—
女	7~19	2620.51	2393.53	2490.31	2620.62	—
	20~59	2375.33	2242.86	2261.88	2296.75	2328.75
	60~69	1811.30	1671.05	1705.50	1788.00	1732.00

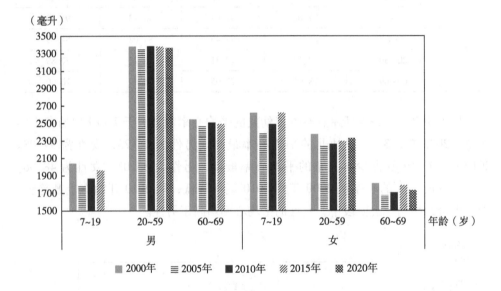

图3-5　2000~2020年各年龄阶段国民肺活量

《1997年中国成年人体质监测报告》中各年龄阶段肺活量平均值如表3-9所示。

表3-9　1997年成年人肺活量均值比较　　单位：毫升

年龄（岁）	男	女
18~25	3656	2556

续表

年龄（岁）	男	女
26 ~30	3613	2545
31 ~35	3535	2516
36 ~40	3469	2475
41 ~45	3326	2364
46 ~50	3187	2313
51 ~55	3064	2233
56 ~60	2897	—

在7~19岁年龄阶段中，男性的肺活量平均值均低于女性，在20~59岁年龄阶段中，男性的肺活量平均值均高于女性。男性7~19岁青少年儿童的平均肺活量与成年人相比，且具有明显的差异性。2000年，7~19岁男女青少年儿童和20~59岁女性成年人的平均肺活量均高于其余年份，从2005年开始，7~19岁男女青少年儿童和20~59岁女性成年人的平均肺活量逐渐上升（见图3-5）。

2. 讨论

心率是一项重要的生命特征，心率的改变可直接影响心脏功能状态，监测心率的变化可监控体育锻炼的强度以及预防体育锻炼过度的情况等。肺活量是评价心肺耐力的重要机能指标之一，主要反映呼吸系统功能。2020年我国7~59岁人群的平均肺活量均低于2000年，2014年，我国3~19人群的平均心率均低于2000年。随着肺活量和心率下降，人体的心血管系统功能也下降，而人体心血管系统的下降会影响人体的身体素质。肺活量下降可能与大气污染有关，2000~2020年，经济迅速发展，大气污染问题越发严峻，空气污染物会影响人体的心肺功能，致使国民体质的肺活量下降。随着科技的发展，电子产品逐渐普遍化，许多人也沉迷于电子产品，经常出现足不出户的现象，体育锻炼的现象逐渐减少，这也可能是导致我国国民肺活量下降的原因。还可能与我国国民对体育锻炼的态度和普及程度有关，许多人可能不知道体育锻炼对人的身体机能的好处。我国可以加大对全民健身运动的宣传和实施力度，培养青少年儿童终身体育的能力和意识，引导成年人、老年人对体育锻炼的重视程度。20~59岁成年人的心率从2000年到2010逐年降低，从2010开始有上升趋势，心率越低，说明心率储备功能越好，越有利于保持心脏的能量节省化。影响心率的因素有年龄、性别、体力劳动、体育锻炼等因素。2015年，成年人心率整体都高于往年，说明成年人的体育锻炼量或体力劳动要低于往年，机械化发展越来越普遍，体力劳动量降低可能是影响 2015 年成年人心率下降的一个原因；同时，社会快速发展也伴随着生活节奏的加快，可能导致成年人没有时间参加体育锻炼，导致 2015 年的心率低于往年。

（三）身体素质

1. 历次调查的身体形态变化情况

从 1997 年开始调查各年龄阶段的指标一般包括握力、立定跳远、体前屈、速度素质、平衡素质、灵敏素质。

（1）握力。五次国民体质监测报告中各年龄阶段的握力平均值如表 3-10 和图 3-6 所示。其中，历次国民体质监测未测量 3~6 岁幼儿的握力。

表 3-10　2000~2020 年各年龄阶段国民握力均值比较　　单位：千克

性别	年龄（岁）	2000 年	2005 年	2010 年	2015 年	2020 年
男	7~19	24.85	27.36	27.76	27.85	—
	20~59	45.74	45.33	44.78	44.01	43.21
	60~69	36.15	36.25	36.00	36.15	35.80
女	7~19	17.55	19.52	19.81	19.83	—
	20~59	28.30	27.41	26.63	26.35	26.64
	60~69	23.35	22.85	22.55	22.75	23.20

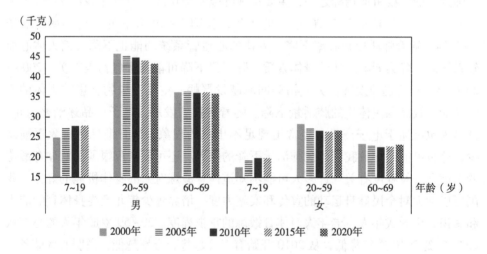

图 3-6　2000~2020 年各年龄阶段国民握力均值比较

《1997 年中国成年人体质监测报告》中各年龄阶段的握力的平均值如表

3-11 所示。

表 3-11　1997 年成年人握力均值比较　　　　　单位：千克

年龄（岁）	男	女
18~25	46.40	28.54
26~30	47.00	29.10
31~35	47.00	29.98
36~40	46.59	29.92
41~45	45.85	29.54
46~50	44.16	28.90
51~55	42.30	27.46
56~60	40.09	—

注：该数据来自《1997 年中国成年人体质监测报告》，该书中握力的单位是牛顿，这里的数值是用公式 G=mg（g=9.8）所计算的。

　　握力主要反映受试者手部肌肉的最大力量，该指标可以反映出受试者的最大肌力状况。我国 7~59 岁国民握力呈先上升后下降的趋势，同一年份、同一年龄阶段的男性握力平均值均大于女性，且差异具有显著性。7~19 岁的人群握力平均值随着年份的推移逐渐上升，2015 年还是最高值。男性在四次国民体质监测报告中平均握力最大值为 27.85 千克，女性为 19.83 千克；男性 20~59 岁成年人随着年份的推移，握力平均值逐渐下降，最低是在 2020 年，数值为 43.21 千克。

　　（2）立定跳远。五次国民体质监测报告中各年龄阶段的立定跳远平均值如表 3-12 和图 3-7 所示。其中，20~59 岁成年人和 60~69 岁老年人未测量立定跳远。

表 3-12　2000~2020 年各年龄阶段国民立定跳远均值比较　　　单位：厘米

性别	年龄（岁）	2000 年	2005 年	2010 年	2015 年	2020 年
男	3~6	84.50	85.20	85.88	87.40	82.53
	7~19	187.64	184.35	185.13	181.58	—
女	3~6	78.50	78.98	79.63	82.30	78.48
	7~19	155.81	151.99	152.25	150.37	—

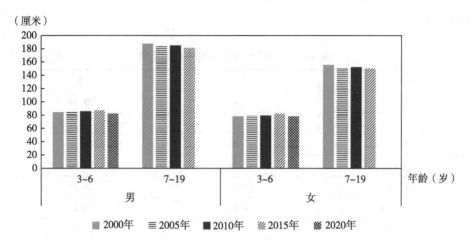

图 3-7　2000~2020 年各年龄阶段国民立定跳远均值比较

立定跳远主要反映受试者的下肢爆发力。7~19 岁青少年儿童的立定跳远平均值明显高于 3~6 岁的幼儿，且男性立定跳远平均值明显高于女性，具有明显的性别差异和年龄差异。在 2000~2020 年的几次国民体质监测报告中，3~6 岁幼儿立定跳远平均值在 2015 年最高，男性最高数值为 87.40 厘米，女性最高数值为 82.30 厘米；7~19 岁青少年儿童的立定跳远平均值在 2000 年最高，男性最高数值为 187.64 厘米，女性为 155.81 厘米。在同一年龄阶段 3~6 岁幼儿的立定跳远平均值随着年份的推移呈先上升后下降的趋势。

（3）体前屈。五次国民体质监测报告中各年龄阶段的体前屈平均值如表 3-13 和图 3-8 所示。

表 3-13　2000~2020 年各年龄阶段国民体前屈均值比较　单位：厘米

性别	年龄（岁）	2000 年	2005 年	2010 年	2015 年	2020 年
男	3~6	9.33	9.70	9.48	9.48	9.05
	7~19	6.53	8.30	8.19	7.41	—
	20~59	7.49	6.09	5.63	5.55	5.06
	60~69	2.50	1.20	1.15	1.80	2.05
女	3~6	11.23	11.90	11.88	11.73	11.33
	7~19	7.93	10.76	11.25	11.41	—
	20~59	9.74	9.31	8.96	9.00	9.24
	60~69	7.75	7.10	7.30	7.55	7.50

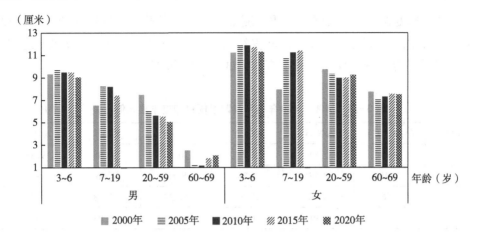

图 3-8 2000~2020 年各年龄阶段国民体前屈均值比较

《1997 年中国成年人体质监测报告》中各年龄阶段的体前屈的平均值如表 3-14 所示。

表 3-14 1997 年成年人体前屈均值比较 　　　　　单位：厘米

年龄（岁）	男	女
18~25	11.5	11.1
26~30	10.0	10.6
31~35	8.5	10.0
36~40	7.7	9.4
41~45	6.4	8.0
46~50	5.1	7.2
51~55	4.1	6.7
56~60	2.9	—

体前屈反映的是受试者的柔韧素质。2005 年开始，我国各年龄阶段人群的体前屈平均值随着年龄的升高而下降。2000 年，我国各年龄阶段人群的体前屈平均值随着年龄的上升呈波浪形曲线的趋势变化。在相同年龄阶段、同一年份，男性的体前屈均值均低于女性，具有明显的差异性。3~59 岁男性的体前屈均值均小于往年。我国各年龄阶段人群体前屈平均值最大的是 2005 年 3~6 岁幼儿时期，男性最大值为 9.70 厘米，女性最大值为 11.90 厘米。

（4）速度素质。五次国民体质监测报告中各年龄阶段的速度素质平均值如表 3-15 和图 3-9 所示。其中，3~6 岁幼儿的速度素质测试指标是 10 米折返跑；7~19 岁青少年儿童（学生）速度素质测试指标是 50 米跑。

表 3-15　2000~2020 年各年龄阶段国民速度素质均值比较　　　　单位：秒

性别	年龄（岁）	2000 年	2005 年	2010 年	2015 年	2020 年
男	3~6	7.85	9.73	10.80	10.88	9.48
	7~19	8.82	8.88	8.88	8.85	—
女	3~6	8.00	10.33	11.23	11.08	9.43
	7~19	9.91	10.06	10.07	10.03	—

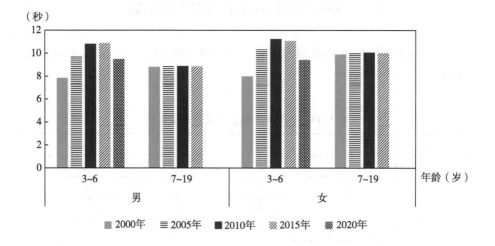

图 3-9　2000~2020 年各年龄阶段国民速度素质均值比较

3~6 岁幼儿的速度素质在 2000~2015 年持续下降，2015~2020 年上升；7~19 岁青少年儿童的速度素质在 2000~2010 年大致呈下降趋势，2010~2015 年呈上升趋势。2000~2015 年，同一年份、同一年龄阶段的男性 3~6 岁幼儿和男性 7~19 岁青少年儿童速度素质比女性要好；2020 年，男性 3~6 岁幼儿的速度素质均值比女性 3~6 岁幼儿的差。

（5）平衡素质。五次国民体质监测报告中各年龄阶段的平衡素质平均值如表 3-16 和图 3-10 所示。3~6 岁儿童平衡素质测试指标是走平衡木完成时间；20~59 岁成年人和 60~69 岁老年人平衡素质的测试指标是闭眼单脚站立。

表 3-16　2000～2020 年各年龄阶段国民平衡素质均值比较　　　单位：秒

性别	年龄（岁）	2000 年	2005 年	2010 年	2015 年	2020 年
男	3～6	7.85	9.73	10.80	10.88	9.48
	20～59	27.66	27.19	25.33	22.70	22.95
	60～69	10.70	9.75	9.15	8.80	10.80
女	3～6	8.00	10.33	11.23	11.08	9.43
	20～59	25.38	25.76	24.71	23.10	25.05
	60～69	9.05	8.50	8.20	8.10	10.40

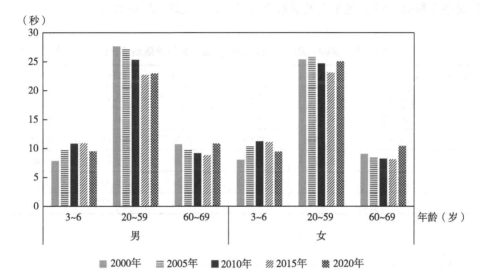

图 3-10　2000～2020 年各年龄阶段国民平衡素质均值比较

　　3～6 岁幼儿、60～69 岁男女老年人、20～59 岁男性成年人的平衡素质在 2000～2015 年持续下降，2015～2020 年又呈增强趋势。3～6 岁幼儿的平衡素质在 2000 年最好；20～59 岁男性成年人平衡素质在 2000 年最好，20～59 岁女性成年人的平衡素质在 2005 年最好；60～69 岁老年人的平衡素质在 2020 年最好。

　　《1997 年中国成年人体质监测报告》中各年龄阶段的平衡素质的平均值如表 3-17 所示。1997 年成年人平衡素质测试指标是闭眼单脚站立（只测量了 41～60 岁）。

表 3-17　1997 年成年人平衡素质均值比较　　　单位：秒

年龄（岁）	男	女
41～45	25.8	19.4

续表

年龄（岁）	男	女
46~50	22.8	17.9
51~55	20.3	16.3
56~60	17.5	—

（6）灵敏素质。五次国民体质监测报告中各年龄阶段的灵敏素质平均值如表 3-18 和图 3-11 所示。3~6 岁儿童灵敏素质测试指标是双脚连续跳；20~59 岁成年人和 60~69 岁老年人灵敏素质的测试指标是选择反应时。

表 3-18　2000~2020 年各年龄阶段国民灵敏素质均值比较　　　　　单位：秒

性别	年龄（岁）	2000 年	2005 年	2010 年	2015 年	2020 年
男	3~6	8.2	7.85	7.60	7.75	7.33
	20~59	0.54	0.50	0.50	0.49	0.58
	60~69	0.75	0.69	0.70	0.69	0.73
女	3~6	8.43	8.05	7.78	7.45	7.48
	20~59	0.57	0.54	0.54	0.53	0.61
	60~69	0.80	0.76	0.75	0.73	0.76

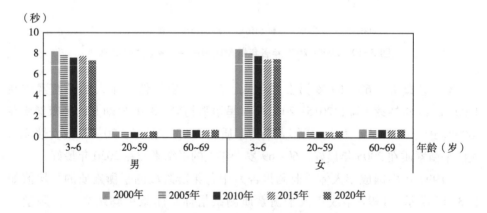

图 3-11　2000~2020 年各年龄阶段国民灵敏素质均值比较

2000~2015 年，20~59 岁成年人、3~6 岁女性幼儿、60~69 岁女性老年人的灵敏素质越来越好，2015~2020 年又有下降趋势。2000 年，3~6 岁幼儿和 60~

69 岁老年人的灵敏素质在五次国民体质监测报告中最低；2020 年，20～59 岁成年人的灵敏素质在五次国民体质监测报告中最低。在 3～6 岁和 20～69 岁的人群、同一年份中，男性的灵敏素质均要优于女性。

2. 讨论

20～59 岁男性成年人的前臂及手部肌肉的最大力量和柔韧性随着年份的推移逐渐下降，20～59 岁成年人是我国经济发展的主力军。随着年份的推移，男性成年人前臂及手部肌肉的最大力量下降。这可能与经济发展后的工作形式有关，科技迅速发展，越来越多的力气活被机器代替。7～19 岁青少年儿童的握力平均值随年份的推移逐渐上升。青少年儿童的营养越来越全面，对青少年儿童生长发育的研究也越来越全面，这些都可以促进青少年儿童身体素质的提升。

在速度素质的测试中，历次国民体质监测中只测量了 3～6 岁幼儿和 7～19 岁青少年儿童，没有测量 20～59 岁成年人和 60～69 岁老年人的速度素质。成年人和老年人的身体状况会随着年龄的增长而逐渐下降。在 20～69 岁的人群中，也可能会出现许多的身体疾病，如骨关节炎等一些疾病都会影响中老年人体育锻炼，人体的各项机能表现为随年龄增加逐渐减弱，并伴随着肌力下降、韧带松弛，出现关节失去平衡等一系列改变。速度素质是一项剧烈运动，不利于中老年人进行，这可能是国民体质监测不测量 20～59 岁成年人和 60～69 岁老年人的速度素质的一个原因。

影响平衡素质因素包括身体结构的完整性和对称性，以及平衡器官如前庭器官、视觉器官、大脑平衡调节、本体感受器、小脑协调的机能状态，还包括肢体肌群力量等一些因素有关，影响灵敏素质的因素有力量、速度、爆发力、协调性、年龄性别等。随着年龄的上升，人体各项机能逐渐减弱，致使老年人的平衡素质、灵敏素质均低于成年人。2020 年，20～59 岁成年人的平衡素质、灵敏素质大致都不如往年。

柔韧素质可影响机体的速度和力量、协调和平衡等，60～69 岁男性老年人柔韧素质比较低，特别是在 2005 年和 2010 年。柔韧性的下降会限制身体活动的范围，在日常生活中，柔韧性较差的老年人可能更容易在生活中摔倒，故提高老年人柔韧素质可以减少一些摔倒事故的发生。柔韧素质的提高也会对身体其他素质产生影响，使其他素质的能力也得到提高。我国 20～59 岁成年男性的柔韧素质逐年下降，可能与我国成年人身体形态有关。

我国成年人肥胖率逐年递增，在同一年龄阶段，2020 年成年人的身体素质均不如往年，随着年份的推移，我国国民生活水平提高，营养状况提高，工作强度下降，这些可能是导致成年人肥胖率提升的因素。工作强度下降，更多成年人会在下班时间休息、看手机，且可能普遍认为躺着才能够好好地休息，不知道运动也能缓解疲劳，这与我国成年人对体育的认知情况有关。成年人阶段是任务比较重的一个时期，需要在社会上努力工作，故抽出时间参加体育锻炼的人不多。我国目前仍有很多公众对体育锻炼对自身、家庭、经济社会影响的目的、意义认识不足，对体育锻炼缺少兴趣、坚持性不足，体育锻炼的科学性还有待提升。社会上体育运动场地也限制了一部分成年人参与体育锻炼。应加大对群众参与全民健身运动和形成终身体育观念的培养，促进更多的成年人参与到体育锻炼中。同时，还需要运用科学的方法参与体育锻炼。因此，国家要培养出更多的社会体育指导员，加大群众对营养均衡相关知识的普及，使我国成年人膳食纤维均衡。

（四）总结

各年龄阶段的身高、体重、腰围随着年份的推移大致呈上升趋势。女性 3 ~ 6 岁幼儿的平均心率随着年份的推移逐渐下降；2000 年，7 ~ 19 岁男女青少年儿童和 20 ~ 59 岁女性成年人的平均肺活量均高于其余年份，从 2005 年开始，7 ~ 19 岁男女青少年儿童和 20 ~ 59 岁女性成年人的平均肺活量逐渐上升。我国 7 ~ 59 岁国民握力呈先上升后下降的趋势，在同一年龄阶段，3 ~ 6 岁幼儿的立定跳远平均值随着年份的推移呈先上升后下降的趋势；从 2005 年开始，我国各年龄阶段人群的体前屈平均值随着年龄的升高而下降，2000 年，我国各年龄阶段人群的体前屈平均值随着年龄的上升呈波浪形曲线的趋势变化。

（五）展望

身体形态、身体机能、身体素质除受先天因素影响外，还受外界因素影响，如营养手段、生活方式、体育锻炼、经济发展、科技进步等因素。我国国民体质监测是国家和政府、个人和社会掌握和了解我国国民体质状况、促进国民对自身体质的了解，增强体育锻炼意识，提供国民体质健康状况的基数，应科学地鼓励人民参加全民健身运动。但科技的进步使人类生活方式快速变化：一方面，人类体质和健康主要问题及其影响因素发生了很大变化；另一方面，体质测试与监测对运动健身以及健康行为的评价作用日益突出。

国民体质的提升重点在于青少年儿童。《中共中央国务院关于加强青少年体育增强青少年体质的意见》文件中提出："增强青少年体质、促进青少年健康成长，是关系国家和民族未来的大事。"各地要积极贯彻落实好《中共中央国务院关于加强青少年体育增强青少年体质的意见》。7 ~ 19 岁的青少年儿童（学生），生活时间最多的两个地方：一是家里，二是学校。学校应该大力实施素质教育，注重培养学生运动兴趣和运动专长，以提高少年儿童的身体素质，为学生终身体育的思想奠定基础。学校体育课应该按照规定排课，并且体育老师要认真上课，不要出现占用体育课而上其他文化课的情况；可以举办一些体育赛事，激发少年儿童的运动兴趣，使他们主动参加。

家庭体育不可忽略，家庭教育比学校教育更为重要，家长应该带着孩子运动，让孩子与家庭成员一同参与体育运动，既可以发展孩子的体育兴趣，也可以促进家长与孩子间的情感。社会上，一方面，要多提供给少年儿童的运动场所，促进青少年儿童的运动；另一方面，全社会要树立正确的价值观，评价学校不能一味地看学校学生的学习成绩，应该看学校的综合素质。学校体育是大众体育发展的基础，学校体育的主体是学生，国家、政府、社会应该保证学生体育活动的时间，给予学生充分的体育时间。体育不仅能够锻炼身体，还能够促进大脑的发育，提高思维敏捷性、人际交往能力、团队协作能力等，学校、家庭应该主动促进青少年儿童运动。青少年儿童体质水平的高低，特别是少年儿童期体质健康的峰值状态，除关乎其自身个体的健康，更关乎他们一生幸福，同时也是衡量一个国家（地区）综合国力的重要指标。因此，增强青少年儿童的体质，促进青少年儿童体质健康水平，是评价教育教学质量的指标，也是健康中国战略、体育强国建设的重要指标，是关系国计民生、未来，关乎中华民族伟大复兴的大事。

三、国民体质监测现状

（一）国民体质监测

毛泽东在《体育之研究》中指出："欲文明其精神，先自野蛮其体魄；苟野蛮其体魄矣，则文明之精神随之。"习近平总书记在 2022 年北京冬奥会、冬残奥会总结表彰大会的讲话指出，我们要坚持以增强人民体质、提高全民族身体素质和生活质量为目标，高度重视并充分发挥体育在促进人的全面发展中的重要作用，继续推进体育改革创新，加强体育科技研发，完善全民健身体系，增强广大人民群众特别是青少年体育健身意识，增强我国竞技体育的综合实力和国际竞争力，加快建设体育强国步伐。池建对国民体质的重要性提出了自己的见解："国民体质是一个国家综合国力和国家竞争力的重要组成部分，是一个国家屹立于世界民族之林的根本，是一个国家生产力和创造力产生与发展的根本源泉。"这样的认识充分说明了国民体质的重要性，也说明了国家发展需要解决国民体质的问题。

第五次国民体质监测人群的一个改变是把测试的最大年龄从原来的 69 岁增

加到 79 岁，这是 20 年以来国民体质监测的一个飞跃，也是目前老龄化社会的需要。2020 年，国民体质测试对沿用了 20 年的传统体质监测指标进行了新的优化和更改，同时监测器材和监测方法也相应地做出了改变，指标、器材、方法的改变需要在培训测试人员过程中重新考核、重新操练。第五次国民体质监测登录书只记录问卷数据，测试结束后必须与指标数据进行整合后才能应用。测试项目的改变，使得各省市需要等待国家有关体质研究专家对 2020 年国民体质监测评分标准根据测试结果进行重新制定后才能做出相应地区的合格率等相应数据的评定，并上报给政府有关部门。同时，原有的部分历年监测数据不能再与本次体质监测的数据进行队列研究，这对于研究了 20 年的国民体质监测数据的科研工作者来说有一定的遗憾，但改革是为了整个研究更科学更合理，因此，下一次的国民体质监测的数据采用什么样的方式方法进行研究是个新的课题。

目前，我国在竞技体育领域已经取得了巨大的成功，但在全民健身方面却存在很大问题。因此，开展全民健身运动，实施全民健身计划，增强人民体质，依然是我国当前及以后很长一段时间内体育工作的根本任务。建设体育强国的根本目标是增强人民体质，提升全体国民的身体素质。体质健康研究必须作为提升国民体质健康的先头兵，提供应有的科技支撑，在建设体育强国、健康中国的道路上发挥应有的、重要的作用。作为体育工作者，更应该站在国家和时代发展的战略高度，在科学发展观的引领下，响应全民健身领域重大需求，解决国民体质中存在的各类理论和实践问题，为繁荣和丰富体育科学研究，推动发展体育事业，提升国民体质健康的全面发展做出应有的贡献。

（二）国外体质测试现状

发达国家普遍比较重视体质测试，尤其是学生体质测试方面，他们对学生的体质健康监测比国内早，有很多值得借鉴和学习的地方。

早在 1880 年，美国就推广体力测试，可视为体质测试最早的国家之一。但需要明白的是，当时的体力测试并不是为研究体质之用，甚至可能连收集数据的目的都不曾有，因为，从 1880 年到二战结束后相当长一段时间，全世界都处在"穷兵黩武"状态，进行体质测试的目的是为征兵而用。某种意义上说，美国可以被认作现代体质监测、体质研究的开创者。1955 年左右，美国一批学者采用 Kraus-Weber 测试法对美国和欧洲儿童进行测试，结果发现，美国儿童身体素质、身体机能、身体形态等指标远远低于欧洲儿童（据说合格率美国儿童为10%，而欧洲儿童为 60%）。学者们将这份报告递交给时任美国总统艾森豪威尔，总统看到测试结果后非常震惊，于是责成这批学者进行深入调查，并制定切实可

行的改善与提升美国儿童、青少年体质水平的有效方案与措施，研究结果与提升
措施直接交给总统，这便是——体质与运动总统委员会，全世界独一无二的、直
接对总统负责的体质研究机构。至此，成立体质与运动总统委员会是理所当然
的，美国掀起体质研究热潮也是理所当然的。同时，由于美国当时在世界的影
响，其他国家跟风或者自身也认识到体质健康对国家发展、民族兴衰的重要意
义，掀起体质研究热潮也不足为奇。此后，美国的体质研究走在世界的最前列，
成为排头兵。更为重要的是，体质研究切实提升了美国少年儿童的体质健康水
平，提升了美国国民整体的健康水平。美国前总统卡特的话就是最好的证明"体
质是一种期望可以换回最多东西的投资"。所以，美国的体质研究是最值得借鉴
的，其理论深度、测试指标体系构建、测试方法等都是较先进的。除此之外，在
体质健康提升方面，从理论到实践，从政策法规制定到项目具体实施，更值得学
习与借鉴。因为，一系列的举措，确实提升了美国国民的体质健康水平。1980
年，Campell Soup 公司设计开发了 Fitnessgram，成为美国联邦政府以及州政府体
质监测的合作伙伴——第三方机构，并迅速火遍全世界。在世界各国广泛使用，
其下属的库珀研究院（Cooper Institute）甚至在其他国家设立研究院，其最典型
特点就是专业。特别值得一提的是，Campell Soup 公司最早作为政府的第三方机
构，向政府出售体质监测服务，随着合作深入，政府甚至让该公司制定应对措
施，由典型的公共服务购买关系，发展成共同治理的关系。Fitnessgram 之所以备
受关注，有其显著的优点：①在体质健康评价上，指标评价标准是经过大数据检
验的，并且与健康标准比较，而不是以本国的平均水平百分位数评价法或标准差
评价法；②关注重点上，一般体质测试指标体系包括健康相关指标、运动或技能
相关指标两大类，Fitnessgram 更关注与健康相关的指标，这一观点也被其他国家
广泛接受，因为"健康第一"可能是全世界最公共的理念；③测试是手段，健
康促进是目的，这是 Fitnessgram 最让人推崇的地方，也是世界各国学习借鉴 Fit-
nessgram 最难的地方——针对性地推送健康干预方案——并且是可持续的推送。
美国学生体质健康监测制度的特点：政府干预程度低，市场化程度高；业务专业
化，服务水平高；监测运行成本低，效益高；监测结果真实可靠，评价标准科
学；学生安全问题的风险有效降低；监控制度人性化。

　　早期，欧洲各国并没有统一使用体质测定方法，都是根据自身国情和研究深
度，制定各自的测试、评价等方法。但是，不做比较，就不知道差距，就无法进
行所谓的相互学习、相互借鉴，共同进步。如果要比较，就要有一致的指标体系
和评价体系。欧盟本身一直强调联盟，所以，构建欧盟国家统一的体质监测、评

价体系就顺理成章了，主要目的是知道影响欧洲国家国民体质健康的因素，以便于整体性提升欧盟所有成员国国民的体质健康水平。其中，英国、德国是体质监测及研究做得最好的国家，对欧盟其他成员国体质研究有较大贡献。但英国和德国体质监测研究受美国影响非常大。

新加坡的学校体育及学生体质健康促进工作是面向未来、多元参与的，并且获得了国家层面的极大关注，但目前家长对学校体育的价值依然有所低估，学生体质健康评估的负面作用已经显现。

日本是世界上公认的在体质研究方面做得最好、最早的国家。日本非常重视青少年体质监测工作的开展，体质健康状况也在一些方面优于我国。在提升国民身体素质方面，日本一直非常注重把国民身体素质看成整个国家和民族兴衰的一个重要指标。二战以后，日本政府以国民健康为中心，将其作为实现"国家复兴"的主要措施。与我国几乎相同的口号在日本也有："发展体育，增强国民体力。"日本重视国民体质的健康是全方位的，不仅政府重视，各企业也十分关注自己员工的健康状况，有的公司如黑川东京总公司就制定实施了依据"身体素质测定"结果来决定退休年龄的规定。这项测定包括背肌力、握力、纵跳等六个指标，根据测试的结果综合评价后分成四个级别：延长 3 年，需要测试结果达到"最高级"或者"高级"；延长 2 年需要测试结果达到"中级"，如果被测试结果评为"初级"，必须在 60 岁时退休。此外，自 1964 年起，日本在全国范围内进行统一的身体素质测试，在每年 5～6 月对所有公民进行体力测定，由文部省根据测试数据分析得出相应的报告并向全社会公布结果。尤其值得注意的是，在小学和中学教材以及每位学生手册上都有记录着各项体力测定指标、表格和全国平均水平供学生填写并分析自己测定结果。通过与同龄同性别群组平均水平对比来评价自己身体素质的具体情况，同时根据测定结果可以选择适宜的运动方案从而进行针对性的锻炼。这套完善且管理规范化的身体测试制度极大地推动了日本整个社会（尤其是儿童青少年）身体素质水平提升，并积极地促进了日本国民身体素质的提升，也为国家富强的发展作出了重要贡献。

应一帆（2017）等研究发现，美国和日本在学生体质健康测试方面的显著优势值得借鉴：第一，国外已经从仅关注身体形态和力量转变为关注与身心协调以及适应现代生活相关的指标，对体质的理解和认识有了突破和提高；第二，学生体质健康测试发展模式需要全社会包括政府、社会学校、家长和学生都参与；第三，全社会所有利益相关者共同参与评价网络系统，呈现多元化发展趋势；第四，虽然学生体质健康测试指标随着发展有一致的趋势，但评价结果的方法和体系仍各不相同；第五，体质健康测试体系不断完善，同样需要政府高度重视，形成与之配套的保障机制。

国内外对于国民体质健康监测的重要性和相应的研究已经有所相同，但在对体质健康的评价手段、评价方法、评价机制等方面存在一定差异。应当指出的是，国外对学生体质健康的测试模式更趋向于全社会，评价主体趋向多元化，尤其在美国，对学生体质健康测试的制度不仅面向健康的学生群体，而且针对不同残疾学生群体建立特有体质的测试项目，并建立配套的评价标准体系，做到全面面向每位学生，这点非常值得我国借鉴，也是我国在体质测试和应用方面需要进一步改进的地方。

（三）我国国民体质监测现状

目前，体质研究在我国的范围较广，涉及的学科很多，体质的概念也在发展中不断完善和发展。体质人类学、医学和体育界都给体质下了定义。但目前影响较大和应用较广的是体育界对体质的定义："体质是人体的质量，它是在遗传性和获得性基础上表现出来的人体形态结构、生理功能和心理因素的综合的相对稳定的特征"。

我国体质健康研究的对象主要集中于生理、智力和心理"正常"的普通人群，如幼儿、学生、成年人、老年人。同时，我国作为传统农业强国，针对农村居民体质的研究较多。基于此，我们根据不同群体对主要人群的体质测试进行了分析，从目前体质测试关注的重点方面进行分析，选取了学生、幼儿、老年人和农村居民作为重点，而这些也是目前学者研究的热点，期待能提出不同群体的体质监测问题，为后续研究提供可行的研究建议。

1. 学生体质监测现状

少年强则中国强，儿童青少年体质健康关系到国家与民族的未来和希望。我国学校体育中存在的学生体质健康问题，经过 20 世纪 80 年代的体育教学改革、2005 年新课程标准改革之后，都没有得到明显的好转。目前，学生体质健康已成为学校、社会乃至党和国家亟待解决的重大课题之一。近些年来，全球各界都在关注青少年体质健康水平持续下降问题，这已然成为世界性的问题。作为发展中的大国，中国青少年学生体质健康状况也面临着持续下降的局面。面对这一不利趋势，我们有必要建设科学的研究青少年体质健康评价指标体系，同时通过实践操作，在发现问题的过程中不断完善、改进评价体系制度本身。由于个人的生活理念及对生活品质要求程度的不同，导致有的人拥有良好的锻炼习惯，并且能够持之以恒，所以这部分人的体质健康大多良好。有的人由于不健康饮食习惯及缺乏运动，非标准体重人数也存在一定的比例。所以，要想有一个健康的身体，人们首先要树立一个正确的健康观念，才可能会主动地保持一个良好的生活方式。

诸多研究数据表明，我国青少年整体健康水平不容乐观，包括体质健康。为此国家体育总局和教育部于 2020 年 9 月 21 日印发《关于深化体教融合，促进青少年健康发展的意见》（以下简称《意见》），旨在提升我国青少年体质健康水平以及整体健康水平，强调青少年健康的多领域（非单一）发展理念。《意见》强调，深化体教融合，树立健康第一的教育理念，强化体育锻炼行为，发挥体育锻炼对学生生理健康（身体健康）、心理健康促进的独特作用，推动我国青少年健康的可持续发展（持续干预）。自 1985 年开始，我国每年都会对所有在校生进行体质健康测试，结果表明，大学生体质健康状况每况愈下，呈持续下滑态势；2020 年的学生体质监测数据表明，初中、高中学生体质健康状况有所回升，诸多专家学者推测其原因是我国全面推进体育纳入中考所致。2020 年，中共中央办公厅、国务院办公厅印发了《关于全面加强和改进新时代学校体育工作的意见》提出，积极推进高校在招生测试中增设体育项目。这可能是促进大学生体质健康回升的有效举措。2021 年 8 月 10 日，教育部等 5 部门联合印发了《关于全面加强和改进新时代学校卫生与健康教育工作的意见》要求实施体质健康监测，建设全国学生健康管理信息系统。

新时代的大学生步入社会后是社会发展的主力军，肩负着实现中华民族伟大复兴的历史使命，因此，在追求全面发展的同时，首先应该拥有强健的体魄和健康的心理。当前，我国大学生体质状况并不乐观，部分指标持续下滑，影响了大学生的身心健康，从宏观上也影响了国家与社会的可持续发展。了解大学生的体质健康现状与影响因素，从不同层面寻求有效干预路径，是迫切需要完成的工作。在大学生体质健康干预的众多路径中，运动干预是最有效的方式。大学生体质下降与缺乏运动有直接的关系，从大学生体质现状出发，构建科学运动健身理论与方法体系，提出丰富的运动处方和实用健身方案，指导大学生通过科学健身来改善体质，是当前高校体育工作者需要解决的主要难题之一。

《"健康中国 2030"规划纲要》中要求，到 2030 年，国家学生体质健康标准优秀达标率 25%以上。2014 年 7 月 18 日，教育部正式颁布了《国家学生体质健康标准（2014 修订）》要求，全国各级各类学生都必须按《标准》参加体质健康测试，学校依据学生学年体质健康总分评定学生体质健康等级；并明文要求，学生体质健康只有达到良好及以上，才可参加评优与评奖。从上面几个文件可以看出，学生体质目前虽然有政策的支撑，但效果并不是很理想，导致原因各有不同，也是目前研究比较关注的问题。

《2014年国民体质监测公报》显示，我国各年龄段学生肥胖检出率持续上升，大学生身体素质继续呈现下降趋势。徐静（2016）研究发现，池州市青少年体质健康水平总体来讲略低于全国同年龄段水平，体重和视力情况不容乐观。王红娟（2015）等以湘西地区在校大学生为研究对象，调研其体质健康水平，结果表明，该地区大学生体质状况不及格率比较低，整体情况良好。但深入分析发现，整体良好是综合评价结果，几乎所有学生都存在"弱项"，这值得思考，也从侧面反映了大学生体育锻炼的单一性、片面性，这可能与学生掌握的运动技能数量多少有关。简单来说，学生进行少量相关的运动项目，而不是全面锻炼，导致"弱项"人人有局面。这提示学生体质健康需要整体提升，加强体育锻炼的科学性、全面性。经济发展对学生体质是怎样的影响呢？王薇（2016）选择不同经济水平大学生体质进行研究，对比数据发现，大学生体质健康状况存在明显的区域差异，可能与经济、社会环境等因素有关，而一组数据就比较有意思，同一区域的不同高校学生体质水平也存在一定差异，或者说，经济、环境因素不是决定性因素，而学校的治理理念——学校对体育、体质的重视程度可能是学生体质健康的决定性因素。

青少年体质健康水平，无论是对其自身当前工作学习状态，还是今后整个人生的健康水平，都有极其重要的影响。体质测试除收集数据为国家健康促进提供决策支持之外，更重要的意义在于，如何针对性地提升其体质健康水平。所以，需要评价、需要反馈，更需要针对性地提出改善体质、增进健康的有效的、科学的干预措施。我国每年进行的体质健康测试工作耗费很多人的精力和财力，上报的数据存在很大误差，测试的数据后续应用也存在很大问题，学生只是为完成测试，测试结束以后对学生体质健康没有任何改善。于红妍（2015）等认为，从教育评价的视角分析，我国学生体质健康监测不仅是一项工作，更是一项教育活动。当前由于忽略了它的教育功能，导致对监测效果的评价出现了评价主体单一、评价内容单一、测试工具单一等问题。宋鑫（2013）对我国青少年体质健康监测工作的现状进行调查，认为我国当前的青少年体质健康监测服务体系存在监测组织机构不健全、专业的监测人员匮乏、监测服务网络覆盖范围有限且服务形式单一、监测内容和项目设置欠科学、监测反馈体系不完善等问题，旨在为相关部门的决策提供参考。

政策和硬件设施是导致学生体质监测不能很好执行的一个原因，但不可忽视的是，执行过程中最大的主体是学生，学生的意愿会影响学生体质监测的具体效果。学生体质健康监测要求学生不仅学会体质健康监测的知识，更重要的是掌握体质健康监测的操作性技术和方法，并能够运用这些掌握的知识和技能解决现实生活中的问题，如体质健康水平的自我测量、根据体质健康评价结果给自己制定有针对性的体育健身计划等。张朋（2016）等提出要重视体质评价的实效性及个体差异性，在确保青少年有兴趣、有时间、有氛围的前提下，努力提高其健康认知，运动投入及健康促进行为，并加大体制改革深度和干预措施的执行力度，以此改善青少年体质健康水平。除根据问题提出相应的对策外，许多学者也引入了一些较好的模式或者策略来提高学生体质监测的效果。比如，李映红（2015）认为，"跟踪—互动"模式能有效地推动大学生体质健康水平的开展，正确评价大学生的综合能力。李林林（2014）提出的"象征替代"策略，可以作为学生体质健康促进政策的有效补充和改进，以适度的方式倡导荣誉代理、社会资本积累、群体认同等策略，使学生们以一种愉快的、自愿的方式参与到体育运动和身体活动中。

针对学生体质健康监测中存在的问题，不同学者提出的解决方案也有所不同。赖锦松（2016）认为，我国大学生体质监测管理制度已基本建成，但缺乏监督性、针对性；并存在投入不合理、监管人力不足、仪器质量欠缺、经费投入差异大等问题；且管理效率低、缺乏服务等现象普遍。他认为，应尽快完善大学生体质监测管理法规，实现大学生体质监测管理标准化，大学生体质监测管理过程程序化、人性化、数字化、多元化，最终实现管理科学化。郑小凤（2017）等认为，学生体质测试标准应不断修订和完善，实行全国学生体质健康调研和学生体质健康监测网络制度，学生体质测试应纳入学校体育督导评估和体育工作评估，政策制度不断规范化、制度化和多元化，为丰富学生体质监测流程，完善相关政策；为有力推进学校体育工作，建议加大政策执行力度（比如问责制）以及加强监督；为保证测试数据的真实性，推荐第三方机构参与学生体质监测甚至引入市场制度。

对比国内外关于学生体质监测的研究可以发现，国外更加注重学生的主体作用，健身政策倾向于树立健康的生活理念、全面促进健康和终身体育意识，这样能全面调动学生参与体育锻炼的主动性、积极性，养成健康的生活方式。学生进行体质健康监测，要及时对结果进行解读，让评价结果成为推动其积极参与体育锻炼的动因。另外，如前所述，学生体质健康水平下降，是多方因素共同的结果，学校不应该承担所有责任。在体质测试时不应过分强调测试，而应重视对学生的体质健康教育，由注重测试过程（是否测试完成）转向对测试结果的关注（评价结果要及时反馈给学生），进而由注重测试结果转向体质健康促进的过程，及注重干预过程。目前，我国的学生体质健康测试，主要停留在宏观的数据统计上，便于国家掌握学生的体质健康数据，以此规划学校体育工作的开展；重视测试指标和评价标准的顶层设计，基本上没有将测试结果反馈给学生及家长。这些问题的存在，都需要从根本上解决，不仅要提高学生的积极性，更要形成一种新的体质监测管理制度。

2. 幼儿体质监测现状

幼儿时期是人生的关键阶段，也是儿童青少年过渡的重要连接点。一个国家、地区经济和社会发展、卫生保健水平和人口素质的重要内容可以通过幼儿体质健康状况来反映。因此，开展幼儿体质研究并了解其健康状况可以有效促进未来青少年时期健康体质的良性循环。中国的体育事业与全面建成小康社会相互作用、相辅相成。实现体育脱贫以及良好的体育发展模式是敦促全面建成小康社会目标具体实现路径之一，并且也为早日实现体育强国提供了良好机遇。因此，幼儿身心健康不仅是一个国家未来国民身心健康水平的重要表现，同时也能够反映出全面建设小康社会所需达到的标准之一。

当前社会竞争激烈，许多家长和学校更加关注和注重幼儿的学业进展，对于幼儿的身体素质关注不够。由于幼儿生理和心理尚未完全发育成熟，容易受到外界因素的影响，在缺乏适当锻炼的情况下，体质下降，身体健康状况也变得越来越差。近年来，我国培训市场涌现了各种类型的健身机构以及与幼儿体质相关的体适能培训机构，如运动舞蹈、体适能和体能等。很多家长将孩子送去这些机构进行训练和培训。然而，由于缺少国家政策调控和管理，这些机构为了利益，可能采用一些不当的锻炼方法，对幼儿健康成长产生了不利影响。

幼儿时期是个人身体各项能力开始发展的阶段，这一时期的身体状况对未来的身体成长产生直接影响。因此，我国一直在努力寻找更适合本国国民体质现状的测试体系。根据2021年12月发布的《第五次国民体质监测公报》数据显示，与2014年监测结果相比较，2020年，男女幼儿在身高、坐姿高度、体重、胸围和平衡木项目上取得了进步；然而，在双脚连续跳跃、坐位体前屈和立定跳远项目方面呈现下降趋势，表明我国幼儿健康状况仍有提升空间。孙博谦（2023）等研究认为，幼儿体质测定改革应遵循适宜性、灵活性和可操作性原则。同时，依据评价项目名称的自明性、评价结果的科学性和真实性、反馈机制的完整性等策略，进一步对测试环境、测试形式、评价标准和评价反馈系统进行改革和优化，旨在为我国幼儿体质评价的相关研究提供新思路，进而更有针对性地提高幼儿的体质水平，促进幼儿健康成长。

王晓珊（2021）通过研究后认为：乌鲁木齐市3~6岁幼儿体质状况总体来说是良好的，男性幼儿在指标上略高于女性幼儿，但女性幼儿的体质得分水平却高于男性。其中，身高和体重得分较高，在不同年龄段之间存在差异。立定跳远、坐位体前屈和双脚连续跳这些身体素质项目随着年龄增长呈现出良好发展趋势，而10米折返跑、网球掷远和走平衡木这些项目得分相对较低，影响乌鲁木齐市3~6岁幼儿体质健康状况的因素包括区域经济水平、胎龄、父母双方的身高以及是否正常入园和室外动态身体活动时间等方面。赵广高（2020）等基于决策树模型探讨幼儿体质的影响因素及其交互关系，认为身体活动与静坐行为、性别、钙摄入等对不同层次类型幼儿的体质促进具有决策意义。应积极采取针对性措施，促进幼儿的持续健康发展。翟博（2023）等研究认为，园外活动对3~6岁幼儿的体质指标具有明显积极影响；周边居住地的户外幼儿设施对3~6岁幼儿的体质指标产生显著正面影响；未来需要进一步研究幼儿园外活动与体质指标结果之间的量效关系等问题。涂春景（2021）等所建3~6岁幼儿BMI百分位曲线参考标准和超重、肥胖临界值代表性广、有效性高，可为我国幼儿生长发育评价和超重、肥胖的识别提供参考依据。

全海英（2016）等通过对《国民体质测定标准》幼儿部分存在的问题进行思考，认为目前存在问题的是：以测试项目名称直接代替素质指标，缺少身体机能测试指标、测试项目获得的结果不准确、不同年龄差异没有通过测试项目的变化体现出来、测试评价标准不够完善、反馈机制不能得到很好的贯彻，这就使得目前虽然有幼儿的体质测试，一方面，测试体系存在问题，使得测试结果很难反映测试的目的，另一方面，幼儿的特征导致测试很难精确进行。幼儿时期是孩子成长发育中必不可少的阶段，也是激发体育兴趣和培养良好锻炼习惯的关键时期。只有通过科学合理有效的体质测定，我们才能真实地了解我国幼儿体质发展的现状，并且能够推动开展旨在提高幼儿身体素质的体育活动，为他们终身参与体育运动打下坚实而稳固的基础。

3. 老年人体质监测现状

我国未来社会发展所必须面对的重要国情是人口基数庞大、老龄化社会的加速，这一国情将对我国经济社会发展和社会和谐稳定产生全面、深远且持久的重要影响。因此，我国长期战略任务之一是积极应对人口老龄化问题，如何有效正确应对不仅关系到各项经济社会发展目标的实现，还影响到小康社会全面建成以及实现中华民族伟大复兴中国梦。人口老龄化问题引起了党中央、国务院的高度重视，并密切关注老年群体身心健康状况。党的十九大报告中提出，积极应对人口老龄化，构建养老、孝老、敬老政策体系和社会环境，推进医养结合，加快老龄事业和产业发展的要求。国务院连续下发了《"十三五"国家老龄事业发展规划》《关于促进健康服务业发展的若干意见》《关于加快发展养老服务业的若干意见》《"健康中国 2030"规划纲要》《关于促进信息消费扩大内需的若干意见》《关于全面放开养老服务市场提升养老服务质量的若干意见》等一系列重要文件。2016 年，习近平总书记先后两次针对加强老年人养老工作提出紧迫的科学综合措施，以应对人口老龄化问题，并做出重要决策。这些指引了老年健康服务业的发展方向，提升了老年人健康保障水平，并为其提供了良好的政策环境。

在我国社会发展进程中，体育作为应对人口老龄化的便捷、经济、有效方式以及老年人保持身心健康的理想途径，必将扮演重要角色。然而，我国日益增长的老年人对体育服务需求与相对不足的供给之间仍存在明显矛盾。因此，在解决当前社会发展迫切问题时，我们亟须以满足老年人体育服务需求为导向，建立完善的社会支持体系以弥补现有不足并满足他们所需。我国目前只对 60～69 岁的老年人进行体质监测，缺乏针对 70 岁以上老年人的监测指标和评价标准体系。与此不同的是，发达国家和地区更加注重了解老年人身体健康状况，并制定适合他们完成日常生活、休闲娱乐和体育锻炼所需的体能储备及健身运动处方等。此外，在我国老年人体质研究主要以现状调查为主，较少涉及创新测试指标体系、测试工具和评价方法的研究。关于高龄老年人体质方面几乎没有相关研究成果。鉴于此，有必要系统梳理我国老年人体质研究的发展历史，并借鉴发达国家和地区在这一领域中取得的成就，以探寻未来我国老年人体质研究应该朝着哪个方向发展，这将为促进科学化、国际化的老年人体质研究提供有益参考。

老年人体质研究多停留在现状描述、影响因素分析方面，体质促进研究成果较少，且多停留在理论层面。湛冰（2016）通过对中国老年体育政策文本进行分析并与美国相关文本进行比较，结合我国老年体育政策的实际问题，得出了完善我国老年体育政策的一些建议：应该建立基于生命周期理论的"终身体育观"，灵活划定不同年龄段的"老年人"，充分考虑到他们之间的差异。在制定政策时要系统化：在横向上完善政策结构，促进健康和运动政策相结合；在纵向上推动协作机制标准化，实现逐层推进。科研也要起到先导作用：联合推动循证科学研究关于老年体育方面的问题，"反馈"给老年体育政策以补充和修订。同时发挥我国政治制度权威性，在法律和系统化方面加强对政策监督和评价机制的规范化。陈力（2019）对山西省老年人的研究后得出，60~69岁的老年人随着年龄增长，身高和体重都呈现明显下降趋势。超过50%的老年人BMI达到了超重以上水平，而只有38.3%的老年人处于正常范围内。依据山西对老年人进行的国民体质测试结果分析后发现，在身体形态、身体机能和身体素质三个方面，乡村老年人整体上落后于城镇老年人，并且在身高、体重、肺活量和握力等多个指标上存在非常显著的差异。影响山西老年人体质健康水平的主要因素是生活环境、疾病和身体活动，而制约山西老年人进行体育锻炼最主要的三个因素是没兴趣、身体弱不宜参加、家务劳动忙缺少时间。针对上述老年人存在的问题，提出相应的措施，有关机构应该组织城乡社区体育推广身体健康的讲座，以理解新的健康理念，并不断提高城乡老年人对健康问题的认识和行为。制定相应措施提高农村老年人的福利保障水平，借鉴其他省市先进经验，实施全民联动服务老年人，并增加农村体育设施和公共运动场所的建设工作。引导老年人合理改变饮食结构和生活习惯，科学评估自身身体状况，选择适当出行方式和轻度工作方式，避免过重劳动。积极引导、支持商家投资开发适合老年人需求并能带来经济效益的老年体育用品市场，并尽力回馈社会。邹吉玲（2020）研究发现，寒地东北城镇老年人的体质具有肺活量大、柔韧性好，平衡能力较差、血压偏高、体脂肪率超标、骨密度和血管弹性较差等特征。随着年龄增长，老年人体型变胖、血管弹性、骨密度和身体素质下降。男性内脏脂肪等级超标、女性骨密度低的现象突出。进一步研究表明，影响东北寒地城镇老年人体质主要因素是与体育锻炼有关的因素还有慢性病患病导致的疾病。保持长期规律运动的老年人，在各方面都优于不运动的老年人，据此认为广场舞和秧歌运动综合在一起健身效果较好。程慧琳（2022）认为，对于农村老年人而言，应重视和提倡乡风文明建设，并积极改善和提升乡村居住环境。鼓励各位村民主动参与体育锻炼和提升体育修养水平，树立健康的生活理念，积极参与体育锻炼以培养终身体育的运动习惯。

目前，国内对老年人体质测试和健康促进的研究存在许多不足之处，大部分研究都是参考发达国家在老年人健康促进方面的经验。这些研究主要集中在体质检测、体质评价标准等方面，采用了一些国际上已有的标准。然而，我国并没有制定这些标准的话语权，并且这些标准也未必适合中国老年人。因此，在实际应用过程中，由此类研究探讨出来的提升老年人体质方法存在很多问题和不足之处，缺乏针对性，并需要进一步改进和提高。

4. 农村居民体质监测现状

国民体质监测中，中国成年人体质监测指标体系包括身体形态、身体机能和身体素质指标，良好的身体素质是维持健康的基础，全面建成小康社会和社会主义新农村建设都需要农村居民具有较高的健康水平。国家统计局报告显示：截至2016 年末，我国农村人口为 64144 万，占我国总人口数量的 47.4%。发展农村体育，增强农民体质，依然是提升国民体质、实现国富民强总目标的重要组成部分。《国务院关于印发全民健身计划（2011-2045）的通知》在反复强调开展全民健身事业的重要性的同时，特别强调了不断增强城乡居民体育健身意识和科学健身素养；并特别指出，大力发展农村体育，提高农村居民体质已经成为全面建设小康社会和社会主义新农村建设中亟待解决的重要问题。张丹（2017）等运用文献资料法、科学知识图谱和内容分析法等方法研究认为，中国农村体育的发展，体现在始终服务于我国农村发展战略，满足了不同时期农村、农民利益的时代需求；以"全民健身、健身工程、健身计划"为核心的研究主题贯穿始终，研究主题的群众社会诉求强烈，农民人本体育需求关照不足；研究过程充满了动态性和局限性。同时，提出农村体育研究要继续服务于农村发展战略，满足新时期农村利益的需要；农村体育研究既要重视国家群众体育的社会诉求，也要满足农民体育的人本需求；农村体育研究主题要重点凸显农民体质、公共服务和农村体育的经济、文化价值。

体质测试和其他医疗体检的目的不同，体质测试的主要目的是评价人体各项身体素质的功能，从而使机体有良好的抗病能力，与健康和疾病的诊断存在差异。但目前农村一部分人认为，体质测试的目的是诊断疾病，而一旦发现疾病就要去看病，而看病就要花钱，所以，他们一般不愿意参加测试，这是一种误区，应积极宣传体质测试的作用，使他们真正了解体质测试。

国民体质监测中，农村居民的体质测试也是按照比例进行。除此之外，农村居民体质测试次数较少。体质测试对农村居民了解自身健康情况以及提高农村居民参与体育锻炼的水平有十分重要的作用。综合起来，农村居民体质测试可以发挥的作用如下：①对全民健身的推广宣传作用。给农村居民进行体质测试的同时，可以对全民健身进行宣传。同时，由于在体质测试进行的过程中，农村居民可以全面了解全民健身的方针政策，积极配合完成各种测试，以达到推广全民健身的目的。②根据测试结果提供更好的科学的健身指导方案，形成正确的科学健身意识。科学健身指导方案的提出，有赖于体质测试结果的测试，当通过体质测试获得测试结果时，可以根据测试结果给出合理的健身指导方案。由于健身指导方案的提出是以事实为基础，农村居民也能了解自己的身体素质特点，找出不足，在锻炼时就能更有针对性，可以更好地提高农村居民的科学健身水平。正确的科学健身意识将使农村居民在锻炼的时候不再依赖于场地器材,只要农村居民想锻炼,就可以根据不同的兴趣爱好,选择适合自己的运动方式,不一定非要体育场地器材,可以因地制宜、有针对性地进行体育锻炼。③为广大研究者进行农村体育科研提供方便,充分开发现有资源。体质测试本身是获得准确的科研数据,一方面农村居民本身能对自己的健身情况有更好的了解,另一方面大量的体质测试数据能够帮助数据获得者进行问题的科学分析,有目的、有针对性地解决相应问题,提出更合理的个性化健身运动方案。④转换农民思想观念,形成更健康、更合理的体育消费方式,由于农民更了解自己的健康状况,农村居民在进行消费时会选择更好的生活方式,选择对自己身体有益的消费方式。

农村身体素质测试的开展,对目前农村体育和农村的发展能够起到积极的宣传作用,解决农村居民对自己身体状况不了解的困境。定期进行体质测试,可以了解自身身体素质的变化情况,更好地了解体育锻炼给身体带来的益处,促进农村居民更加积极主动地参与体育锻炼。

我国国民体质监测体系已经建立,但针对农村居民的身体素质测试的服务,只有在国民体质监测时有选择性地进行测试,专门针对农村居民进行体质测试的很少,关于农村体质测试的研究也比较少,其中很大一部分是医学方面针对疾病进行的研究,也有一部分是农村在校学生体质测试的研究。所以,应加强农村体质监测,增加关于农村居民体质测试方面的研究。

目前,针对农村居民的体质测试情况,有一些学者进行了研究。张惠英等(2005)针对宁夏农民研究后发现,70%的男性农村居民的肺活量为中等、中下等水平,而坐位体前屈有80%的人为优秀,测试状况总体上川区好于山区,身体素质的情况与经济收入高低相关,拥有较好身体素质的人群经济收入较高。陈亮等(2014)测量陕西农村老年人体质情况后发现,随着年龄的增长,老年人的身体素质情况下降较快,比如女性心率,男性血压水平,与全国平均数相比,陕西农村老年人 BMI、心率水平较高,坐位体前屈方面、男性老年人闭眼单脚站立、女性老年人握力得分都在 2 分之内,得分都在 3 分以内的有男性老年人握力、女性老年人闭眼单脚站立。姜振等(2012)通过测试江苏省农村老年人身体素质后,结果显示江苏省农村老年人体质总体状况高于全国平均水平,但低于城镇水平。冯志坚等(2008)针对江苏不同地区农村居民 2000~2005 年的体质变化特点进行研究后发现:江苏不同地区农村居民身体素质水平不尽相同,但总体较差。金烨等(2009)对比分析国民体质监测数据后发现,农村和城市居民在身体素质和生活方式上具有不同的测试结果,身体素质总得分农村居民最低,说明目前农村居民的身体素质较差，由此得出参加农业劳动对身体素质的影响不大。

关于农村居民农村体质的研究很多都是医学方面的，如田思思等（2010）对天津农村人群研究后发现，农村肥胖人群有较高的脑卒中发病危险。这样的研究对于农村人群防治疾病有较大的意义。这些研究都是流行病学研究，应该结合测试提出有利于农村居民参与体育锻炼的方法。李维卡等（2006）通过研究山东农村居民体重指数、腰围与血压的关系后发现，当 BMI≥28 时，男性患高血压的比例为52.94%，女性患高血压的比例为38.46%。陶源等（2012）研究后认为，农村社区中老年人中体重指数较高的人容易患高血压，由此认为肥胖是血压升高的危险因素。提出利用身体测量指标筛选出高血压患者中高危人群，将有助于控制血压水平，从而进一步控制高血压严重并发症的发生。栗华等（2006）研究后认为，河北城乡居民身体素质指标存在差异，超重及肥胖与不同职业、文化程度的高低和家庭收入的多少有关。

综合大部分关于农村居民体质测试的研究可以发现，农村居民健康状况尤其是体质测试情况令人担忧，他们的综合测试结果低于城市居民。尤其令人担忧的是，农村居民对自己的身体素质情况不了解，很少主动参与体育锻炼，所以应加强农村居民体质测试，让他们更清楚地了解自己的身体素质状况，有针对性地进行体育锻炼，加强自己的健康管理。

（四）我国国民体质监测工作趋势与前景

随着社会经济的发展，生活水平的提高，人们开始更加注重自身的健康状况，国民体质监测工作在此背景下得到广泛的重视。因此，国民体质监测的工作也面临新的挑战和趋势。世界上很多国家对体质研究工作非常重视，都研制了适合本国特点的体质测定方案，但这些方案都只是针对体质的身体方面，没有针对体质的心理方面的测验内容。因此，体质的心理方面的研究应成为今后体质研究工作的重点突破方向。

（1）幼儿体质的研究应成为体质研究的一个重点。幼儿体质在体质健康研究中发挥着举足轻重的作用，健康的研究应从幼儿开始。幼儿体质研究涉及多个学科领域，研究中需要综合运用多种方法和手段。当前幼儿体质普遍存在一些问题，通过科学评估和干预，可以促进幼儿的健康发展。未来的研究应该进一步深化和拓展，为幼儿的健康成长提供更多的理论和实践支持。

（2）加强慢性病人群体质特征及康复的研究，开展长期的跟踪研究。慢性病人群疾病的增加，应研究慢性病人如何去运动，使"运动是良医"发挥运动的预防作用。当前，我国已经全面消除了贫困，正处在全面建成小康社会的关键时期，迫切需要提升国民的身体素质、文明素养，以适应和满足中国特色社会主义建设的总体需求。在此情形下，伴随经济发展，人们生活水平必将不断改善，体育锻炼意识也逐步提升，满足人们健康追求的体育市场必将随之壮大。所以，我们必须清醒地认识到国民体质健康对新时代中国建设的重要意义，开展体质研究的重要意义，前瞻性研究解决体质面临的核心问题的重要意义。应加强健康教育，增强公众健康意识。健康教育是增强公众健康意识的重要途径之一。因此，在国民体质监测工作中，应该积极开展健康教育，加强对社会公众的健康知识普及，提高公众的健康素养和自我保健意识。长期的跟踪研究可以更好地了解体质的发展和变化趋势，及其与运动能力的关系。通过对不同年龄段、不同性别、不同地区等不同群体的长期跟踪研究，可以揭示体质发展的规律性和差异性，从而为制定更科学和个性化的健康管理及运动训练方案提供依据。

（3）重视普通人群研究，需要特别加强特殊群体研究。当前我国的国民体质监测，主要针对的是健康人群，即生理、心理和智力正常的各年龄段群体，体弱和肥胖尚在监测之列，但针对生理疾病人群、残障人群、有心理疾病的群体等，即便在监测之列，也没有针对性地提出特殊的解决办法，而这恰恰是他们需要额外的关注。因为在提升国民体质健康水平的过程中，弱势群体的健康水平往往成为影响国民体质健康整体水平的关键因素。对诸如此类群体的体质健康加强研究，符合我国全生命过程民主、全体人民民主的基本建设思想。

（4）加强中老年人尤其是高龄老年人体质的研究。人口老龄化，并不是中国特有的社会现象，应该是全世界面临的共同问题。2014 年第二次世界老龄大会应对人口老龄化提出"积极老龄化"概念。目前，中年人在生活和事业的各种压力下，身体活动较少，导致身体生理机能逐步下降，影响其工作效率和生活质量。老龄化是我国当前及其在今后相当长一段时间，面临的一个十分严峻的社会问题。相关研究应该从以下几个方面进行：老龄人体质健康现状；老龄人体质健康与相关慢性疾病、重大疾病的关系研究；老龄人体质健康促进关键技术研究；70 岁以上老龄人必须纳入监测之列，因为我国当前人口平均寿命 77.93 岁（2022 年数据）；加强学科交叉的关于老龄人健康的研究，建立社会—医学—体育立体的健康促进网络的形成，并加强国际交流。

（5）树立国际视野，拉近和国际先进水平的研究差距。在我国，体质健康研究的学者众多，他们提炼了很多发达国家体质研究的措施和应用方法，但对于提高我国国民体质健康水平的作用有限，有待于结合我国实际情况，提出更加合理的建议，真正地把理论和国际先进的理念应用于实际，只有这样才能更好地学习国外先进理念，拉近我国与国际先进水平的差距。我国国民体质研究重点关注学生体质，成年人体质研究较少，老年人、少数民族、妇女儿童等的体质研究十分匮乏。体质健康研究应在继续关注学生、青少年和成年人体质研究的同时，关注不同地区人群体质研究，兼顾老年人体质研究"短板"。通过运动干预、运动处方制定等改善各类人群尤其是特殊体质人群的实证研究，为国家经济的稳定和社会的发展做出应有的贡献。

（6）多指标综合评价。传统的体质测试方法主要关注单个指标的评价，未来的研究可以将多个指标进行综合评价，以更全面和准确地评估个体的体质状态。可以使用数学模型和算法来分析和计算多指标的综合得分及权重。未来的研究可以更加深入地探讨体质与心理因素之间的关系。心理评估可以用于评估个体的心理健康状况和心理素质，从而更全面地评估个体的整体运动能力和体质状况。生物信息学和基因检测技术的发展，为体质测试研究提供了新的机会和方法。通过分析个体的基因信息和生物标志物，可以更准确地评估个体的体质状况，并为个体提供个性化的健身和康复方案。

（7）发展更科学和适用的体质测试方法，可穿戴设备和智能软件应用。未来的研究可以致力于开发更科学和适用的体质测试方法，以确保测试结果的准确性和可靠性。例如，可以探索新的测试技术和仪器，如运动生物力学分析和生物传感器，以提高体质测试的敏感性和有效性。随着可穿戴设备和智能软件的逐渐普及和发展，未来的研究可以将这些技术应用于体质测试中。可穿戴设备可以实时监测个体的运动数据和生理指标，智能软件可以实时分析和评估个体的体质状态。

（8）加强信息化建设，提高体质监测效率和准确度。随着大数据时代的到来，利用数据挖掘和机器学习的方法来挖掘并分析大规模的体质测试数据将是未来的一个重要方向。通过挖掘隐藏在海量数据中的规律和关联性，可以发现新的体质测试指标、评价方法和分类模型。新形势下，信息技术正在以前所未有的速度迅猛发展，网络技术也得到了日益广泛的应用。信息技术的发展可以为国民体质监测提供更加精确和及时的数据支持，同时可以更加方便地进行体质监测工作，节省体质监测的时间和资源，更加高效地开展大规模的调查和监测工作。应加强移动互联网应用，更好地服务公众。移动互联网的普及也为国民体质监测带来了新的机遇。在移动互联网技术支持下，可以开展线上体质监测工作，在线上进行健康咨询，为广大群众提供更加方便快捷的健康服务。同时，移动互联网还可以对体质监测数据进行更加便捷的存储和传输，方便数据分析和利用。还要深化跨部门合作，推进全民健身。国民体质监测工作需要跨多个部门协调才能顺利进行，需要多个部门共同参与和推进全民健身工作。因此，需要加强部门间的合作，共同推进全民健身工作，提高全民健康素养和体质水平。

综上所述，未来的体质测试研究将更加综合、智能化和个性化。通过整合多学科的研究方法和技术，能够更准确地评估个体的体质状态，提供个性化的健身和康复方案，促进健康和运动科学的发展。新形势下的国民体质监测工作需要借助信息技术的发展，加强移动互联网应用，深化跨部门合作，加强健康教育等多种手段，以提高体质监测的效率和准确度，并为公众提供更加便利和高效的健康服务。

第四章　国民体质监测指标体系

国民体质是反映国民健康状态的重要组成部分，如何科学、有效地反映国民健康状态，则需要成体系的指标体系。本章将对我国国民体质监测的指标体系进行系统梳理，同时，以国民体质监测公共服务可及性、便捷性为出发点，构建国民体质监测自测指标体系进行系统化研究。

第一节　国民体质监测指标体系演变

如今，我国的社会主义经济和文化事业高速向前开展，社会改革全面纵深展开，经历了由社会主义物质文明建设中的长期艰辛探索发展和逐步曲折地发展到现在的中国特色社会主义建设进入一个新时代。然而，在应试教育和休闲设施的作用下，学生的身体素质越来越差，视力直线下降，肥胖发生率增高，尤其在大学生中更为严重。在普通人群中，有报告陈述我国成年人体质健康情况不容乐观。成年人是普通人群的主体，成年人每天上班下班两点一线，甚至有的要加班到深夜，他们对于体育锻炼少之又少。对于他们而言，空闲的时间大多被用在互联网、休闲娱乐等方面。国民体质健康不容乐观，"体育强国""健康中国""中华民族伟大复兴"都需要健康体质为基础保障。体质健康在全国范围内如何有效、有序、有力地推行推进，是否有合理的、完善的、科学的体质监测指标体系，显得尤为关键。我们收集了中华人民共和国成立以来所有体质监测相关文献，将分析讨论我国体质监测指标体系构建的历史，探寻体质监测指标体系的未来发展趋势。

一、中华人民共和国成立以来我国体质健康标准演变

（一）《劳卫制》时期（1951~1963 年）

中华人民共和国成立初期，经济发展迟缓，百废待兴。建设任务繁重，经济

萧条，全国的营养条件很差，导致了国民身体状况越来越差，学生身体素质水平呈现下降趋势，对新中国的建设有着不利影响。为了能够切实改善学生的体质健康状况和国民的身体素质，经过调查研究与借鉴苏联的"准备劳动与卫国体育制度"，并在结合我国国情的基础上，适合我国国情的《劳卫制》于1958年正式公布。1954年暂行条例明确《劳卫制》是"向劳动人民进行全面体育教育的基本制度"，1958年《劳卫制》进一步明确目的在于"鼓励人民积极参加体育锻炼，促进体育运动的广泛开展，提高运动技术水平，使人民身强体壮，意志坚强，更好地为社会主义建设和保卫祖国服务"。由此可见，《劳卫制》施行的主体是全体劳动人民，通过体育教育的形式使人民的身体逐渐健康强壮，以达到为社会主义祖国做贡献的目的。

1. 《劳卫制》测试指标

《劳卫制》指标体系如表4-1所示。

表4-1 《劳卫制》测试指标

性别	年龄	必测	选测
男	15~17岁	劳卫操、双臂屈伸、引体向上、1000米跑	①100米、25米游泳、500米滑冰、500米自行车、110米低栏。②垫上、跳箱、单杠、双杠、跳高、跳远、跳水。③8磅铅球、手榴弹、爬绳
	18~28岁	劳卫操、双臂屈伸、引体向上、1500米跑、200米障碍赛	①100米、200米、110米高栏、50米游泳、500米滑冰、500米自行车。②同15~17岁，三级跳远、撑竿跳高（第二级）。③12磅铅球、铁饼、标枪、手榴弹、举重、扔沙袋（第一级）、爬绳。④3000米、400米游泳、3000米滑冰、20~15千米自行车（第一级）、10~15千米自行车（第二级）、6千米行军、20千米骑马、爬山
	>29岁	同18~28岁	①同18~28岁。②同18~28岁第一级，第二级去除跳水。③同18~28岁第一级，第二级去除扔沙袋。④同18~28岁第二级
女	14~15岁	劳卫操、爬绳、400米跑、80米跳绳跑	①60米、25米游泳、300米滑冰、10秒钟跳绳。②双杆、垫上、跳箱、跳高、跳远、跳水。③垒球、6磅铅球、手榴弹、爬绳
	16~23岁	劳卫操、俯卧撑、80米跳绳跑、400米跑	①100米、500米滑冰、300米滑冰、50米游泳。②双杆、跳箱、垫上、跳高、跳远、跳水（第二级）。③8磅铅球、标枪、铁饼、手榴弹、爬绳。④800米、200米游泳、1500米滑冰
	>24岁	同16~23岁	①100米、300米滑冰、10秒钟跳绳（第一级）、50米游泳（第二级）。②双杆、跳箱、垫上、跳高、跳远、跳水（第一级）。③8磅铅球、标枪、铁饼、手榴弹、爬绳。④200米游泳、1500米滑冰、800米

2.《劳卫制》体质健康评价的特点

可以看出,《劳卫制》时期的测试指标大致可以分为田径、体操、军事技能等种类,测试指标根据速度、肌肉力量、灵敏耐力等对身体素质进行评价与测量。由此可知,《劳卫制》的体质健康评价主要以发展军事技能以提高身体素质为主,测试指标较单一,不能实现全面体质健康的监测。

3.《劳卫制》体质测试的意义

《劳卫制》根据国民基本体能、技术等级要求情况及参照当时阶段我国的体育运动项目和发展基本情况确定设置了如下具体项目级别:劳卫制预备级(因地制宜地制定体育锻炼办法);劳卫制第一级(全国统一的锻炼项目和标准);劳卫制第二级(在第一级的基础上进一步巩固提高)。劳卫制按年龄将男女各分为三组,男子第一组:15岁~17岁;第二组:18岁~28岁;第三组:29岁及以上。女子第一组:14岁~15岁;第二组:16岁~23岁;第三组:24岁及以上。

可以看出,《劳卫制》的测试指标繁多且复杂,指标大多趋向于跑跳耐力和军事技能方面,不具备发展全面的体质健康评价。测试年龄的分组只针对了14岁以上的人群,对于低年龄段的人群没有测试指标,无法使全部年龄段的人群都进行体质锻炼,且成年人的分组范围太大,没有考虑中年人和老年人身体形态并为其制定测试指标。《劳卫制》测试指标的评价方法采用了达标法,每个组别不同年龄段的各个测试项目都只有一个评价指标,这种方法不利于个体的数据积累,不利于进行体质比较和分析。

《劳卫制》作为我国首部实行的体育锻炼标准,"劳卫制保障和鼓励群众接受体育教育,参加体育锻炼,活跃群众体育生活,促进体育事业发展,为新中国体育事业发展奠定基础,为建设和保卫祖国培养了大量合格人才"。因此《劳卫制》在我国的学校体育、全民健身运动的理论与实践中起到了不可忽视的作用。1960年,我国经历了三年自然灾害,暂停了《劳卫制》工作。

(二)《青少年体育锻炼标准》时期(1963~1975年)

我国受到连续三年的自然灾害后,粮食匮乏,饥寒交迫,国民的衣食问题难以得到改善,国民体质下降,青少年营养不良,农村学生与城市学生体重差距大,城市学生的近视率上升,青少年体质健康的重要性被国家意识到。1963年,国家决定将《劳卫制》恢复,并根据周恩来总理的指示,认为"《劳卫制》这个名称是直译的,不符合我国习惯",将其名称改为《青少年体育锻炼标准》。1964年颁布了《青少年体育锻炼标准(草案)》。

1.《青少年体育锻炼标准》测试指标

《青少年体育锻炼标准》的测试指标与《劳卫制》的测试指标和标准大致相

同，只是取消了男子 29 岁以上和女子 24 岁以上的年龄组别。《青少年体育锻炼标准》测试指标的评价方法也采用了达标法，每个年级组不同年龄段的各个测试项目都只有一个评价指标，这种方法不利于个体的数据积累，不利于进行体质比较和分析。

2. 体质健康评价

同《劳卫制》相同，《青少年体育锻炼标准》的测试指标同样更趋于通过发展体力来提高身体素质，体质健康评价单一不全面。

3. 《青少年体育锻炼标准》对体质测试的意义

"此《标准》的颁发，深受青少年学生欢迎。由于生活水平的提高，体育锻炼的热情日益高涨，学校群众性体育活动又进入一个新的阶段"。《青少年体育锻炼标准》的执行虽然仅仅只有两年，但却对我国学生身体素质的提高起到了不可忽视的作用，为国家制定了健身标准，同时也促进了我国大部分学校体育事业的开展。1966 年，《青少年体育锻炼标准》宣告结束。

（三）《国家体育锻炼标准》时期（1975~2002 年）

"文化大革命"以后，中小学教学逐渐恢复，社会和经济步入了一个健康、快速的发展时期，国民经济稳步提升，国民生活质量普遍提升，娱乐设施和电子设备在生活中占据了主要时间，国民锻炼的时间少之又少，导致了身体素质的下降和"文明病"的蔓延，《国家体育锻炼标准条例》由此发布。

1. 《国家体育锻炼标准》测试指标

《国家体育锻炼标准》分别于 1975 年、1982 年、1990 年针对不同年龄段制定了测试指标体系，如表 4-2、表 4-3、表 4-4 所示。

表 4-2 《国家体育锻炼标准条例》测试指标（1975 年）

性别	年龄	必测	选测
男	10~12 岁	60 米、400 米或一分半跳绳、跳远或跳高、手榴弹或垒球或爬绳、体操	25 米游泳
	13~15 岁	60 米或 100 米、400 米或 800 米、跳远或跳高、手榴弹或垒球或铅球或爬绳或引体向上、体操	背背包、行军拉练、100 米游泳或滑冰
	16~17 岁	100 米或 60 米、1500 米跑、跳远或跳高、引体向上或双臂屈伸或爬竿、铅球（5KG）或手榴弹、体操	同上
	>18 岁	100 米或 200 米、1500 米或 3000 米、跳远或跳高、引体向上或双臂屈伸或爬竿、铅球或手榴弹、体操	同上

续表

性别	年龄	必测	选测
女	10~12 岁	同男 10~12 岁	25 米游泳
	13~15 岁	60 米或 100 米、400 米或 800 米、跳远或跳高、手榴弹或垒球或铅球或爬绳或俯卧撑、体操	背背包、行军拉练、50 米游泳或滑冰
	16~17 岁	100 米或 60 米、800 米、跳远或跳高、俯卧撑或爬竿、铅球（4KG）或手榴弹、体操	同上
	>18 岁	100 米、800 米、跳远或跳高、俯卧撑或仰卧起坐或爬竿、铅球或手榴弹、体操	同上

表 4-3　《国家体育锻炼标准》测试指标（1982 年）

年龄	测试指标
9~12 岁	①50 米、25 米计时往返跑、10 秒钟 25 米往返跑、1 分钟跳绳（9~10 岁） ②400 米、2 分钟 25 米往返跑、100 米游泳、500 米滑冰（11~12 岁） ③跳远或跳高或立定跳远 ④掷垒球或沙包 ⑤1 分钟仰卧起坐、爬竿
13~15 岁	①50 米、100 米、25 米计时往返跑、10 秒钟 25 米往返跑 ②1000 米、1500 米（男）、800 米（女）、3 分钟 25 米往返跑、200 米游泳、1000 米滑冰 ③同 9~12 岁 ④掷实心球、推铅球 ⑤引体向上（男）/1 分钟仰卧起坐（女）、举重物
16~17 岁	①同 13~15 岁 ②1000 米/1500 米（男）/800 米（女）、4 分钟 25 米往返跑、200 米游泳、滑冰 ③同 9~12 岁 ④同 13~15 岁 ⑤同 13~15 岁
>18	①50 米、100 米 ②1000 米/1500 米（男）/800 米（女）、1500 米滑冰（男）/1000 米滑冰（女）、200 米游泳 ③同 9~12 岁 ④同 13~15 岁 ⑤同 13~15 岁

表4-4 《国家体育锻炼标准》测试指标（1990年）

年龄	测试指标
9~12岁	①50米、10米×4往返跑、10秒钟25米往返跑 ②1分钟跳绳、50米×8往返跑（9~12岁）、400米、2分钟25米往返跑、100米游泳、500米滑冰 ③跳远、跳高、立定跳远 ④掷垒球或沙包或实心球 ⑤1分钟仰卧起坐、20秒钟立卧撑、斜身引体
13~15岁	①50米、100米、10米×4往返跑、10秒钟25米往返跑 ②1000米、1500米、800米（女）、3分钟25米往返跑、200米游泳、1000米滑冰 ③同9~12岁 ④掷实心球、推铅球 ⑤引体向上（男）、双杠臂屈伸（男）、一分钟仰卧起坐（女）、斜身引体（女）、曲臂悬垂
16~18岁	①同13~15岁 ②1000米、1500米、1500米滑冰（男）、800米、1000米滑冰（女）、4分钟25米往返跑、200米游泳 ③同9~12岁 ④同13~15岁 ⑤同13~15岁
>19岁	①50米、100米、10米×4往返跑 ②1000米、1500米、1500米滑冰（男）、800米、1000米滑冰（女）、200米游泳 ③同9~12岁 ④同13~15岁 ⑤同13~15岁

2. 体质健康评价的特点

《国家体育锻炼标准》相较于前两次的《标准》看，测试指标的内容有所删减，主要以发展运动能力为主而提高身体素质，通过综合的体质测试对身体素质做出评价。体质健康评价方法比较单一，未涉及全面的体质健康评价。

3.《国家体育锻炼标准》体质测试的意义

从三次《标准》看，其都将年龄分为四个年龄组，测试的年龄较《青少年体育锻炼标准》更加细化，特别是在中小学学生中，更加具有针对性。1975年的《标准》儿童组和少年一组共设六项测试，其中五项为必测，一项为选测。少年二组和青年组各有七个项目，六项为必测，一项为选测，测试指标的数量较前两次《标准》逐渐趋于减少。且1982年和1990年的《标准》较1975年的《标准》增加了九岁儿童的测试评价，注重了对年龄偏小学生的体质评价。还将测试指标分为五大类，一年内需完成五种类型测试，从每类测试中选择一项进行测试，测试指标更具有选择性。

对 1990 年的《标准》与 1982 年的《标准》进行比较发现：在第一类项目中，各年龄组去除 25 米计时往返跑，增加灵敏类项目 10 米×4 往返跑；在第二类项目中，儿童组各年级增加了 50 米×8 往返跑；第四类项目中，儿童组增加 1 千克实心球掷远；在第五类项目中，去掉举重物和爬竿两个项目，儿童组增加立卧撑和斜身引体，少年乙组、少年甲组和成年组增加曲臂悬垂。同时增加了往返跑项目和力量类项目，对于学生的爆发力和肌肉力量有所提高。

1975 年的《标准》测试指标的评价方法采用了达标法，1982 年开始测试指标的评价方法以百分制评价方式进行，通过五项测试的总成绩判定达标等级，分为三个等级：及格、良好、优秀。所有符合合格等级的学生，将按同等条件优先被录取。这是我国第一次在全国范围内采用百分制评分，评分法能够对一个人的身体素质和运动能力水平进行较为全面的评估，同时能够更好地观察学生的体质健康变化，对青少年体质的全面发展起到了积极的推动作用，也能为个人或集体之间的身体素质测定进行定量对比，开创了我国体育发展的一个新时期。

《标准》演变的原因分析。在这几年的标准实施过程中，对我国大众尤其是青少年和儿童加强体质起到了很大的促成作用，但随着经济实力的提升和人民生活水平层次的提高，大众对于参加体育锻炼的需要日益增强。现行的体育标准大纲中，有些内容已不能顺应人们对体育的要求，也不能完全适应当前我国少年儿童的体能与运动能力发展的需要，故应进行相应的修改和完善。其中，对运动测验的项目和名称进行了调整，部分项目的测试方法发生了变化，评分标准的修订，各项目的基准线的调整。对于人民群众、青少年等增强体质，提高运动水平产生积极作用。

（四）《国家学生体质健康标准》时期（2002~2007 年）

随着科技发展的迅猛兴起和经济的飞快发展，人们的生活水平品质层次有了大范围的提升，社会的生产也由原来的体力劳动转向了精神劳动，从事体力劳动的人数也在减少。同时，由于生活节奏的不断提高，学习压力、社会竞争压力、饮食结构不合理、睡眠障碍等因素的影响，近视率上升，人民群众的身体素质下降。在我国学生体质状况不是很乐观的情况下，国家制定出台了《国家学生体质健康标准》。

1.《国家学生体质健康标准》测试指标

《国家学生体质健康标准》测试指标如表 4-5 所示。

表 4-5 《国家学生体质健康标准》测试指标

	必测	选测
小一、二年级	身高、体重、坐位体前屈	—
小三、四年级	身高、体重、50 米跑、立定跳远	—
小五、六年级	身高、体重、肺活量	台阶测试、50 米×8 往返跑；50 米、立定跳远；坐位体前屈、握力、仰卧起坐（女）
初中、高中、大学	身高、体重、肺活量	台阶测试、1000 米（男）/800 米（女）；50 米、立定跳远；坐位体前屈、握力、仰卧起坐（女）

2. 体质健康评价的特点

《国家学生体质健康标准》在测试指标中将身高、体重、肺活量列为必测的指标，这是我国《标准》施行以来第一次将身体形态和身体机能的测量纳入体质健康评价中。与之前的《标准》相比，体质健康评价不再单单是身体素质方面的测量，而是向身体形态和机能方面转型。

3. 《国家学生体质健康标准》体质测试的意义

《国家学生体质健康标准》与前几次《标准》比较，测试对象不再以年龄为分界线，而是通过年级划分测试指标，且都以在校学生为主，年龄段从小学一年级开始到大学为止，对年龄较小的学生同样制定了测试指标，范围逐渐缩小，划分更细。针对小学一、二年级学生，测试指标为身高、体重、坐位体前屈三项；小学三、四年级学生测试指标有身高、体重等四项测试；小学五、六年级学生测试指标有 6 项，其中必测项目为身高、体重、肺活量，选测项目为：①从台阶测试、50 米×8 的折返跑中任选一项；②从 50 米跑或者在立定跳远中的一项进行选择；③从握力、仰卧起坐、坐位体前屈中任选一项，构成 3 个必测指标+3 个自选指标的体、指标体系。针对初中生，也是 3 个必测指标+3 个自选指标，但自选指标有所变化：①初中以上男生从台阶测试、1000 米跑中任选一项，女生在台阶测试和 800 米跑步测试中任选一项；②在 50 米跑和立定跳远中任选一项；③女生从仰卧起坐、握力和坐位体前屈中任选一项。从测试内容看，与之前的《标准》测试内容完全不同，包含了身体素质、身体形态、身体机能的测试指标，实现了从之前《标准》的注重运动技术的测试指标到现阶段注重健康体适能的转变，为未来标准的发展提供了借鉴。

《国家学生体质健康标准》突出"健康第一"的指导思想；增强了标准的适应性；实现教考分离；反馈意义明确；评价更加合理；增强了学生强身健体的责

任感；加快了学生体质健康状况监测工作科学化、现代化的步伐"。同时《国家学生体质健康标准》可以了解学生身体各方面的具体状况和形态发育，并依据个人差异进行有针对性的锻炼，使其身体素质得到持续改善。

（五）《普通人群体育锻炼标准》（2003 年至今）

从 1997 年和 2000 年的体质监测报告数据看，成年人的健康状况仍然不容乐观，这一问题已经引起了全国和整个社会的高度重视。成人是广大民众中的主要群体，对于其职业生涯是一个重要的阶段，应积极采取有效措施，以促进其身体健康。《普通人群体育锻炼标准》由国家总局 2003 年颁布，为 20~59 岁的体质健康人群制定了一系列运动标准，能够积极地促进我国普通人群的健身体系。

1.《普通人群体育锻炼标准》测试指标

《普通人群体育锻炼标准》测试指标如表 4-6 所示。

表 4-6 《普通人群体育锻炼标准》测试指标

年龄	测试指标
20~39 岁	耐力：9 分钟跑、1500 米（男）、2 分钟跳绳（女）、5 分钟上下楼梯 速度：25 米往返跑、30 秒钟跳绳、三点移动 柔软：转肩测验、臂夹棍体转、坐位体前屈 灵敏：象限跳、左右横跨、8 字变向跑 力量：仰卧起坐、前投实心球、原地摸高
40~59 岁	耐力：9 分钟跑、3000 米健身走、5 分钟上下楼 速度：30 秒钟跳绳、两点侧滑、前后击掌 柔韧：双手背勾、臂夹棍体转、坐位体前屈 灵敏：左右横跨、绕杆跑、曲线托球 力量：仰卧背伸、跪卧撑（男）、仰卧举腿（女）、双手前投实心球

2. 体质健康评价

《普通人群体育锻炼标准》将测试指标按耐力、速度、柔韧、灵敏和力量进行划分，主要通过提高运动能力来进行身体各方面素质的锻炼，从而提高普通人群的体质。

3.《普通人群体育锻炼标准》体质测试的意义

《普通人群锻炼标准》将男女依照年龄、性别分为 8 个组别；按测试项目分为五大类，男女各 15 项。《普通人群体育锻炼标准》采用综合评价的方法：总分=各单项分之和+均衡分+平时锻炼分。可以看出，《普通人群体育锻炼标准》与之前颁布的《标准》的达标法和百分制评分法完全不同。综合评价的方法采用了各单项分得分之和（每个项目设置 1~5 分）对照各项素质测试指标评价表，能够更直观快速地监测自我体质健康所处的阶段；均衡分采取的是单项最高分减去单项最低分，能够通过分差减少各项目测试指标的误差，使得体质健康指标的监测更为精确；综合评价中的平时锻炼分，是通过对自己平时锻炼行为表现的一种评价方式，开启了自我锻炼监测模式，这一形式能够更好地使个人在日常生活中进行自我锻炼和自我监督，形成锻炼的生活习惯；最后形成一份综合评价量表来对锻炼效果进行评价。

《普通人群体育锻炼标准》通过综合评价的方式，开启了一种新的体质健康监测模式，不仅能够增强国民的身体素质，还能更加精确地实现体质监测，同时遵循了鼓励和激励锻炼的原则，注重国民参加体育锻炼的实践过程，指导人们积极参与运动以增强体质，逐步实现全民健身的体系。

二、未来体质健康标准发展的趋势

1. 《标准》测试指标

从《劳卫制》时期和《青少年体育锻炼标准》时期看，当时的测试指标繁多复杂。《劳卫制》的测试指标由国家与各省市自定相结合，且结合当时时代特性，测试指标具有"军事化"和"地方化"的特点。为了增强体质以达到劳动与卫国的需要，测试指标主要发展以耐力速度力量的身体素质为主，并制定了属于北方的特色项目：滑冰。项目因地制宜，灵活性高，选择性多，但测试指标较单一，无法实现全面体质健康评价。1975 年的《国家体育锻炼标准》测试指标也由国家和各省市自定。1982 年往后的《国家体育锻炼标准》测试指标开始由国家统一制定，测试指标的制定开始逐渐统一化。从《国家体育锻炼标准》开始，测试指标减少，取消了技巧性较强的测试指标，以发展运动能力为主来提高学生的身体素质，测试指标同样无法实现全面的体质健康评价。《国家学生体质健康标准》测试指标也由国家统一制定，测试指标在发展学生身体素质的基础上，增加了身体机能和身体形态方面的测试指标，对未来实现全面的体质健康评价奠定了基础。但在测试指标发展学生运动能力上不太重视，无法有效提高学生的身体素质。《普通人群体育锻炼标准》在指标测试上有较多选择性、测试的范围广，但测试指标也无法满足全面的体质健康评价。

因此，未来《标准》测试指标应结合当时的时代特性，使得测试指标具有科学性和统一性。测试指标在通过运动能力提高身体素质的同时也要逐步实现全面的体质健康评价，特别是在心理和社会适应能力方面，目前尚未涉及，在未来的发展中有待完善。另外，在测试指标上考虑到南北方的差异，测试指标的可代替性和测试指标的时间应具有灵活性。在提高身体素质的同时对于运动技能方面可以适当增加，对竞技运动员的选拔提供参考。

2.《标准》测试对象

《劳卫制》的测试对象男生从 15 岁开始，至 29 岁以上，女生从 14 岁开始，至 24 岁以上，不难看出，《劳卫制》对于较小年龄段并没有测试指标，且对于 29 岁和 24 岁以上的人群并没有更细化的划分测试指标，说明《劳卫制》主要针对青少年和青年人，是为了劳动与卫国的目的所出台的，无法实现体质的全面提高。《国家体育锻炼标准》在测试对象上按年龄将小学三年级到大学进行划分，9~19 岁，测试对象的范围逐渐缩小，且主要在学生中进行分组，对于低年龄段和高年龄段的人群没有测试指标，测试对象较单一。《学生体育锻炼标准》测试对象主要在学生中按年级进行分组，小学一、二年级为一组，三、四年级为一组，四、五年级为一组，测试对象的年龄范围逐渐缩小且测试对象的划分更加细化，但初中、高中和大学却分为了一组。按照青少年生长发育水平的规律，应在这三个阶段中进行更具体的划分。《普通人群体育锻炼标准》测试对象将男女从 20~39 岁和 40~59 岁进行划分，男女只分成了四组，年龄跨度较大，对于普通人群的年龄段应该更加细化，有助于中年人年龄段的体质锻炼。

因此，在未来《标准》的测试对象中，可以按照年级将学生阶段的测试对象进行划分。在小学阶段，一、二年级为一个组，三、四、五年级为一个组。在初中阶段，六、七年级为一个组，八、九年级为一个组。在高中阶段，高一、高二为一组，高三单独为一组。在大学阶段，大一、大二为一组，大三、大四为一组。在普通人群中，20~30 岁的为一组，30~40 岁的为一组，50~60 岁的为一组，60 岁以上的为一组。

3.《标准》评价方法

《劳卫制》时期采用了达标法的评价方法，每个年龄段每个测试指标只有一个标准，这种评价方法简单便捷。因为时代的特征，这种方法可以促进集体的身体素质的提高，可实现劳动与保卫国家，但无法对个人的体质进行数据积累和比较分析，无法实现个人的全面体质健康监测。《青少年体育锻炼标准》和 1975 年的《国家体育锻炼标准》也是如此。1982 年的《国家体育锻炼标准》，评分方法改为百分制评分法，创立了我国体育发展的一个新时期。百分制评分法在体质健康评价中广泛使用，根据完成所有指标测验后的总分来确定达标等级。百分制评分法的出现可以使个体实现体质健康数据的监测和比较，有利于学生间的体质健康比较，并进行学生体质差异性的分析，弥补学生体质健康状况方面的不足。

《普通人群体育锻炼标准》在评价方法上采用了综合评价的方法，综合评价的方法能从多方面评价个人的体质健康状况，不仅能快速实现自我监测，还能使监测的数据更为准确，更好地使个人在日常生活中进行自我锻炼和自我监督，形成锻炼的生活习惯，最后形成一份综合评价量表来对锻炼效果进行评价。

因此，在未来《标准》的发展趋势中，综合评价的方法是一种评价趋势，在保证对体质数据监测的准确性的条件下，综合评价方法可以使体质测试评价更为全面，鼓励和激励受测人群的积极性和自我监督。特别是在心理健康和社会适应能力方面，可以采用综合评价的方法对受测者进行全面的体质健康评价，有助于实现个体的全面体质监测。

由此，未来《标准》的发展趋势是对全体国民逐渐实现全面体质健康测试，不仅是提高身体素质，发展身体机能，形成良好的身体形态，也要在未涉及的心理健康和社会适应能力方面进行体质测试，从而真正地实现全面体质健康评价体系。并且，通过体质测试的评价方法对学生进行精确和全面的体质健康评估，综合评价方法会是未来的发展趋势。同时，对于学生群体来说，应增加运动技能方面的测试，学习项目的技术性，发展运动能力。对于一般人群来说，体质健康标准的区分在年龄和项目上应更加细化，强化体育锻炼在一般人群中的重要性，促进全民终身体育健身观念的养成。

第二节　基于自测的大学生体质监测指标体系构建

一、体质自测指标体系构建的意义

本书课题组前期以大学生为研究对象，拟通过构建体质健康自测体系，开辟一条新的数据收集渠道，作为大学生体质监测的补充和修正，以期通过更为经济的方式，获得有效性、准确性的数据，为制订更为切合实际的体育指导方针提供依据，为促进大学生健康教育的发展提供有利的手段和途径，为国民体质监测公共服务全覆盖提供有益帮助。

目前，对于体质健康测试网络平台的研究主要有两类，一类是完善国民体质监测数据收集环节的，其指标选择与国民体质监测选取指标完全相同，作用偏重于国民体质监测的数字化管理；另一类集中于慢性病风险因素调查及运动处方指导反馈方面，其指标选择更多地关注饮食、生活方式、亚健康状态等，尚未见关于体质监测自测指标的筛选和论证方面的研究。如前所述，大学生体质监测是通过对受试者的形态、机能、素质进行测试评定，进而反映体质健康状况。值得注意的是，每一项测试内容其测试手段都有多种，国民体质监测指标体系均需配备专门测试仪器和专业测试人员，所获得的数据具有较高的信度与效度。另外，有一些指标测试方法更为简便，不需要复杂的仪器，对场地要求也不高，掌握正确测试方法后也可以有效反映体质状况，如能从中筛选出一组能较全面反映体质健康状况的指标，推而广之，可以更经济有效地获得大学生体质健康状况的相关信息。而且，随着互联网和电子技术的发展，为每个参加自测的人建立健康档案，为他们提供运动处方、信息反馈等服务，对较大规模的人群进行长期追踪调查研究也是可以实现的。

（一）研究问题

为了加强大学生健康教育，国家制定了一系列旨在促进大学生健康水平的政策和方法，体质健康测试就是其一。《2010 年国民体质监测公报》结果显示，与前几次国民体质监测结果比较，我国大学生体质呈持续下降状态，引起社会各阶层、各部门的广泛关注与担忧。

如何解决上述问题，使大学健康教育更好地提升学生的健康？教育部文件《学生体质将成高校评价指标》很好地促进大学生关注自身体质健康，但是，学生该如何了解自己的体质状况呢？本书研究团队认为，构建基于体质健康的大学生体质自测指标体系，或许有一定意义，值得尝试。首先，构建自测指标体系（包括自测方法及评价方法），学生能随时随地实时测试，实时评价自己的体质健康状态，促进其积极主动改善、提高其体质健康水平；其次，大学生能根据平时自测结果采取合理的干预方法改善其健康状况；最后，构建的自测指标体系，满足大学生实时、科学准确掌握自身体质状况的需要。

（二）研究假设

1. 大学生体质自测指标测试可有效反映大学生体质健康状况

如前所述，大学生体质健康是可以通过自测指标体系来实现的，而自测指标的科学性与评价的客观性、准确性是筛选与优化自测指标体系的关键。本书在理性解读《国民体质测试标准》的前提下，构建自测指标体系，理论逻辑是可行的。自测指标与国民体质测试标准指标进行实验室测试，对结果进行统计学分析和数据挖掘，建立的自测指标评价体系是合理的、客观的、科学的。所以，本书构建的自测指标体系能够较科学、准确地反映大学生体质健康状况。

2. 采用大学生体质自测指标体系可促进大学生健康教育

大学生体质自测指标体系通过实时测试、实时评价、实时反馈，可使大学生随时了解自身的体质健康状况，并能获得个性化健身指导，对教育大学生树立健康意识，促使其改变不健康的行为生活方式，养成良好的行为生活方式，以降低或消除影响健康的危险因素方面具有促进作用。

二、研究的理论基础

"生理—心理—社会适应性"三维立体健康观念是当代所追求的，其中生理健康是基础。生理健康包括身体形态、生理机能、基本运动能力等内容。生理健康与体质的内涵一致，但体质是生理的下位概念，即生理包含体质。大学生体质健康是教育部在高校推进学生健康的主要着力点。体质健康教育的目的是消除或减轻影响体质健康的危险因素，促进健康，养成良好的行为生活方式，与健康教育的目标一致。所以，体质健康是健康教育的重要内容。

"个体体质的不同，表现为在生理状态下对外界刺激的反应和适应上的某些差异性"是体质健康可以通过相关测试间接反映的理论基础。经过多年的演变，我国已经形成了适合我国国民的、涵盖形态、机能、素质的体质测试指标体系。从我国及世界其他国家体质研究的结果看，反映体质状况的指标不是唯一的，体质测试指标是动态的、发展的。如研究现状所述，许多学者认为"一些指标测试方法更为简便，不需要复杂的仪器，对场地要求也不高，掌握正确测试方法后也可以有效反映体质状况"，这是构建体质自测指标体系的理论基础。

三、研究框架

大学生体质健康自测指标体系研究框架，如图 4-1 所示。

四、研究方法

（一）文献资料法

采用 CNKI 检索国内文献资料，采用 Spring-link、EBSCO、Wiley Cochrane Lib 等外文数据库检索外文文献，收集国内外体质健康研究相关成果和方法，为本书提供参考和依据。

（二）测试法

对选定对象按《国家学生体质健康标准》进行包括形态（身高、体重、体成分）、机能（包括肺活量、心肺机能）、素质（力量、耐力、柔韧、灵敏等）指标的实验室测试；同时对实验对象进行相应的自测指标的测试。岗山大学体质研究中心配备国内领先的体质研究设备，培养了一批能够熟练测试的学生测试

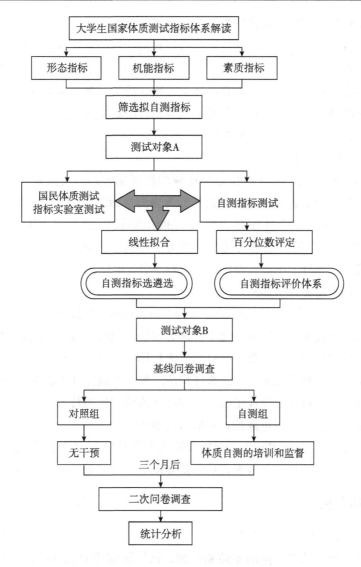

图4-1　大学生体质健康自测指标体系研究框架

员，并形成了"以老带新"的循环递补模式，保证了测试工作的顺利进行和可持续发展，每日最大测试容量为40人。已在岗山大学开展了每年一次的教职工体质测试，并作为体质研究中心的常规工作。

（三）问卷调查法

随机抽取普通在校大学男生200~300名，年龄18~25岁（与研究1的实验对象不重复选择）。将研究对象随机分为两组，分别为自测组和对照组，自测组接受自测指标体系测试方法的培训，为提高研究效率，本次研究会加强对自测组学生自测执行情况的监督。对研究对象进行自测指标体系测试方法培训之前做基线调查；培训并对研究对象自测执行情况加以监督，3个月后再次进行调查。拟自编调查问卷，问卷内容包括对自身体质健康状况的了解、生活方式（包括不良生活方式如吸烟、饮酒、熬夜、久坐不动等和健康的生活方式如规律作息、规律运动锻炼等）、健身意识、健康知识等。

（四）数理统计法

（1）线性拟合法。依次将拟自测指标的测试结果，与实验室测试的"金标准"进行线性拟合，遴选拟合度高的指标为自测指标。

（2）百分位数等级评定法。将自测指标测试的结果按 P10、P25、P50、P75、P90 进行百分位数法进行优秀、良好、中等、及格、差的等级评价方法，同时对应优秀、良好、中等、及格、差进行 5 分、4 分、3 分、2 分、1 分的得分评价，建立自测指标评价体系。

（3）人工神经网络数据挖掘。①采用 Clementen12.0 数据挖掘软件，人工神经网络数据挖掘技术，将所有三级指标作为变量，通过大数据量的自学习，确定每个三级指标的权重系数，最后将每个三级指标的得分与权重系数相乘的和，即为个体体质的整体健康水平。②二级评价法。每个二级指标下辖的三级指标得分之和为二级指标的得分，同样采用人工神经网络数据挖掘技术，将二级指标作为变量，确定二级指标的权重系数，最后形成整体评价。

（4）χ^2 检验。对两次问卷调查所收集的数据通过 χ^2 检验横向比较自测组与对照组之间及纵向比较施加因素前后的差异是否具有显著性，$\alpha = 0.05$。

五、研究内容

（一）自测指标体系的构建

国民体质测试依据不同的年龄和性别，已经形成相对完善的测试指标体系，自测指标的选择，是在国民体质测试指标体系的基础上，筛选无须测试仪器、操作简单但能最大限度地反映体质状况。基于此，在筛选、优化自测指标时，需要以国民体质测试指标的"金方法"为准绳，确定"金标准"，进而确定自测指标的科学性、准确性。大学男生国民体质测试的指标体系和测试方法、国民体质测试指标的实验室测试（"金标准"）以及本书拟自测的指标体系，如表 4-7 所示。

表 4-7 测试指标的国家标准、实验室测试及拟自测指标

	国民测试标准		实验室测试	拟自测指标
	指标	测试方法		
形态指标	BMI	身高、体重	身高、体重	身高、体重、腰臀比……
	体脂	皮褶厚度卡尺	体成分测试	
机能指标	肺机能	肺活量	肺活量	晨脉、30 秒钟 20 次蹲起、30 秒钟 30 次蹲起、60 秒钟 30 次蹲起……
	心肺机能	台阶测试	功率自行车测试	
素质指标	力量 上肢力量	俯卧撑、握力	俯卧撑、握力	30 秒钟俯卧撑、60 秒钟俯卧撑、引体向上……
	力量 下肢力量	纵跳	下肢爆发力测试	立定跳远、纵跳摸高……
	力量 躯干力量	仰卧起坐	仰卧起坐	30 秒钟仰卧起坐、60 秒钟仰卧起坐……
	耐力	1000 米跑	最大摄氧量测定	原地 30 秒钟高抬腿、原地 40 秒钟高抬腿、原地 60 秒钟高抬腿……
	灵敏	反应时测定	反应时测定	3 次立卧撑计时、2 次立卧撑计时、4 次立卧撑计时……
	柔韧	坐位体前屈	坐位体前屈	立位体前屈、双手背勾……
	平衡	闭眼单脚站立	闭眼单脚站立	闭眼单脚站立……

本书选择普通在校大学生（非体育专业）男女各 500~600 名，年龄 18~25 岁。首先以国民体质测试指标体系确定指标，对测试对象进行实验室测试，收集"金标准"数据；其次对拟自测指标进行测试，收集数据；最后依次将拟自测指标的测试结果，与实验室测试的"金标准"进行线性拟合，遴选拟合度高的指标为自测指标，构建自测指标体系。

（二）自测指标评价体系的构建

构建体质健康自测指标体系，目的在于通过自测，大学生能知道自己的健康状况，并针对体质健康中存在的不足或问题进行有目的的体育锻炼等干预，从而促进其体质健康。那么，对遴选的指标要有科学、准确的评价方法。

（1）单个指标的评价标准研究。采用百分位数等级评定法，测试者根据得分或评价等级，知道自己的体质健康状况：等级或得分越高，说明该指标所反映的体质状况越好；反之，需要加强锻炼等干预，提高其等级水平。

（2）体质健康整体评价研究。体质可以认定为一级指标，下辖形态、机能、素质等二级指标，每个二级指标又是由多个三级指标（具体测试指标）构成。采用人工神经网络数据挖掘技术确定三级指标和二级指标的权重系数，最后形成

整体评价。

（三）实证研究

通过问卷调查的方式对构建的自测指标体系进行实证研究，通过调查了解体质自测是否会引起研究对象对自身体质健康状况、生活方式、健身意识、对健康知识的了解情况等发生显著性变化，检验自测指标体系的有效性和对健康教育的意义。

六、研究结果

（一）大学生体质自测指标体系的遴选与构建

1. 自测指标测试方法

自测与遴选：首先以国民体质测试指标体系确定的指标，对测试对象进行实验室测试，收集"金标准"数据；其次对拟自测指标进行测试，收集数据；再次依次将拟自测指标的测试结果，与实验室测试的"金标准"进行线性拟合；最后遴选出适合大学生体质健康的自测指标体系（包括自测指标、自测方法）。

评价标准的制定：采用百分位数法对遴选的自测指标构建了指标的评价体系（5 分制评价和五等级评价），采用人工神经网络数据挖掘技术，以一级指标为输出，二级指标为输出，确定二级指标的权重系数，形成整体评价。

（1）腰围测试：被测者呈站立姿势，双脚分开 25～30 厘米，体重均匀分配。测量位置在水平位髂前上棘和第 12 肋下缘连线的中点。将测量尺紧贴软组织，但不能产生压迫致组织变形，测量值精度 0.1 厘米。

（2）臀围测试：两腿并拢直立姿势，双臂自然下垂，皮尺水平放在前面的耻骨联合和背后臀大肌最凸处。

（3）安静脉搏自测：静坐 2 分钟，指触桡动脉测试 30 秒钟，记录安静心率 P_0。

（4）蹲起测试标准：站立时开始，双手体前水平举起，听节拍，全蹲后立即站立起记为一次；运动后心率测试：运动结束即刻，颈动脉触摸法，测试 10 秒钟心跳的次数，记录心率次数 P_1；运动后 1 分钟，测试第二次心率（10 秒钟），记录心率 P_2。

（5）原地高抬腿测试：要求保持上身挺直，两腿交替抬至水平位置。两腿交换必须在空中完成（要有腾空）；动作过程中不能产生位移；运动结束即刻，颈动脉触摸法，测试 10 秒钟心跳的次数 P_1，记录心率次数；运动后 1 分钟，测试第二次心率（10 秒钟）记录心率 P_2。

原地高抬腿和蹲起测试心功指数计算式为：

$$K = ((P_1 + P_2) - 2P_0)/(P_1 - P_2)$$

（6）闭眼单脚站立：受试者选择习惯性优势脚，双手叉腰，听到测试开始，受试者闭眼同时非优势脚离地，当受试者不能继续单脚站立（跳动、双脚站立）即结束，测2次，取最大值。

（7）立位体前屈：受试者双脚并拢站立于离地30厘米的台阶上，足尖与固定直尺的测量台台缘齐平，然后上体慢慢前屈，同时双手臂充分伸直并拢沿直尺尽力下伸，双膝不能弯曲，当双中指平行且停止不动时即可读出成绩。

（8）左双手背勾：左手从肩上向背后下方伸，右手从右侧腋下向背后上方伸，尽量让双手重叠，到不能伸为止，测量双手中指重叠的长度，记为正数；不能重叠，测量双中指间的距离，记为负数。

（9）立卧撑：预备姿势，受试者自然站立在指定的区域，当听到"开始（或哨声）"口令（同时开表计时）后，迅速成蹲撑，两脚同时后伸，脚点地后即迅速收腿成蹲撑起立，起立后，再重复；记录30秒钟内完成的有效次数。

（10）仰卧起坐：受试者膝关节屈曲90度、双手抱头平躺于平板上，听到开始口令，腹肌用力使躯干抬起至双肘接触膝关节为完成一次，后还原成开始姿势，重复上述动作，记录规定时间内完成的次数。

（11）立定跳远：按国家学生体质测试标准进行测试与记录。

（12）纵跳摸高：按照篮球运动员招生考试国家标准进行测试和记录。纵跳成绩（厘米）＝原地纵跳摸高（厘米）－原地摸高（厘米）。

2. 自测指标遴选

（1）身体形态。身体形态学指标以实验室体脂百分比（Fat%）为标准，拟遴选的自测指标为BMI和腰臀比。男生相关结果如表4-8所示，女生相关结果如表4-9所示。

表4-8 男生BMI、腰臀比与Fat%相关性比较

	n	$\bar{x} \pm sd$	R^2	P 值
Fat%	554	16.543±6.500	—	—
BMI	551	21.562±3.382	0.846**	0.000
腰臀比	557	0.8344±0.0583	0.628**	0.000

注：**表示 Correlation is significant at the 0.01 level（2-tailed）。下同。

表4-9 女生 BMI、腰臀比与 Fat%相关性比较

	n	$\bar{x}\pm sd$	R^2	P 值
Fat%	645	28.059±5.3541	—	—
BMI	650	20.613±2.54	0.867**	0.000
腰臀比	646	0.8065±0.0598	0.288**	0.000

如表4-8 所示，大学男生 BMI 和腰臀比与 Fat%相关性都很高（R^2=0.846、0.628），且相关性具有显著性差异（P<0.01）。但 BMI 的相关度更高，所以，遴选 BMI 为男大学生身体形态学自测指标。

如表4-9 所示，女大学生 BMI 与 Fat%高相关（R^2=0.847），腰臀比与 Fat%低相关（R^2=0.288），相关系数都有显著性差异（P<0.01）。

BMI 的评价标准采用中华医学会通用的亚洲成年人评价标准，这里不做赘述。

（2）力量素质。力量素质分为上肢力量、躯干力量和下肢力量。

上肢力量的实验室测试采用握力，拟遴选的自测指标男生为 30 秒钟俯卧撑和60 秒钟俯卧撑；女生为 20 秒钟跪卧撑和 40 秒钟跪卧撑。相关统计结果如表4-10~表 4-13 所示。

表4-10 男生上肢力量相关性统计结果

	n	$\bar{x}\pm sd$	R^2	P 值
握力（千克）	555	37.158±5.713	—	—
30 秒钟俯卧撑（个）	541	27.83±8.485	0.204**	0.000
60 秒钟俯卧撑（个）	291	40.00±11.583	0.205**	0.000

如表4-10 所示，大学男生 30 秒钟俯卧撑和 60 秒钟俯卧撑与实验室测试结果握力的相关系数分别为 0.204、0.205，相关性都有非常显著性差异（P<0.01）。60 秒钟俯卧撑作为男大学生上肢力量自测指标更合理，其评价结果如表4-11 所示。

表4-11 男大学生 60 秒钟俯卧撑评价标准

	P10	P25	P75	P90	>P90
等级	优秀	良好	中等	及格	差
标准	≥58	(58, 43]	(43, 34]	(34, 25)	≤25

如表 4-12 所示，女生 20 秒钟跪卧撑与握力相关度为 0.119，低相关，但相关系数有非常显著性差异（P<0.01）；40 秒钟跪卧撑与握力非常低相关且相关度没有显著性（P=0.177）。以 20 秒钟跪卧撑作为反映女大学生上肢力量素质的自测指标合理，其评价结果如表 4-13 所示。

表 4-12　女生上肢力量相关性统计结果

	n	$\bar{x} \pm sd$	R^2	P 值
握力（千克）	649	22.651±4.0377	—	—
20 秒钟跪卧撑（个）	613	17.02±4.815	0.119**	0.003
40 秒钟跪卧撑（个）	524	28.93±7.944	0.059	0.177

表 4-13　女大学生 20 秒钟跪卧撑评价标准

	P10	P25	P75	P90	>P90
等级	优秀	良好	中等	及格	差
标准	≥24	(24, 20]	(20, 14]	(14, 11)	≤11

躯干力量实验室测试指标为背力，拟遴选自测指标为 30 秒钟仰卧起坐和 60 秒钟仰卧起坐。男、女大学生背力与 30 秒钟仰卧起坐及 60 秒钟仰卧起坐相关性统计结果如表 4-14~表 4-17 所示。

表 4-14　男生背力与 30 秒钟、60 秒钟相关性统计结果

	n	$\bar{x} \pm sd$	R^2	P 值
背力（千克）	544	74.47±20.708	—	—
30 秒钟仰卧起坐（个）	545	18.47±3.543	0.126**	0.004
60 秒钟仰卧起坐（个）	511	32.30±7.148	0.136**	0.002

由表 4-14 可见，大学男生背力与 30 秒钟仰卧起坐和 60 秒钟仰卧起坐低相关（R^2=0.126、0.136），相关系数具有非常显著性统计学差异。60 秒钟仰卧起坐的相关系数更高，故用 60 秒钟仰卧起坐作为躯干力量的自测指标更合理，其评价标准如表 4-15 所示。

国民体质监测与绩效评价模型研究

表 4-15　男大学生 60 秒钟仰卧起坐评价标准

	P10	P25	P75	P90	>P90
等级	优秀	良好	中等	及格	差
标准	≥42	(42, 36]	(36, 26]	(26, 21)	≤21

如表 4-16 所示，女大学生背力与 30 秒钟仰卧起坐的相关性为 0.067，相关系数差异显著（P<0.05）；60 秒钟仰卧起坐与背力也低相关（$R^2 = 0.093$），相关系数有非常显著性统计学差异（P<0.01）。所以用 60 秒钟仰卧起坐作为女大学生躯干力量自测指标，其评价标准如表 4-17 所示。

表 4-16　女生背力与 30 秒钟、60 秒钟相关性统计结果

	n	$\bar{x}\pm sd$	R^2	P 值
背力（千克）	647	44.40±13.061	—	—
30 秒钟仰卧起坐（个）	648	15.68±3.678	0.067*	0.023
60 秒钟仰卧起坐（个）	594	29.15±6.697	0.093**	0.001

注：* 表示 Correlation is significant at the 0.05 level（2-tailed）。下同。

表 4-17　女大学生 60 秒钟仰卧起坐评价标准

	P10	P25	P75	P90	>P90
等级	优秀	良好	中等	及格	差
标准	≥37	(37, 31]	(31, 22]	(22, 17)	≤17

下肢力量实验室测试为腿部肌力测试，遴选自测指标为纵跳摸高和立定跳远。大学男生、女生腿部肌力与纵跳摸高和立定跳远相关性分析结果如表 4-18~表 4-21 所示。

表 4-18　男大学生下肢力量相关性分析结果

	n	$\bar{x}\pm sd$	R^2	P 值
腿力（千克）	543	105.42±25.338	—	—
纵跳摸高（厘米）	548	48.27±7.296	0.063	0.144
立定跳远（厘米）	553	216.31±17.505	0.224**	0.000

男大学生腿部肌力与纵跳摸高相关系数为 0.063，且相关系数没有统计学意义；但与立定跳远低相关（$R^2 = 0.224$）且相关系数有非常显著统计学差异（P<0.01），如表 4-18 所示。男大学生立定跳远评价标准如表 4-19 所示。

表 4-19　男大学生立定跳远评价标准

	P10	P25	P75	P90	>P90
等级	优秀	良好	中等	及格	差
标准	≥241	(241, 230]	(230, 205]	(205, 190)	≤190

大学女生腿部力量与纵跳摸高相关系数为 0.274，相关系数有显著统计学意义（P<0.01）；腿部力量与立定跳远相关度为 0.102，有统计学意义（P<0.01）（见表 4-20）。与实验室腿部力量测试结果比较，纵跳摸高的相关度高于立定跳远，遴选纵跳摸高作为女大学生下肢力量自测指标更合理。女大学生纵跳摸高评价标准如表 4-21 所示。

表 4-20　女大学生下肢力量相关性分析结果

	n	$\bar{x} \pm sd$	R^2	P 值
腿力（千克）	644	58.934±17.286	—	—
纵跳摸高（厘米）	648	28.93±6.005	0.274**	0.000
立定跳远（厘米）	594	158.21±17.505	0.102**	0.010

表 4-21　女大学生纵跳摸高评价标准

	P10	P25	P75	P90	>P90
等级	优秀	良好	中等	及格	差
标准	≥36	(36, 32]	(32, 26]	(26, 22)	≤22

（3）肺功能。肺功能实验室测试指标为肺活量测试，概括肺活量测试值与体重的比值，得出单位体重的肺活量，称为相对肺活量。自测指标包括 30 秒钟高抬腿心功指数、40 秒钟高抬腿心功指数、60 秒钟高抬腿心功指数、30 秒钟 20 次蹲起心功指数、30 秒钟 30 次蹲起心功指数、60 秒钟 30 次蹲起心功指数，将自测指标分别与肺活量、相对肺活量进行相关性分析，男生结果如表 4-22、表 4-23 所示；女生结果如表 4-24、表 4-25 所示。

表4-22 男大学生肺活量与自测指标相关性统计

	n	$\bar{x}\pm sd$	R^2	P值
肺活量（毫升）	557	4130.99±754.2736	—	—
30秒钟高抬腿心功指数	555	9.256±3.759	−0.012	0.772
40秒钟高抬腿心功指数	557	6.223±2.8312	−0.009	0.836
60秒钟高抬腿心功指数	524	6.244±2.688	−0.043	0.325
30秒钟20次蹲起心功指数	551	5.630±3.102	0.060	0.159
30秒钟30次蹲起心功指数	551	6.73±3.192	−0.025	0.565
60秒钟30次蹲起心功指数	552	6.85±3.217	−0.009	0.832

表4-23 男大学生相对肺活量与自测指标相关性统计

	n	$\bar{x}\pm sd$	R^2	P值
相对肺活量（毫升）	644	67.249±12.446	—	—
30秒钟高抬腿心功指数	555	9.256±3.759	−0.023	0.587
40秒钟高抬腿心功指数	557	6.223±2.8312	−0.040	0.384
60秒钟高抬腿心功指数	524	6.244±2.688	0.006	0.897
30秒钟20次蹲起心功指数	551	5.630±3.102	0.012	0.786
30秒钟30次蹲起心功指数	551	6.73±3.192	−0.036	0.379
60秒钟30次蹲起心功指数	552	6.85±3.217	−0.033	0.442

表4-24 女大学生肺活量与自测指标相关性统计

	n	$\bar{x}\pm sd$	R^2	P值
肺活量（毫升）	629	2711.26±581.159	—	—
30秒钟高抬腿心功指数	580	4.9106±1.116	−0.055	0.094
40秒钟高抬腿心功指数	573	5.779±2.750	−0.083*	0.049
60秒钟高抬腿心功指数	583	5.904±3.110	−0.121**	0.004
30秒钟20次蹲起心功指数	562	5.230±2.674	−0.042	0.325
30秒钟30次蹲起心功指数	528	6.732±3.146	−0.034	0.442
60秒钟30次蹲起心功指数	532	6.993±3.251	−0.060	0.176

表 4-25　女大学生相对肺活量与自测指标相关性统计

	n	$\bar{x}\pm sd$	R^2	P 值
相对肺活量（毫升）	629	52.821±11.166	—	—
30 秒钟高抬腿心功指数	580	4.9106±1.116	-0.035	0.406
40 秒钟高抬腿心功指数	573	5.779±2.750	-0.058	0.168
60 秒钟高抬腿心功指数	583	5.904±3.110	-0.082	0.51
30 秒钟 20 次蹲起心功指数	562	5.230±2.674	-0.062	0.147
30 秒钟 30 次蹲起心功指数	528	6.732±3.146	-0.020	0.650
60 秒钟 30 次蹲起心功指数	532	6.993±3.251	-0.089*	0.043

如表 4-22、表 4-23 所示，男大学生肺活量、相对肺活量与拟遴选自测指标极低程度负相关 $R^2 < -0.1$，且相关系数差异性没有统计学意义（P>0.05），故肺功能尚未得到较理想的自测指标。

表 4-24、表 4-25 显示，肺活量与 60 秒钟高抬腿心功指数相关系数为 -0.121 且相关性有统计学意义（P<0.01），其他指标都为极小负相关，且相关性没有统计学意义；相对肺活量与自测指标也呈极小负相关 $R^2 < -0.1$，且相关系数统计学差异 P>0.01，故用 60 秒钟高抬腿心功指数可以作为非技能评定的自测指标，评定标准如表 4-26 所示。

表 4-26　女大学生 60 秒钟高抬腿心功指数评价标准

	P10	P25	P75	P90	>P90
等级	优秀	良好	中等	及格	差
标准	≤2.93	(2.93, 3.77]	(3.77, 7.35]	(7.35, 10.13]	≥10.13

（4）心肺机能。心肺机能实验室测试采用功率自行车测试，结果用最大摄氧量表示；最大摄氧量与体重的比值构成相对最大摄氧量。自测指标同前文。以最大摄氧量、相对最大摄氧量与自测指标分别进行相关性分析，男大学生分析结果如表 4-27、表 4-28、表 4-29 所示；女大学生分析结果如表 4-30、表 4-31、表 4-32 所示。

表 4-27　男大学生最大摄氧量与自测指标相关性分析

	n	$\bar{x}\pm sd$	R^2	P 值
最大摄氧量（L）	557	2.679±0.6714	—	—

续表

	n	$\bar{x}\pm sd$	R^2	P 值
30 秒钟高抬腿心功指数	555	9.256±3.759	−0.076	0.072
40 秒钟高抬腿心功指数	557	6.223±2.8312	−0.102*	0.016
60 秒钟高抬腿心功指数	524	6.244±2.688	−0.171**	0.000
30 秒钟 20 次蹲起心功指数	551	5.630±3.102	−0.098*	0.021
30 秒钟 30 次蹲起心功指数	551	6.73±3.192	−0.124**	0.004
60 秒钟 30 次蹲起心功指数	552	6.85±3.217	−0.090*	0.034

表 4-28 男大学生相对最大摄氧量与自测指标相关性分析

	n	$\bar{x}\pm sd$	R^2	P 值
相对最大摄氧量（毫升）	557	43.518±10.793	—	—
30 秒钟高抬腿心功指数	555	9.256±3.759	−0.091*	0.032
40 秒钟高抬腿心功指数	557	6.223±2.8312	−0.119**	0.005
60 秒钟高抬腿心功指数	524	6.244±2.688	−0.133**	0.002
30 秒钟 20 次蹲起心功指数	551	5.630±3.102	−0.136**	0.001
30 秒钟 30 次蹲起心功指数	551	6.73±3.192	−0.131**	0.002
60 秒钟 30 次蹲起心功指数	552	6.85±3.217	−0.112**	0.008

如表 4-27、表 4-28 所示，男大学生心肺机能相关性最高的指标为 60 秒钟高抬腿心功指数 $R^2 < −0.171$（P = 0.000），故 60 秒钟高抬腿心功指数可以作为男大学生心肺机能的自测指标，其评价标准如表 4-29 所示。

表 4-29 男大学生 60 秒钟高抬腿心功指数评价标准

	P10	P25	P75	P90	>P90
等级	优秀	良好	中等	及格	差
标准	≤3.55	(3.55, 4.33]	(4.33, 7.52]	(7.52, 10.05)	≥10.05

如表 4-30、表 4-31 统计结果显示，30 秒钟高抬腿心功指数与最大摄氧量的相关系数最高（$R^2 < −0.132$），且相关系数有非常显著性差异（P = 0.001），可以将 30 秒钟高抬腿心功指数作为女大学生心肺机能的自测指标，其评价标准如表 4-32 所示。

表 4-30　女大学生最大摄氧量与自测指标相关性分析

	n	$\bar{x}\pm sd$	R^2	P 值
最大摄氧量（L）	650	2.065±0.536	—	—
30 秒钟高抬腿心功指数	580	4.9106±1.116	−0.132**	0.001
40 秒钟高抬腿心功指数	573	5.779±2.750	−0.057	0.174
60 秒钟高抬腿心功指数	583	5.904±3.110	−0.060	0.122
30 秒钟 20 次蹲起心功指数	562	5.230±2.674	−0.116**	0.006
30 秒钟 30 次蹲起心功指数	528	6.732±3.146	−0.048	0.266
60 秒钟 30 次蹲起心功指数	532	6.993±3.251	−0.084	0.054

表 4-31　女大学生相对最大摄氧量与自测指标相关性分析

	n	$\bar{x}\pm sd$	R^2	P 值
相对最大摄氧量（毫升）	644	40.400±10.793	—	—
30 秒钟高抬腿心功指数	580	4.9106±1.116	−0.106*	0.011
40 秒钟高抬腿心功指数	573	5.779±2.750	−0.029	0.493
60 秒钟高抬腿心功指数	583	5.904±3.110	−0.022	0.590
30 秒钟 20 次蹲起心功指数	562	5.230±2.674	−0.118**	0.005
30 秒钟 30 次蹲起心功指数	528	6.732±3.146	−0.025	0.599
60 秒钟 30 次蹲起心功指数	532	6.993±3.251	−0.099*	0.023

表 4-32　女大学生 30 秒钟高抬腿心功指数评价标准

	P10	P25	P75	P90	>P90
等级	优秀	良好	中等	及格	差
标准	≤2.31	(2.31，3.11]	(3.11，6.08]	(6.08，8.33)	≥8.33

（5）柔韧素质。柔韧素质的实验室测试采用坐位体前屈，自测指标包括上肢柔韧测试指标双手背勾及下肢—躯干柔韧自测指标立位体前屈。男、女大学生柔韧性实验室测试指标和自测指标间的相关性分析如表 4-33~表 4-38 所示。

表 4-33　男大学生柔韧自测指标与实验室指标相关性分析

	n	$\bar{x}\pm sd$	R^2	P 值
坐位体前屈（厘米）	556	10.29±6.920	—	—

续表

	n	$\bar{x}\pm sd$	R^2	P 值
立位体前屈（厘米）	556	7.231±7.7883	0.854**	0.000
左侧双手背勾（厘米）	557	8.587±7.6584	0.126**	0.003
右侧双手背勾（厘米）	557	13.073±6.1936	0.141**	0.001

如表 4-33 所示，男大学生坐位体前屈和立位体前屈高度相关 R^2=0.854，相关系数具有非常显著性差异（P<0.01）；反映上肢柔韧性的双手背勾都呈非常显著性度相关（R^2=0.126、0141；P<0.01）。故可以将立位体前屈作为男大学生下肢—躯干柔韧性自测指标；右侧双手背勾作为上肢柔韧性自测指标，其评价标准分别如表 4-34、表 4-35 所示。

表 4-34　男大学生立位体前屈评价标准

	P10	P25	P75	P90	>P90
等级	优秀	良好	中等	及格	差
标准	≥16.5	(16.5, 12.5]	(12.5, 3.3]	(3.3, -2)	≤-2

表 4-35　男大学生右侧双手背勾评价标准

	P10	P25	P75	P90	>P90
等级	优秀	良好	中等	及格	差
标准	≥20.5	(20.5, 17]	(17, 9.5]	(9.5, 5.7)	≤5.7

女大学生坐位体前屈与立位体前屈非常显著性高相关（R^2=0.861；P<0.01）；双手背勾与坐位体前屈都非常显著性地相关（R^2=0.250、0.205；P<0.01）（见表 4-36）。左侧双手背勾可以作为女大学生上肢柔韧性自测指标；立位体前屈作为反映下肢—躯干柔韧性自测指标。其评价标准分别如表 4-37、表 4-38 所示。

表 4-36　女大学生柔韧自测指标与实验室指标相关性分析

	n	$\bar{x}\pm sd$	R^2	P 值
坐位体前屈（厘米）	649	13.57±6.492	—	—

续表

	n	$\bar{x}\pm sd$	R^2	P 值
立位体前屈（厘米）	649	11.14±7.19	0.861**	0.000
左侧双手背勾（厘米）	648	9.019±5.5347	0.250**	0.000
右侧双手背勾（厘米）	649	12.220±4.8215	0.205**	0.000

注：** 表示 Correlation is significant at the 0.01 level（2-tailed）。

表4-37　女大学生立位体前屈评价标准

	P10	P25	P75	P90	>P90
等级	优秀	良好	中等	及格	差
标准	≥19.6	(19.6, 16.1]	(16.1, 7.0]	(7.0, 2.1)	≤2.1

表4-38　女大学生左双手背勾评价标准

	P10	P25	P75	P90	>P90
等级	优秀	良好	中等	及格	差
标准	≥15.5	(15.5, 12.5]	(12.5, 6.0]	(6.0, 2.5)	≤2.5

（6）平衡机能。平衡机能实验室测试指标和自测指标测试都为闭眼单脚站立，评定标准采用国家体质测试评价标准，在此不做详细论述。

（7）灵敏素质。灵敏素质实验室测试为反应时测定，拟遴选自测指标为2次、3次、4次立卧撑计时。男、女大学生反应时与立卧撑计时相关分析分别如表4-39~表4-42所示。

表4-39　男大学生灵敏素质相关指标相关性分析

	n	$\bar{x}\pm sd$	R^2	P 值
反应时（厘米）	556	0.335±0.0562	—	—
2 次立卧撑时间（秒）	553	5.385±1.182	0.150**	0.000
3 次立卧撑时间（秒）	553	8.264±1.681	0.121**	0.004
4 次立卧撑时间（秒）	553	11.044±2.237	0.138**	0.001

如表4-39所示，男大学生反应时与2次、3次、4次立卧撑都呈非常显著性低相关（R^2=0.150、0.121、0.138；$P<0.01$）。其中，2次立卧撑时间与反应时相关度最高，遴选2次立卧撑时间作为男大学生灵敏素质自测指标，其评价标准如表4-40所示。

表4-40　男大学生2次立卧撑评价标准

	P10	P25	P75	P90	>P90
等级	优秀	良好	中等	及格	差
标准	≤4.10	(4.10, 4.59]	(4.59, 6.00]	(6.00, 6.90)	≥6.90

如表4-41所示，女大学生反应时与2次、3次都呈显著性低相关（R^2=0.099、0.092；$P<0.05$），4次立卧撑时间与反应时极低相关，且相关性无统计学意义。其中1次立卧撑时间与反应时相关度最高，遴选2次立卧撑时间作为女大学生灵敏素质自测指标，其评价标准如表4-42所示。

表4-41　女大学生灵敏素质相关指标相关性分析

	n	$\bar{x}\pm sd$	R^2	P 值
反应时（厘米）	634	0.3798±0.064	—	—
2次立卧撑时间（秒）	648	7.135±1.823	0.099*	0.013
3次立卧撑时间（秒）	648	10.832±2.541	0.092*	0.020
4次立卧撑时间（秒）	648	14.419±3.4184	0.071	0.075

表4-42　女大学生2次立卧撑评价标准

	P10	P25	P75	P90	>P90
等级	优秀	良好	中等	及格	差
标准	≤5.23	(5.23, 6.00]	(6.00, 8.10]	(8.10, 9.40)	≥9.40

（二）人工神经网络二级指标权重系数

1. 体质测试的指标体系分级及数据处理

将体质指标按一级指标、二级指标、三级指标分类表述，如表4-43所示。

表 4-43 体质测试的指标体系

一级指标	二级指标	三级指标（男）	三级指标（女）
体质健康	形态指标	BMI	BMI
	机能指标	60 秒钟原地高抬腿	30 秒钟原地高抬腿
	素质指标	60 秒钟俯卧撑	20 秒钟跪卧撑
		60 秒钟仰卧起坐	60 秒钟仰卧起坐
		立定跳远	纵跳摸高
		2 次立卧撑	2 次立卧撑
		立位体前屈	立位体前屈
		右双手背勾	左双手背勾
		闭眼单脚站立	闭眼单脚站立

以《国民体质测定标准手册》（成年人部分）对三级指标进行归一化、数值化处理，即对三级指标按优、良、中、及格、差五等级分别赋予 5、4、3、2、1分值；以百分位数法建立二级指标、一级指标的归一化、数值化处理。各二级指标所辖的三级指标得分值求和，然后采用百分位数法，由小到大，按 P10、P25、P50、P75、P90 分别赋予 1、2、3、4、5 分值；一级指标即为体质综合评价，其方法是将所有三级指标得分值求和，以百分位数法赋值。

2. 人工神经网络模型的建立

用美国 SPSS 公司旗下 Clementine12.0 数据挖掘软件，根据数据处理的需要，建立相应的人工神经网络数据挖掘模型。人工神经网络是一个由人工建立神经元的、模拟人脑结构和功能的有向拓扑结构和学习规则的动态信息处理系统。人工神经网络数据处理最主要特征是通过并行处理、分布式存储与容错性的结构性数据处理特征，实现对不完整输入信息的正确识别；其自学习和自组织的能力特征，通过自动调整网络结构参数，实现对给定输入产生预期输出。人工神经网络最基本的感知机模型如图 4-2 所示。

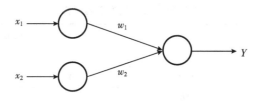

图 4-2 人工神经网络感知机模型

x_i 为输入，Y_i 为输出，w_i 为权重系数。模型数学表示为：

$$O_i = f\left(\sum_{j=1}^{n} w_{ij}S_j - \theta_i \right)(i = 1, 2, \cdots, n; S_j = 1 \text{ 或 } 2)$$

模型结构：分为输入和输出 2 层，其中输入层有多个输入结点，输出层有一个或多个输出结点。

S 为学习样本：$(S_1(k), S_2(k), S_3(k), \cdots, S_m(k); Y_1(k), Y_2(k), Y_3(k), \cdots, Y_m(k))$，$k$ 是样本数，$k = 1, 2, \cdots$。

平均绝对误差为 $\delta = \dfrac{1}{n} \cdot \displaystyle\sum_{i=1}^{n} |y_i - \hat{y}|$（$\delta$ 取值越小，说明预测精确度越高）。

权值修正公式为 $\delta_i = Y_i - O_i$。Y_i 是期望输出（实际输出）；O_i 是网络计算输出。

如果 $f(x)$ 为有界单调递增连续函数，K 为 R 上的紧致子集，则对任何连续映像：$\Phi(x) \rightarrow f(x)$，可由一个多层（在输入、输出层之间，还有多个隐层结点）前馈神经网络模型以任意精度逼近。隐层结点数影响拟合的时间和精度，但并非节点数越多，精度越高。

权重系数公式为：

$$w_{ij}(k+1) = w_{ij}(k) + \Delta w_{ij}$$

$$\Delta w_{ij} = \alpha \cdot \delta_i(k+1) \cdot S_i, \quad \alpha > 0$$

如果 δ 值越小，说明人工神经网络预测精度越高，计算的权重系数 w 越有意义。

主要观察指标实验主要通过比较模型输出值（δ_i）与实际值（Y_i）之间的差值，构成平均绝对误差（δ），δ 值越小，则拟合度越高。拟合度越高，则相应指标的权重系数（w_i）越精确。

3. 二级指标权重系数

二级指标评价模型：以 3 个二级指标为输入，一级指标为输出，建立男女大学生共二个组别的体质二级指标评价模型，将得到体质综合评价的拟合度，以及各二级指标在体质综合评价的权重系数 w。结果如表 4-44 所示。

表 4-44　二级指标权重系数

模型参数		权重系数	
		男	女
输入	身体形态	0.250	0.232
	身体机能	0.234	0.229
	身体素质	0.516	0.539

续表

模型参数	权重系数	
	男	女
拟合度（%）	94.26	94.01
隐层	18	17

可以看出，不同性别的大学生，二级指标的权重系数各不相同。由二级指标建立的体质综合评价，其模型拟合度在93%以上，说明模型计算的输出值与实际值非常逼近，人工神经网络建立的二级指标权重系数模型可信度高。

（三）大学生体质自测指标与效标一致性检验

1. 检验样本抽样

采用同样的抽样方式，男、女大学生样本量分别为217人和221人，剔除奇异值样本和人工测量误差样本，最终纳入统计的样本男女生分别为200人和208人。

2. 检验样本测试

测试分为两部分，自测指标体系测试和学生体质测试（教育部规定测试指标）。自测指标测试方法见本节第七部分，测试由本课题组成员进行；学生体质健康参照教育部《学生体质测试标准》进行，所有测试由学校专门负责体质测试老师进行。

3. 统计方法

采用χ^2检验比较自测指标与效标间各等级率的差异，显著性水平$\alpha = 0.05$。

4. 检验结果

（1）BMI、闭眼单脚站立。BMI反映身体形态和营养状况的指标，以及反映机体平衡性的指标闭眼单脚站立都沿用国民体质测试指标，测试与评价方法相同，故在此不做评价结果一致性检验。

（2）柔韧素质。本书遴选的自测指标为柔韧素质，其分为上肢柔韧素质和下肢柔韧素质，国民体质测试中柔韧素质采用坐位体前屈测试，柔韧素质的自测指标将分为上肢和下肢柔韧性与过敏体质测试的坐位体前屈进行卡方检验。为了便于表述，将国民体质测试定义为效标。

1）上肢柔韧素质。大学男生上肢柔韧性采用右侧双手背勾，与国民体质测试坐位体前屈进行结果一致性比较，结果如表4-45所示，卡方检验值$\chi^2 = 3.659$，P值0.454，检验结果没有差异。

表 4-45　大学男生上肢柔韧素质自测指标与效标一致性检验（n=200）

	优	良	中	及格	差	χ^2	P
坐位体前屈（人数/%）	13/6.5	33/16.5	116/58.0	27/13.5	11/5.5	3.659ᵃ	0.454
右侧双手背勾（人数/%）	17/8.5	31/15.5	103/51.5	30/15	19/9.5		

注：①a. 0 cells（0.0%）have expected count less than 5. The minimum expected count is 15。②特别说明：a. 0 cells（0.0%）have expected count less than 5，下同，比进行标识说明；The minimum expected count is 后面用"b="表示。

大学女生上肢自测指标为左侧双手背勾，效标测试指标为坐位体前屈，两种测试结果卡方检验如表 4-46 所示，卡方检验值 $\chi^2 = 6.841$，P 值 0.145，检验结果没有差异。

表 4-46　大学女生上肢柔韧素质自测指标效与效标一致性检验（n=208）

	优	良	中	及格	差	χ^2	P
功率自行车（人数/%）	12/6.0	32/16.0	118/59.0	30/15.0	8/4.0	6.841ᵃ	0.145
60 秒钟高抬腿（人数/%）	16/8.0	25/12.5	117/58.5	23/11.5	19/9.5		

注：b=12.00。

2）下肢柔韧素质。男女大学生下肢自测指标都为立位体前屈，效标为坐位体前屈，自测指标检测结果与效标检测结果分别如表 4-47、表 4-48 所示，检测结果男女大学生 χ^2 值分别为 4.615、6.841，对应的 P 值分别为 0.329、0.145，差异没有显著性。

表 4-47　大学男生下肢柔韧素质自测指标与效标一致性检验（n=200）

	优	良	中	及格	差	χ^2	P
坐位体前屈（人数/%）	13/6.5	33/16.5	116/58.0	27/13.5	11/5.5	4.615ᵃ	0.329
立位提前屈（人数/%）	15/7.5	32/16.0	103/51.5	28/14.0	22/11		

注：b=14.00。

表 4-48　大学女生下肢柔韧素质自测指标与效标一致性检验（n=208）

	优	良	中	及格	差	χ^2	P
功率自行车（人数/%）	12/6.0	32/16.0	118/59.0	30/15.0	8/4.0	6.841ᵃ	0.145
60 秒钟高抬腿（人数/%）	16/8.0	25/12.5	117/58.5	23/11.5	19/9.5		

注：b=10.50。

（3）灵敏素质。灵敏素质男女大学生自测指标均为 2 次立卧撑，小标测试为反应时。自测指标检测结果与效标检测结果分别如表 4-49、表 4-50 所示，检测结果男女大学生 x^2 值分别为 6.841、2.482，对应的 P 值分别为 0.145、0.648，差异没有显著性。

表 4-49　大学男生灵敏素质自测指标与效标一致性检验（n=200）

	优	良	中	及格	差	x^2	P
功率自行车（人数/%）	12/6.0	32/16.0	118/59.0	30/15.0	8/4.0	6.841[a]	0.145
60 秒钟高抬腿（人数/%）	16/8.0	25/12.5	117/58.5	23/11.5	19/9.5		

注：b=17.50。

表 4-50　大学女生灵敏素质自测指标与效标一致性检验（n=208）

	优	良	中	及格	差	x^2	P
反应时（人数/%）	18/8.6	32/15.4	117/56.2	34/16.3	7/3.4	2.482[a]	0.648
2 次立卧撑（人数/%）	14/6.7	33/15.9	112/53.8	36/17.3	13/6.3		

注：b=10.00。

（4）力量。力量素质效标测试为握力，自测指标则分为上肢力量、躯干力量和下肢力量。

1）上肢力量。大学男生上肢力量自测指标为 60 秒钟俯卧撑，与效标结果一致性检验结果如表 4-51 所示，卡方检验值 x^2=2.556，P=0.635>0.05，检验结果没有差异。

表 4-51　大学男生上肢力量自测指标与效标一致性检验（n=200）

	优	良	中	及格	差	x^2	P
握力（人数/%）	9/4.5	33/16.5	105/52.5	40/20	13/6.5	2.556[a]	0.635
60 秒钟俯卧撑（人数/%）	13/6.5	32/16	109/54.5	30/15.0	16/8.0		

注：b=11.00。

大学女生上肢自测指标为 20 秒钟跪卧撑，与效标检验结果如表 4-52 所示。卡方检验值 x^2=7.148，P=0.128>0.05，检验结果没有差异。

表 4-52　大学女生上肢力量自测指标与效标一致性检验（n=208）

	优	良	中	及格	差	χ^2	P
握力（人数/%）	8/3.8	29/13.9	105/50.5	47/22.6	19/9.1	7.148[a]	0.128
20秒钟跪卧撑（人数/%）	11/5.3	33/15.9	121/58.2	28/13.5	15/7.2		

注：b=9.50。

2）躯干力量。大学男女生躯干力量自测指标均为60秒钟仰卧起坐，自测指标检测结果与效标检测结果分别如表4-53、表4-54所示，检测结果男女大学生 χ^2 值分别为5.042、3.772，对应的P值分别为0.283、0.438，P值均大于0.05，差异没有显著性。

表 4-53　大学男生躯干力量自测指标与效标一致性检验（n=200）

	优	良	中	及格	差	χ^2	P
握力（人数/%）	9/4.5	33/16.5	105/52.5	40/20.0	13/6.5	5.042[a]	0.283
60秒钟仰卧起坐（人数/%）	11/5.5	30/15	105/52.5	30/15.0	24/12.0		

注：b=10.00。

表 4-54　大学女生躯干力量自测指标与效标一致性检验（n=208）

	优	良	中	及格	差	χ^2	P
握力（人数/%）	8/3.8	29/13.9	105/50.5	47/22.6	19/9.1	3.772[a]	0.438
60秒钟仰卧起坐（人数/%）	12/5.8	31/14.9	109/52.4	33/15.9	23/11.1		

注：b=10.00。

3）下肢力量。大学男生下肢力量自测指标为立定跳远，与效标卡方检验结果如表4-55所示，其 $\chi^2=4.591$，对应的P=0.332，差异没有显著性。

表 4-55　大学男生下肢力量自测指标与效标一致性检验（n=200）

	优	良	中	及格	差	χ^2	P
握力（人数/%）	9/4.5	33/16.5	105/52.5	40/20	13/6.5	4.591[a]	0.332
立定跳远（人数/%）	12/6.0	30/15.0	101/50.5	33/16.5	24/12.0		

注：b=10.50。

大学女生下肢力量自测指标为纵跳摸高，效标为握力。自测指标与效标一致性检验结果如表4-56所示。卡方检验 $\chi^2 = 1.845$，$P = 0.764$，差异没有显著性。

表4-56 大学女生下肢力量自测指标与效标一致性检验（n=208）

	优	良	中	及格	差	χ^2	P
握力（人数/%）	8/3.8	29/13.9	105/50.5	47/22.6	19/9.1	1.845[a]	0.764
纵跳摸高（人数/%）	12/5.8	32/15.4	108/51.9	39/18.8	17/8.2		

注：b=10.00。

国民体质测试质测试握力，有研究认为，握力可以反映机体的力量素质，本书研究结果表明，上肢力量、下肢力量、躯干力量与握力具有良好的相关性，在等级评价上与握力没有差异，说明握力能很好地反映机体的力量素质，支持前人研究结论。

但是，由于国民体质测试力量素质使用的握力仪器属于专门仪器，价格偏高，并且保存维护要求较高，故学生体质测试时，更多学校用引体向上测试代表上肢力量。本书课题组成员2016年参与学生"教育部学生体质测试抽查"发现，至少70%学生引体向上成绩为"0"，素质很好的学生勉强能做10个，30%左右的学生只能完成1~4个。另外，结合本书研究，建议学校学生体质测试禁止使用引体向上作为力量素质的测试评价指标，可以考虑男生用60秒钟俯卧撑，女生用20秒钟跪卧撑。

（5）心肺耐力。心肺耐力指标国民体质测试中采用的是台阶实验，由于台阶实验受身高、体重等因素影响较大，受到广泛质疑，更有学者呼吁国民体质测试禁用台阶实验作为评价心肺耐力的指标。鉴于此，本书用实验室"金标准"的功率自行车测试作为效标。心肺耐力大学男生自测指标为60秒钟高抬腿，测试评价结果与效标评价结果一致性检验结果如表4-57所示，其卡方检验 χ^2 值为6.841，P值为0.145，检验结果差异不显著。

表4-57 大学男生心肺耐力自测指标与效标一致性检验（n=200）

	优	良	中	及格	差	χ^2	P
功率自行车（人数/%）	12/6.0	32/16.0	118/59.0	30/15.0	8/4.0	6.841[a]	0.145
60秒钟高抬腿（人数/%）	16/8.0	25/12.5	117/58.5	23/11.5	19/9.5		

注：b=13.50。

大学女生心肺耐力自测指标为 30 秒钟高抬腿，与功率自形成测试评价结果一致性检验结果如表 4-58 所示，卡方检验 $\chi^2 = 0.447$，$P = 0.978$，检验结果具有非常好的一致性。

表 4-58　大学女生心肺耐力自测指标与效标一致性检验（n=208）

	优	良	中	及格	差	χ^2	P
功率自行车（人数/%）	14/6.7	31/14.9	113/54.3	31/14.9	19/9.1	0.447^a	0.978
30 秒钟高抬腿（人数/%）	16/7.7	29/13.9	117/56.2	29/13.9	17/8.2		

注：b=15.00。

值得一提的是，对于心肺耐力评价，国民体质测试中有多种方法，最常用的是台阶实验，但由于受到广泛质疑，故本书不采用。另外，在学生体质测试中，心肺耐力测试评价指标常用中长跑来替代，其中，男生测试 1000 米，女生测试 800 米，但是，2010 年发生了"学生体质测试跑"（就是心肺耐力测试的男生 1000 米、女生 800 米）猝死事件（课题组收集到 16 例），很多学校害怕出现学生因"体质测试跑"猝死而取消该项测试（2010 年后相关报道几乎不见）。另外，1000 米、800 米跑属于亚极量强度运动，运动过程中及运动结束后一段时间让学生颇为难受，故很多学生对"体质测试跑"望而生畏，即便强制要求测试，绝大部分学生也不会全力以赴认真对待，测试结果不能客观地反映学生的心肺机能。课题组成员参与 2016 年"教育部学生体质测试抽查"工作发现，测试中，50%以上学生是"散步式"，30%的学生动用 70%的心肺机能，更有甚者"全程快走"完成测试。从运动技能及运动训练学角度而言，1000 米、800 米跑属难度较高的训练项目，学生体质测试采用 1000 米、800 米跑评定心肺机能实在有待商榷。本书研究心肺机能测评自测指标的遴选，其与实验室"金标准"功率自行车测试结果呈中度相关，评价结果没有显著差异，提议在全民体质测试中推广使用，其中，大学男士测试 60 秒钟原地高抬腿，女生测试 30 秒钟原地高抬腿。

七、研究结论

（一）大学生体质自测指标遴选结果

大学生体质自测指标体系遴选结果如表 4-59 所示。

表4-59　大学生体质自测的指标体系及权重系数

一级指标	二级指标（权重系数男/女）	三级指标（男）	三级指标（女）
体质健康	形态指标（0.250/0.232）	BMI	BMI
	机能指标（0.234/0.229）	60秒钟原地高抬腿	30秒钟原地高抬腿
	素质指标（0.516/0.539）	60秒钟俯卧撑	20秒钟跪卧撑
		60秒钟仰卧起坐	60秒钟仰卧起坐
		立定跳远	纵跳摸高
		2次立卧撑	2次立卧撑
		立位体前屈	立位体前屈
		右双手背勾	左双手背勾
		闭眼单脚站立	闭眼单脚站立

（二）大学生体质自测指标体系评价标准

男大学生体质自测指标体系评价标准如表4-60所示。

表4-60　男大学生体质自测指标评价标准

等级	优秀	良好	中等	及格	差
BMI	[18.5, 24)	<18.5	—	[24, 28)	≥28
60秒钟原地高抬腿	≤3.55	(3.55, 4.33]	(4.33, 7.52]	(7.52, 10.05]	≥10.05
60秒钟俯卧撑	≥58	(58, 43]	(43, 34]	(34, 25]	≤25
60秒钟仰卧起坐	≥42	(42, 36]	(36, 26]	(26, 21]	≤21
立定跳远	≥241	(241, 230]	(230, 205]	(205, 190]	≤190
2次立卧撑	≤4.10	(4.10, 4.59]	(4.59, 6.00]	(6.00, 6.90]	≥6.90
立位体前屈	≥16.5	(16.5, 12.5]	(12.5, 3.3]	(3.3, -2)	≤-2
右侧双手背勾	≥20.5	(20.5, 17]	(17, 9.5]	(9.5, 5.7)	≤5.7
闭眼单脚站立	≥98	(98, 42]	(42, 18]	(18, 5)	≤5

女大学生体质自测指标体系评价标准如表4-61所示。

表 4-61　女大学生体质自测指标评价标准

等级	优秀	良好	中等	及格	差
BMI	[18.5, 24)	<18.5	—	[24, 28)	≥28
30 秒钟原地高抬腿	≤2.31	(2.31, 3.11]	(3.11, 6.08]	(6.08, 8.33)	≥8.33
20 秒钟跪卧撑	≥24	(24, 20]	(20, 14]	(14, 11)	≤11
60 秒钟仰卧起坐	≥37	(37, 31]	(31, 22]	(22, 17)	≤17
纵跳摸高	≥36	(36, 32]	(32, 26]	(26, 22)	≤22
2 次立卧撑	≤5.23	(5.23, 6.00]	(6.00, 8.10]	(8.10, 9.40)	≥9.40
立位体前屈	≥19.6	(19.6, 16.1]	(16.1, 7.0]	(7.0, 2.1)	≤2.1
左侧双手背勾	≥15.5	(15.5, 12.5]	(12.5, 6.0]	(6.0, 2.5)	≤2.5
闭眼单脚站立	≥90	(90, 37]	(37, 16]	(16, 5)	≤5

第五章　国民体质监测的公共服务属性

前文从公共服务的质性讨论了国民体质监测应该属于公共服务领域。本章将从国民体质监测的公共服务类别、政府购买、市场供给等方面讨论体质监测的公共服务属性。

第一节　国民体质监测的公共服务类别属性

体育，无论在任何社会、任何时代，都应该是所有社会成员的基本权利，更不用说在民主高度发达的当今社会。体育来源于劳动，来源于生产实践，所以，体育可以看作人类社会文明与进步的标志。因此，一个国家体育事业的发展水平，既是国家文明程度的体现，也是一个国家综合国力的体现，一个国家民主发展程度的体现。因此，为了满足人民群众对体育的多方面需求，需要构建不断完善的公共体育服务，既满足人民群众对体育的需求，也促进人与人之间和谐关系，促进公民社会的建设。

一、国民体质监测在公共服务领域的类别

公共服务可以根据其形式和内容分为基础公共服务、经济公共服务、公共安全服务、社会公共服务四大类。根据国民体质监测的内容和形式，国民体质监测公共服务属于社会发展领域公共服务类别，也需要国家公权力的介入，对资源进行配置和投入。这里说的资源，包括进行国民体质监测所需的市场资源、法律与政策资源、人力资源以及最重要的经济资源。社会公共服务，以满足公民的生活、生存、发展等社会性直接需求为目的，如公办的教育、医疗、公共社会福利等。很显然，国民体质监测公共服务，满足的是公民生活、生存、发展等社会直接需要；从国民体质监测公共服务的内容而论，其可归属于教育公共服务领域和

医疗卫生公共服务领域。

2023 年 8 月，国家发改委、教育部、民政部、财政部等 10 部门颁布《国家基本公共服务标准（2023 年版）》（以下简称《标准》），将我国当前公共服务总结为幼有所育、学有所教、劳有所得、病有所医、老有所养、住有所居、弱有所扶、优军服务保障、文体服务保障九大方面，细分为 22 个类别，81 项服务，每项服务都明确了服务对象、内容、标准、支出责任和牵头负责单位。分析其内容，国民体质监测公共服务目前尚不能纳入"病有所医"公共服务领域，同时也可以归属于文体服务保障公共服务领域里的体育公共服务领域。《标准》要求有条件的公共体育设施按照《公共文化体育设施条例》《全民健身基本公共服务标准（2021 年版）》《体育场馆运营管理办法》《公共体育场馆基本公共服务规范》等有关规定免费或低收费面向城乡开放，是保障体质健康所需的公共资源；要求按照《全民健身条例》等有关规定面向城乡居民提供科学健身指导、群众健身活动和比赛、科学健身知识等服务，免费提供公园、绿地等公共场所全民健身器材，也属体质健康促进资源。各地要对照标准，结合本地实际，抓紧调整本地区基本公共服务实施标准，确保不低于国家标准。各地区实施标准要于 2023 年 12 月底前印发实施，并及时向社会公布。其中，"科学健身指导、群众健身活动和比赛、科学健身知识"包含国民体质监测公共服务内容。2022 年，国家体育总局竞技体育司出台《竞技体育成果全民共享全面推进全民健身公共服务体系建设》，要求"以竞技体育为支撑，在建设体育强国的大背景下，让更多竞技体育成果惠及全民健身，在全力做好新周期奥运备战工作外为高水平体育公共服务体系建设做出努力。""鼓励各级训练单位在保障专业队训练之余，根据训练基地实际情况，有序对外开放更好满足群众日益增长的更高水平健身需求，更好发挥体育场馆的社会效益。""要逐步建立专业人才队伍，服务全民健身需要的健身指导、机能测试、伤病康复和运动餐饮等多项指导服务，使人民群众共享竞技体育发展成果，增强人民群众获得感。"这种提法，非常符合当前我国体育公共服务发展态势，即注重发展竞技体育的同时，竞技体育发展成果还需要惠及更多的普通民众，而国民体质监测公共服务就是让竞技体育成果惠及普通民众最优渠道。

二、国民体质监测在体育公共服务领域的属性

体育公共服务，是为实现和维护社会公众或社会共同体的公共体育利益，保障其体育权益的目标实现，以政府为核心的公共部门，依据法定职责，运用公共

权力，通过多种方式与途径，以不同形态的公共体育物品为载体所实施的公共行为的总称。体育公共服务具有公益性、普遍性、基本性和文化性四个方面的基本特征。体育公共服务有时也被称为公共体育服务，如果不加特殊说明，两个概念一般无特殊差异。我国宪法规定："国家发展体育运动，开展群众性的体育活动，增强人民体质。"《中华人民共和国体育法》也规定："国家发展体育事业，开展群众性的体育活动，提高全民族素质"，说明体育公共服务是公民享有的基本权利。"必须逐步完善符合国情、比较完整、覆盖城乡、可持续的基本公共服务体系"，"更加注重以人为本，促进社会公平正义"。显而易见，大力发展公共体育事业，缩小体育成果共享的区域经济差异，实现体育服务区域均衡发展，让体育公共服务的人人共享的核心理念与价值选择落到实处。

谢叶寿（2017）认为，体育公共服务的实现，包含六种要素：①服务主体，政府体育部门和公共体育组织；②服务客体，社会公众，即民众；③服务导向，实现社会公共体育利益；④服务目标，实现民众的体育权利；⑤服务方式，多主体的多元合作；⑥服务价值，提供社会均等的体育服务。国民体质监测公共服务包含体育公共服务的六大要素，当属体育公共服务领域。

从体育公共服务的分类，分析国民体质监测公共服务在体育公共服务领域的范畴。

（1）按服务形态划分可分为有形服务和无形服务两大类。有形服务包括体育场地、体育设备、体育服装、可穿戴设备等；无形服务包括政策法规、技能培训、活动组织、体育指导、运动康复等。国民体质监测服务属无形服务，同时需要说明的是，国民体质监测的无形服务，包括国民体质监测标准的制定、体质监测服务两方面的内容。

（2）按性质划分可分为基础性体育公共服务、制度性体育公共服务、信息性体育公共服务三大类。基础性体育公共服务，如公共场馆、体育基础设施、健身路径等；制度性体育公共服务，如政策法规的修订、制定体育发展规划等；信息性体育公共服务，如体育知识科普、技能传授、体育宣传。严格意义上讲，国民体质监测公共服务尚不能纳入其中，但国民体质监测的标准制定，属于制度性体育公共服务，体质健康评定、体质健康运动干预属信息性体育公共服务范畴；而体质测试仪器属于基础性体育公共服务范畴。

（3）按领域划分可分为竞技体育公共服务、学校体育公共服务、大众体育公共服务三大类。我国国民体质监测包含学生体质监测和非学生体质监测，主管部门分别为教育行政主管部门和体育行政主管部门，所以，针对不同对象，可划分到学校体育公共服务和大众体育公共服务。

（4）按公共服务产品的排他性和竞争性可将体育公共服务分为纯体育公共服务、准体育公共服务、私人服务三大类。纯体育公共服务如法规、政策、计划等；准体育公共服务，包括场馆设施、健身指导、运动竞赛表演等；私人服务，如体育会所、健身俱乐部等。以此标准，国民体质监测服务中的体质监测标准制定属于纯体育公共服务范畴；国民体质监测实施属准公共体育服务范畴；体育会所、健身俱乐部可进行体质监测，以提高服务的科学性和有效性。

三、国民体质监测在卫生公共服务领域的属性

一直以来，国民体质监测被看作与体育相关的事情，并且一直由体育部门负责。比如在我国，国民体质监测学生部分，由教育部统筹安排，每年进行学生体质测试，但数据提交给国家体育总局国民体质监测中心；非学生群体部分，2000年起，每 5 年进行一次全民性监测，由国家体育总局国民体质监测中心统筹，将监测计划任务发放到各个省体育局国民体质监测处，各个省再将计划下发到下辖各个市体育局（或教育体育局），市体育局再将计划下发给具体抽样的县体育局群众体育科，由群体科负责具体抽样群体的体质监测工作。

随着科技进步，生产力的发展，人类生活方式的巨变，以及"体育—体质—健康"逻辑关系证据链的不断丰富，本书认为，国民体质监测的意义已经远超体育领域的含义，至少应该延伸到卫生健康领域。即是说，国民体质监测公共服务应该更多地纳入卫生公共服务领域。

体质健康归属于体育领域，是因果关系的倒置，是体育价值的内敛。1952年 6 月 10 日，中华全国体育总会成立的大会上，毛泽东为新中国体育工作题写了"发展体育运动，增强人民体质"的口号。这句唱响了多年的口号，深刻地道出了体育与体质健康的关系。也就是说，体育锻炼，可以增强体质，这是体育锻炼与体质健康的因果关系。这个因果关系，并不是体质应该分属体育部门管理的原因。进而推之，体质健康又有什么重要意义呢？如前面论述，体质健康，可以反映个体的健康状态是朝着完美健康状态发展还是向着疾病状态发展，体质状态越好，越有可能向着完美健康状态发展，相反，如果体质状态差，则向疾病状态发展的可能性增高。由此分析，体质健康状态与疾病之间可能存在一种因果关系，因此，体质研究的问题，应该属于卫生健康领域的问题。那么，国民体质监测就应该属于卫生健康领域范畴，国民体质监测公共服务就应该属于公共卫生服务领域。下面，以"体育—体质—健康"逻辑关系为出发点，从公共卫生服务

的内涵、人类疾病图谱变化、运动是良医等角度分析国民体质监测公共服务的公共卫生服务属性。

（一）公共卫生服务包含国民体质监测公共服务

公共卫生服务。公共卫生服务是一种成本低、效果好的服务，但又是一种社会效益回报周期相对较长的服务，它与传统的医疗服务是有巨大差别的。传统的医疗服务以具体的疾病为中心，以治疗疾病为目的；而公共卫生服务，属于公共服务"病有所医"范畴，更多地倾向于影响范围广、对社会经济发展影响深远的疾病，如传染病，特别是致死率高的传染病如鼠疫或传染性强、严重影响人们正常生活的传染病如肺结核。为了能够公平、高效、合理地配置公共卫生资源，必须要明确什么是公共卫生。结合我国公共卫生服务实际，美国对公共卫生的定义值得借鉴："公共卫生是通过评价、政策发展和保障措施来预防疾病、延长人的寿命和促进人的身心健康的一门科学和艺术"。

医疗卫生事业是治疗疾病、促进健康、造福人民的伟大事业，关系广大人民群众的切身利益。所谓人民生活质量改善，就包括公共卫生所倡导的"人人享有基本卫生保健服务，人民群众健康水平不断提高"基本内涵，是全面建成小康社会、推进社会主义现代化建设的重要目标。随着我国经济社会的快速发展，曾经困扰广大群众"看病难、看病贵"问题得到有效缓解。同时，通过国家宏观调控，公共卫生资源的城区与农村逐渐缩小，不同人群享有卫生服务水平的差距正在不断缩小。尽管医疗卫生资源有所发展和壮大，但我们不能自我满足，还需进一步优化，使其在经济社会发展中起到更加强而有力的保障作用。健全公共卫生服务体系，提高公共卫生保障能力和完善疾病控制、卫生监督、妇幼保健、公共卫生信息体系，健全突发公共卫生事件应急机制等举措，基本实现了居民享有安全、便捷和经济的基本医疗和公共卫生服务，保障了广大人民群众的生命安全。

所以，无论是发展民主，促进民主社会的建设，还是保障人民最基本的健康服务，国民体质监测都应该纳入公共卫生服务的范畴。因为国民体质健康监测，可以发现国民健康与疾病发生发展的关系，是卫生信息服务体系的重要组成部分。

我国公共卫生服务的指导思想是坚持预防为主，是我国医疗卫生体制改革的核心理念，是实现人人享有卫生保健的最佳途径。前面已经分析，体质健康状态，决定了个人健康状态的同时，还是预测疾病发展的重要信息。将国民体质监测服务纳入公共卫生服务体系，符合我国当前公共卫生服务预防为主的基本指导思想。当前，我国或者说全世界范围内，所谓的预防为主的医疗卫生体系，是如何践行预防为主的呢？本书课题组与临床医生、省级、市级疾控中心、卫健委相关人员进行访谈，大抵的做法综合起来为两大类。第一类是常见传染性疾病的预防接种，这类预防工作已经形成体系，主要传染性疾病的预防接种已经形成科学合理、有效的流程。第二类是国家、省市卫生统计部门，根据收集的各级医院相关数据，分析某一时期内相关疾病的发生率，结合当前实际情况，预测可能流行的疾病，制定预防策略，通过媒体媒介，广泛宣传，再由相关职能部门进行一定的干预，从而达到预防为主的目的。比如，我国经过改革开放多年快速发展，国民的肥胖率大幅上升，在分析了肥胖与非传染性流行性疾病（NCD）如高血压、糖尿病、高脂血症、心脑血管疾病等相关性后，认为肥胖流行是最大的卫生健康威胁，于是控制肥胖就成为当前我国卫生健康的重要工作。如何减少肥胖的发生？一方面需要从营养摄入进行控制，另一方面需要从增加能量消耗进行控制。营养摄入控制的权威职能部门——中华人民共和国国家卫生健康委员会定期发布《中国居民膳食指南》（2023 年已经发布），其核心就是健康膳食，均衡营养，能量摄入与消耗平衡。其中，控制摄入是核心内容，即减少肥胖的发生。而增加能量消耗，全世界一致的做法是增加体力活动，包括增加家务劳动性体力活动、休闲娱乐性体力活动、交通性体力活动以及增加体育锻炼，其中以增加体育锻炼最为倡导。体育锻炼的权威职能部门——体育部门。在我国，最高的体育职能部门是国家体育总局，针对预防肥胖问题，体育部门也出台了相关的制度、政策、纲要等，如《全民健身纲要》《全民健身指南》《"健康中国 2030"规划纲要》《国家学生体质健康标准》等。特别值得一提的是，美国《健康国民体力活动计划》，每 10 年针对美国国民健康状况，提出针对性的体力活动计划，至今已经发行了第三版。同样，世界卫生组织，也定期针对性地发行了《WHO 体力活动指南》，至今已出版 4 版，推荐的体力活动针对性、有效性更加合理科学。很显然，其针对常见传染性疾病的预防接种，有效防止一些传染性疾病的发生，起到了预防为主的作用。而针对第二类预防，虽然可以起到一定作用，但到底是在已有数据的基础上预测可能的流行性疾病，是否有后知后觉之嫌呢？本书分析认为，及时将国民体质监测纳入卫生公共服务，通过国民体质数据，研究国民体质健康预警体系，是对公共卫生服务的有效补充，是贯彻公共卫生服务预防为主核心要义的最有力补充。

在 2023 年颁布的《国家基本公共服务标准》中，公共卫生服务共设置：（32）建立居民健康档案，（33）健康教育与健康素养促进，（34）传染病及突发公共卫生事件报告和处理，（35）卫生监督协管，（36）慢性病患者健康管理，

（37）地方病患者健康管理，（38）严重精神障碍患者健康管理，（39）结核病患者健康管理，（40）艾滋病病毒感染者和病人随访管理，（41）社区易感染艾滋病高危行为人群干预，（42）基本药物供应保障服务，（43）食品药品安全保障，（44）职工基本医疗保险，（45）城乡居民基本医疗保险等具体公共服务条目。本书课题组分析认为，其中（32）建立居民健康档案，（33）健康教育与健康素养促进，（35）卫生监督协管，（36）慢性病患者健康管理，都可将国民体质监测服务纳入其中。当然，将国民体质监测公共服务单独列项，是最合理的。

（二）人类疾病图谱变化与"体育—体质"的关系

从某种意义上说，人类的进化史就是一部饥饿史，甚至到工业革命之前，人类的主要活动都是以获取食物为根本目的，包括以武力方式进行的版图扩张，即为了从更大的版图中获取更多的食物。生产工具的变革是生产力发展的具体体现，由此，我们可将人类社会的发展分为旧石器时代、新石器时代、铜器时代、铁器时代、机器时代和电子时代。每一次生产工具的进步，代表着一次技术、科技革命，都是对体力活动的一次重大解放，使人们体力活动量大大减少。Eaton等（2003）研究表明，旧石器时代人类步行量男性在 13000~21000 步/天、女性平均约 11000 步/天，每天体力活动的能量消耗约为 1240 卡路里，远远高于当今人类。

发端于 18 世纪的工业革命，将基于粗放型劳动的体力活动大大减少，如肩挑人扛的生产物资转运模式让渡于机械，继而在交通领域发生革命性变革，将交通方式为表现形式的体力活动也大大减少，如步行和驾驭牲口的交通让渡于机动车。Bauman 等（2012）以代谢当量推算古人类的活动量发现，古人类体力活动水平（Physical Activity Level，PAL）在 1.5~2.1（平均 1.75）代谢当量（Mets），而当今发达国家 PAL 上限为 1.5 代谢当量（Mets），当今职业运动员PAL 为 1.7~1.9 代谢当量（Mets）。

现代科技革命（电子革命和信息革命）将精细型劳动的体力活动极大降低，如传统的手工作业让渡于全自动化流水作业；步行交通也压缩到极窄空间，如20 年前大学生洗澡需到公共浴室让渡于现代化学生公寓、上街购物让渡于网购，甚至吃饭都可以足不出户。Church 等（2011）通过 26 项计步器调查数据表明，近 50 年女性每天步行约 7500 步；21 世纪初男性每天能量消耗较 20 世纪 60 年代初减少 142 卡路里，并且中高强度体力活动（工作及体育活动）显著下降。

因此，在科技、生产力进步的同时，人类的体力活动也随之发生变化。体力活动的变化，进而直接导致人类疾病图谱的变化。人类经过几百万年"自然选择"完成古猿到智人的生物进化过程，而从石器时代开始，仅用几千年的时间，形成了现代社会文化进化，特别是电子革命到信息革命几十年的时间，现代社会环境和文化，对人类健康产生了深远的影响。以生产方式的变化，将人类社会简单划分为原始社会（采集狩猎）、农业社会（农耕）、工业社会（机械操作）和信息社会（电子信息控制），人类的疾病图谱分别从损伤、感染、传染性疾病到非传染性慢性病为主，发生着根本性的变化（见图 5-1）。世界卫生组织（WHO）《2020 年卫生统计》显示，2016 年，全球每年有 4100 万人死于非传染性疾病，相当于所有死亡人数的 71%。主要致死非传染性慢性疾病为：心血管疾病（1790 万/年）、癌症（900 万/年）、慢性呼吸系统疾病（380 万/年）和糖尿病（160 万/年）。随着人类生产力的提高，社会环境和文化因素还将对人类健康产生进一步的影响，非传染性慢性疾病是人类社会影响卫生健康的主要因素。

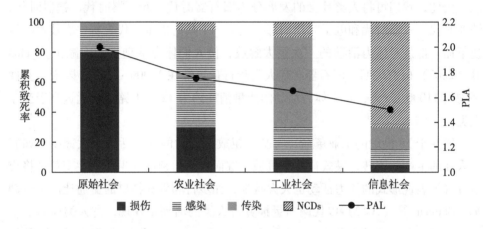

图 5-1　不同社会阶段累积致死率及 PAL 趋势

资料来源：在文献基础上整理绘制。

如果将不同阶段人类社会体力活动按 PAL 进行简约计算，不难发现，随着生产力的发展，不同社会阶段，人类体力活动水平是逐渐下降的。伴随 PAL 变化最显著的，是非传染性慢性疾病，其趋势可描述为：随着人类体力活动水平的下降，非传染性慢性疾病逐渐增加。由此是否可以推断，体力活动下降是非传染性慢性疾病的原因呢？

2010 年，WHO 流行病学调查显示，全球乳腺癌和结肠癌患者中的 21% ~ 25%、糖尿病患者中的 27% 和缺血性心脏病患者中的 30% 发病率是由体力活动不足导致。而在致死数量庞大的非传染性疾病中，10% 的死亡可归因于体力活动不足。Lee 等（2008）研究认为，每年有 530 万人的死亡原因是不运动。上述流行病学调查说明体力活动不足是非传染性慢性疾病发生和致死的原因，那么，增加体力活动是否能有效预防或减少非传染性慢性疾病呢？Strain 等（2020）采用"预防分数"研究体力活动对全因死亡率的影响发现，每周至少进行 150 分钟（累积计算）中等强度有氧运动，或 75 分钟（累积计算）高强度运动，或同等强度的运动组合（中等强度与高强度运动的组合），在全球范围内，每年至少可以预防 390 万 40~74 岁的成年人过早死亡，每年减少中国该年龄段过早死约 101 万人。流行病学正向和逆向调查均说明，体力活动与非传染性慢性疾病关系密切。生理病理学证据也表明，体力活动是非传染性慢性疾病的原因。体力活动是机体能量消耗的过程，体力活动的减少意味着机体能量消耗减少，如果机体从外界摄入的能量没有减少，而消耗减少则会出现能量正平衡，即摄入大于消耗，则多余的能量在机体贮存，即发生肥胖，而肥胖是诸多非传染性慢性疾病如糖尿病、心脑血管疾病等；同时，肥胖机体的长期慢性炎症状态，是发生各类癌症和慢性呼吸系统疾病的诱因。

体力活动缺乏成为当前全球第四大致死因素而受到广泛关注。并且分析认为，体力活动缺乏是导致当前疾病图谱生成的主要原因。2020 年，WHO 官网公布了 2000 年和 2019 年全球致死前十的疾病变化图谱（见图 5-2）。可以看出，在致死前十的疾病中，非传染性流行性疾病（NCDs）占据 7 席，感染性疾病仅占 3 席，而在原始社会和农业社会致死人数最高的损伤致死已经跌出前十；与 2000 年相比，所有 NCD 的致死人数在 2019 年普遍升高，而传染性疾病的致死人数都有所下降。

WHO 分析的具体数据可表现为：2000~2019 年，非传染性疾病导致的死亡人数增加了 1/3 以上，从 3100 万人增加到 4100 万人，几乎占全球死亡人数的 3/4。同样，2000 年，非传染性疾病造成全球残疾调整后寿命（13 亿年）的 47%；到 2019 年，非传染性疾病造成了 63%（16 亿年）；2019 年，四种主要非传染性疾病，即心血管疾病（1790 万人死亡）、癌症（930 万人死亡）、慢性呼吸系统疾病（410 万人死亡）、糖尿病（200 万人死亡）共导致约 3330 万人丧生，比 2000 年增加 28%。

由此，如果说体质健康状态在健康与疾病之间搭起一道桥梁，而体力活动是体质健康的重要因素，专门的体育锻炼是体质健康促进最有效的方法，故将国民体质监测纳入公共卫生服务，有其必然的学理逻辑和对经济社会发展重大的现实意义。

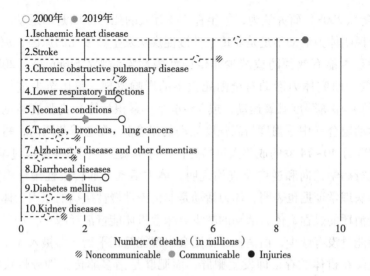

○ 2000年　● 2019年

1.Ischaemic heart disease

2.Stroke

3.Chronic obstructive pulmonary disease

4.Lower respiratory infections

5.Neonatal conditions

6.Trachea, bronchus, lung cancers

7.Alzheimer's disease and other dementias

8.Diarrhoeal diseases

9.Diabetes mellitus

10.Kidney diseases

Number of deaths（in millions）

▨ Noncommunicable　● Communicable　● Injuries

图 5-2　2000 年与 2019 年全球致死前十数据统计

（三）运动是良医与"体质—健康"的关系

运动是良医（Exercise is Medicine，EIM）是 2007 年由美国运动医学会（American College of Sports Medicine，ACSM）和美国医学会（The American Medical Association，AMA）共同提出。2012 年，运动是良医被正式引入中国。最早翻译为"运动是良药"，药，是用来治病的；随着研究的深入，发现运动不仅是"药"，还可以用来治病，并且还可以预防诸多疾病以及对很多疾病的康复有独特的效果。所以，将 Exercise is Medicine 翻译为表述更准确的"运动是良医"。运动是良医，非常准确、科学地概述了体育运动对卫生健康的重要作用。

1995 年，《中华人民共和国体育法》《全民健身计划纲要》相继颁布，是我国践行运动是良医的起点，是新中国体育事业和全民健身事业发展的里程碑，为体育服务健康奠定了法律与制度基础。随着对体育健康促进认知的不断深入，体育健康促进的模式也不断深入，依次可划分为三个阶段，即体医结合阶段（1995~2015 年）、体医融合阶段（2016~2019 年）以及体卫融合阶段（2020 年至今）。

体医结合阶段（1995~2015 年）。体医结合是体育与医疗系统在各自需求的领域进行初步合作，以更好发挥两者结合在疾病治疗和康复中的作用。翻阅典籍会发现，体医结合，贯穿我们人类发展过程。在我国，无论是《黄帝内经》，还是《伤寒论》，都有诸多体医结合的典范，甚至形成了诸多经典体育疗法，如五禽戏、八段锦、易筋经等。体医结合的当代起点，是 1995 年国务院颁布的《全民健身计划纲要》。当时诸多研究发现，危害我国人民健康的主要疾病为脏器类疾病，并且这些脏器类疾病发生的共同诱因是"体力活动缺乏"，故将体育锻炼纳入健康促进成为必然趋势。为提高居民基本医疗保障水平，2010 年，政府将以疾病治疗、疾病康复为目的的运动疗法，纳入基本医疗保障范围，这是体医结合最伟大成就。2012 年，党的十八大提出"坚持为人民健康服务的方向，坚持预防为主"新的医疗卫生服务理念，为科学健身地位的确立奠定了基础。2014年以前，促进人民健康主要依靠医药供给和卫生保健，尚未把运动作为健康促进的必需。2014 年 10 月印发《关于加快发展体育产业促进体育消费的若干意见》，明确"将全民健身上升为国家战略"，这是新中国成立以来在国家政策文件中首次将全民健身定性为国家战略，以此发挥运动在健康促进、疾病防治等方面的积极作用，探索体育与医疗的结合，也是对党的十八大提高人民健康水平、"坚持预防为主"方针的回应与落实，进而构建了运动处方作为健康促进的全新模式。如姜桂萍（2023）所理解的："运动处方为健康促进、应对慢性疾病和功能康复提供了新方向"。与此同时，以治疗疾病为出发点的、外源性方式"药物处方"开始与内源性方式的"运动处方"相结合，即为"体医结合"。这一阶段，典型特征是，在认知上，体育是医疗的一部分，是实现"坚持为人民健康服务的方向，坚持预防为主"重要措施；在实践上，将运动处方与医疗处方在一定程度上进行有机结合，但结合的深度远远不够，依然是以医疗处方为主要手段。这一阶段，体医结合存在的问题主要表现为三个方面：一是在广大人民的意识中，体育作为医疗手段，尚不被认同，民众对体育的认知，依然停留在强身健体范畴；二是体医如何进行结合，尚不具备各方面的条件，主要表现为，医学界的人，未必懂体育，未必懂体育的医疗价值，而体育领域的人，尚不具备从医学、生理学的角度对体育治疗疾病的机理机制进行有效的解释；三是规章制度，至少在我国，尚无明确的体育医疗专业，甚至即便精通体育疗法，未必具备出具运动处方所需要的"医师资格"，即体育结合的所需要的"医师资格"制度尚未开通。

体医融合阶段（2016～2019 年）。体医融合是通过体育与医疗卫生系统的资源整合与相互协同，优化健康资源配置，提升健康服务效率，最终促进全民健康水平提升。2016 年的《健康中国战略 2030 纲要》明确提出：要加强非医疗健康行为干预，以及构建体医结合的疾病管理与健康服务体系，首次提出"体医融合"，确立了健康中国建设国家战略，明确加强体医融合和非医疗健康干预。《全民健康生活方式行动方案（2017—2025 年）》《中国防治慢性病中长期规划

（2017—2025 年）》等相关政策性文件的出台，为"在医疗机构开设运动促进健康的指导服务"提供了政策保障，推动运动处方库建设和推广普及中国人群体育健身活动指南，使全民健身与全民健康深度融合实践成为可能。体育与医疗作为协同单元，具有互补的价值功能。2017 年，体医融合促进与健康研究中心在北京成立，开启了体医融合非医疗健康干预的研究与实践，此后诸多城市如深圳、厦门等都成立响应的机构；2017 年底，"中国医体整合联盟"成立，其目的在于有效整合国内主流体育资源和医疗资源，是我国首家为体育和医疗系统提供整合合作平台及服务保障的联盟，标志着我国体医融合由战略规划进入实质性发展阶段。冯晓露（2022）概述了我国体医融合这一阶段的基本特点：方法融合的全程化、资源融合的多样化、组织管理的协同化。但这一阶段，体医融合依然存在困境：体育、卫生健康、民政等部门体医融合政策呈碎片化，缺乏整体性；有限的体育资源或有限的资料资源，融合的精准性和配置最优化都尚未达到；公民的主动健康意识依然缺失，"重医疗，轻运动"的被动健康理念依旧占据着主导地位。医生的诊断观念依然停留在"医学补救"理念上，体育手段与方法的应用十分欠缺、单一，缺乏系统性；现有体医融合领域的研究主要由体育院校承担，医药院校研究较少，现实情况是，体育院校培养的运动康复人才尚无法获得医师资格，继而无法进入临床操作；运动公共卫生人才目前尚缺乏相应的职业岗位与之匹配。针对此，有学者提出如下应对措施：第一，要建立体医融合的职业资格认证制度，在医院、社区设立相应岗位，严格实行职业资格准入制度，形成高校人才培养与就业的良性循环；第二，要建立体医融合健康促进中心标准体系，引导社会力量大力推进社区全人群的体医融合健康促进中心建设，推进运动处方门诊和体医融合健康促进中心进医院；第三，要支持建立体医融合协同创新国家重点实验室，围绕体医融合关键技术联合攻关；第四，建立体医融合协同创新示范区，鼓励制度创新，以科学循证的方式设计若干体医融合健康促进项目，如体医融合防治高血压项目、骨质疏松项目等，并对证明有效的项目进行大力推广；第五，在人才培养方面，推动体育学与生物医药、生命科学、化学、人工智能等学科的深度融合，推动运动与公共健康专业发展，培养具备预防医学和运动与健康知识、技能和素养的专业人才，为体医融合和体育强国建设提供全面的科技支撑和人才保障，同时把体医融合纳入医院评级的指标体系，纳入医生职前职后教育。

从体医结合到体医融合，不简单只是表述的差异，在内涵、操作实践、目的目标等层面，都有更深远的意义。在内涵上，体医结合认为体育（运动锻炼）

是一种医疗手段，强调运动处方在医疗领域的应用，或者理解为医疗处方+运动处方的医疗模式；而体医融合既强调体育是一种医疗手段，也强调体育的健康促进、疾病预防、疾病康复作用，而不是简单地强调运动处方，既是融合，可能表现在医生开治疗处方时，将运动直接当成一味药，推荐给患者。在强调"以防为主"的健康管理观念下，不单单是医生，更重要的是广大民众要树立预防为主的健康观，但民众在未有明显疾病状态时，不可能随时随地去医院，咨询医生可能产生的疾病。此时，国民体质监测就可以起到健康预警作用，通过科学有效的体质健康运动促进方案，改善体质健康状态的同时，提升整体健康，预防疾病的发生。所以，体医融合必须在政府强有力的主导下进行，由体育部门、医疗部门为主体，其他部门如财政（经费保障）、法律（政策保障）、人力资源（制度保障）等为协作部门，"以人民健康为中心"，综合运用体育和医学的专业知识、技术和方法，对全人群在健康促进、疾病预防、治疗及康复各阶段，生命周期全过程实施的运动促进健康服务模式。该阶段保障政策不断出台，主要从基地建设、联盟成立、人才培养、产业发展等方面助推体医朝着融合方向发展（姜桂萍，2023）。所以，国民体质监测纳入公共卫生服务，是响应国家"以防为主"健康管理观的必然趋势。

体卫融合阶段（2020年至今）。体卫融合，目前尚无权威定义，姜桂萍（2023）认为，体卫融合是体医融合的转型升级，在理念上，预防为主、主动健康；在主体上，协同体育和卫生健康等多元主体；在目标上，人民健康需求为中心，促进人的全面发展；在实践要求上，综合运用体育和卫生领域的专业知识、技术和方法，健康促进，疾病治疗、疾病康复，关注全生命周期的健康治理。体卫融合的思想应该源于2013年WHO提出的"推进全民健康覆盖全球倡议"，该倡议的目标是：确保现在和将来每个公民都可以获得预防、促进、治疗、康复等所需的健康服务。"第三次全球健康转变"中将"全民健康覆盖"作为核心观念，关注全人群、全生命周期的预防投入与健康效益产出。健康覆盖目标的技术关键，与人民群众最关心、最直接、最现实的权益密切相关。2021年，我国"十四五"规划纲要中首次提出"体卫融合"。2022年，中央办公厅、国务院办公厅印发《关于构建更高水平的全民健身公共服务体系的意见》（以下简称《意见》），提出"提高全民健身标准化科学化水平、深化体卫融合"等措施，集中反映了广大群众迫切需要全民健身的科学化指导，提高健身运动专业化水平的愿望。"体医融合""体卫融合"，尽管只有"医"与"卫"只有一字之差，却是理念、思路、实践的巨大变化。体医融合，其中之"医"，侧重于疾病治疗，即便是与"体"融合，体依旧是医疗的手段与方法，针对的是疾病。而体卫融合，以"卫"为主，融合目的不在于治病，而是对疾病的预防以及全生命周期的主动健康，特别是"体"与"卫"融合，更体现了"体"在"卫"中的独特价值。体卫融合是未来疾病防控新趋势，与体医融合相比，是体育与医疗卫生在更广范围、更高层次、更深程度的融合。体卫融合助力健康中国，既是体育功能价值的体现，也是体育回归生活的本质反映。同时，提升健康服务水平也是体育强国建设的重要内容。体卫融合之于中国策略，是健康治理、是健康中国和体育强国建设的重要支柱、是实现全民健康覆盖目标的技术关键。《意见》特别强调"推动国民体质监测站点与医疗卫生机构合作，推广常见慢性病运动干预项目和方法……"在此规范要求下，上海市嘉定区国民体质监测中心形成了独具特色的伤害假定模式，可梳理形成理性共识，使国民体质监测公共服务制度化和规范化，让国民体质监测成为卫生公共服务的组成部分，让体卫融合落到实处，为"健康关口前移""以防为主"创造具体实际可操作的、可量化的模式。

在实践操作层面，各地在国家政策、纲要、意见等文件基础上结合自身条件，努力践行体卫融合。姜桂萍（2023）梳理出我国体卫融合模式主要有三种：医院模式、社区模式和体质监测中心模式。

医院模式。体育作为医疗手段，在医院进行融合。以体育为治疗手段事实上已经存在专门的医院，我们称之为体育医院。它与传统的隶属于医疗系统的医院，都是健康服务的两种方式。在现实层面，传统的医院是主流形式，究其原因，除了历史延续的原因——人们的思维惯性"有病去医院""有病找医生"，而体育作为疾病的治疗、预防、康复作用未被广泛地挖掘。当然，还有重要的原因是，有些疾病，确实不是体育治疗手段可以解决的。既然体育和传统医疗手段都是疾病治疗、预防、康复的手段，人们习惯性地更愿意去医院。如何将体育对疾病的作用有效发挥出来，在医院层面进行卫医融合是首选模式。传统医院对病人进行疾病治疗，都是通过"开处方"的方式进行，即医疗处方，事实上，医院治疗疾病最常用的手段是药物治疗和手术治疗。抛开手术治疗，我们分析药物治疗，药物治疗的处方其本质是告诉病人如何用药的过程。而与医院医疗处方相对应的，体育医院采用体育手段对病人开处方进行治疗——即运动处方。医疗处方、运动处方，既然都叫处方，在形式上都是一样的，只是使用的治病介质不同而已：医疗处方的治病介质是药物，而运动处方的治病介质是运动。体卫融合医院模式应该从三个方面分析其必要性。首先，体卫融合提出的时间节点，体卫融合的提出，是与我国基本卫生健康政策密切相关的。2019 年，国务院发文《国务院关于实施健康中国行动的意见》，提出"党的十九大作出实施健康中国战略的重大决策部署，强调坚持预防为主"，健康中国建设在卫生健康领域的重点是"坚持预防为主"策略，这一思想与传统医院"救治病人""救死扶伤"的"以治疗为主"的现实是不相符的，如何在医院推进"预防为主"理念，体育应该是不错的选择，因为体育锻炼是预防疾病的最科学、最有效、最经济的手段。其次，现有的体育医院在生存及发展上遇到现实的瓶颈。"没病去医院干吗？"是人们的惯常思维，即便是体育医院。这主要与人们思想观念尚未转变有关，即预防的价值远远大于治疗的价值。由此，体育医院的"生意"是冷清的，如国家体育总局运动医学研究所体育医院，我国最早的开设运动处方门诊的医院，没疾病的人很少去，治疗最多的是运动损伤类。黑龙江体育运动创伤康复医院，为了扩大治疗面，采取了线上线下相结合的诊疗模式，人数有所上升，但就诊后因缺乏监督指导，导致依从性差、训练效果难以持续等实际问题。体卫融合的医院模式，可能在一定程度上有助于解决此问题。最后，在医院层面厚植民众"预防为主"的健康观。让医生告诉民众，预防价值远远大于治疗价值，人们更容易接受。

社区模式。社区，是公民生活的最小行政单位，对实现公民社会具有基础性作用。体卫融合从社区开始构建，无疑是最合理的模式。体医融合社区模式在我国最具代表性的为"尚体模式"。尚体全称为尚体健康科技（上海）股份有限公司，是政企在社区层面推进体卫融合的典范，"政"是指上海市政府、民政局、体育局和街道政府——最终落到实处的街道即社区。服务对象为健康人群、亚健康人群、慢性病人群、康复后期人群——真正得病需要去医院治疗的人群，估计都会去医院。干预方式由尚体推出，主要为运动处方但不限于此。由街道提供场地，企业负责投资建设、运营管理。除此，在其他地方也有类似的社区体卫融合模式。总之，社区推进体卫融合有其独特的优势，方式方法上可以更加灵活。

体质监测中心模式。体质监测中心模式主要为健康人群或慢性病人群提供体质监测、慢性病健康指导及运动处方服务。具有代表性的有：一是上海嘉定区的"1+1+2"（1名社区医生、1名社会体育指导员、2名慢性病自我管理组长）社区工作团队模式。通过多年实践证明，该模式有效地管理慢性病人群并显著改善患者健康状态。2016年，上海嘉定模式已制度化和规范化发展。二是常州"2+2"模式，2名医生为公卫和社区各1名，2名指导员为健康生活方式指导员和社会体育指导员各1名。该模式通过免费为居民提供体质监测和适当的科学健身指导，覆盖范围较广，但需要政府投入大量的资金支持，因此发达城市可以借鉴。

从经济社会发展角度分析，运动是良医。2012 年，《柳叶刀》杂志发表文章指出，全球每年因体力活动不足造成的死亡人口有 530 万，如果将体力活动不足的人口减少 10%或 25%，可减少 53.3 万人或 130 万人死亡。北京体育大学运动医学教授王正珍认为，"如果大家都动起来，在疾病预防上的作用是非常强大的，从个人看，运动可以使你不得病、晚得病或者不得重病；从国家看，整个医疗费用、医保支出会有大幅下降"。大力培育"主动健康"意识，让"运动是良医"成为广泛共识。推动健康关口前移、深化"体卫融合"是建设健康中国、体育强国的重要内容。为此，需大力提高广大群众"主动健康"意识，推动从"治已病"向"治未病"转变，重视健身对身体状况的积极影响，形成新型健康理念。《美国总统身体健康与体育委员会通讯》1992 年刊登的一份声明："假如锻炼可以包装成一枚药片，那它应该是全国上下唯一一剂应用最广的良药。"

综上所述，"健康中国"战略需求、体卫融合助力健康中国建设、有"以人民为中心"的健康观、"体育—体质"健康之于人类疾病图谱的变化，都需要将国民体质监测公共服务纳入公共卫生服务领域。

第二节　国民体质监测由谁购买

公共服务是政府的职能，所以公共服务应该由政府购买。国民体质监测既属公共服务范畴，也属政府职能，理所当然地应该由政府购买。本节简单阐述国民体质监测在公共服务具体领域下，应该由政府哪个部门组织购买的问题。

一、针对学生群体的国民体质监测的购买

学生体质监测，主管部门为教育部，在公共服务领域属教育公共服务。在《国家基本公共服务标准（2023 年版）》中，属于第二大类"学有所教"公共服务领域，该领域设置四类公共服务分别为学前教育助学服务、义务教育服务、普通高中助学服务和中等职业教育助学服务。需要说明的是，因为大学教育不属于义务教育，所以未被纳入公共服务范畴，单从教育部学生体质监测要求，大学生是需要进行体质监测的，并上报教育部。在第二大类公共服务"学有所教"，牵头负责单位为教育部；支出责任"按照《教育领域中央与地方财政事权和支出责任划分改革方案》执行"。所以，购买的主体为教育部。在我国的行政管理从属关系而言，教育部负责各级各类学校学生体质监测的顶层设计，包括监测时

间、监测指标体系、监测技术规范（测试方法、场地器材要求、测试人员要求
等）、收集监测数据、分析数据、数据发布、决策支持、经费预算、工作要求等。
省、直辖市教育厅接收教育部关于学生体质监测通知后，根据本省市具体实际，
制定本省市学生体质监测工作通知并下放到下辖市级教育局，具体工作包括教育
部关于学生体质监测的通知、具体责任部门、工作要求、经费预算等，有条件的
省市测试的特殊要求等，有条件的省市，可能会发布本省市学生体质健康公报、
制定适合本省市学生体质健康促进的决策支持。市级教育局根据省市级工作通
知，制定适合本市市级的工作流程、技术规范、工作要求等。最终，学生体质监
测落实到区县级教育局，区县级教育局具体负责辖区内学生体质监测实际工作，
并组织实施监测。实际上，区县级教育局更多时候是将学生体质监测工作通知到
各个学校，包括测试组织、人员培训、测试时间、操作规范、数据上报等。所
以，学生体质监测公共服务部分，服务购买方为教育主管部门，分别为教育部、
省教育厅、市教育局（有的地方叫教育体育局）、区县教育局。

必须指出的是，在我国，真正将学生体质监测以公共服务方式进行购买的方
式服务于学生的模式当前并不多见，绝大多数是由本校体育老师组织本校学生完
成体质监测，分析原因大抵如下：①市教育局没有下拨购买资金，而区县教育局
并没有预算该部分资金；②经过多年学生体质监测实践，各级各类学校基本具备
满足学生体质监测所需的设备器材，并且部分体育老师经过了市教育局等组织的
测试培训，认为有能力完成监测工作。近几年，本书课题组成员有参与教育部组
织的学生体质监测抽查工作，也积极参与本地区学生体质测试监督工作，针对原
因②，课题组经过调研和工作实际，认为：

首先，为了节约资金，学生体质监测测试的指标体系选择和测试方法，是以
各级各类学校能自我满足为出发点的，而实际情况是，不同地区、同一地区不同
级别的学校，资源配置并不均衡。例如，行政主管部门（政府）为各级各类学
校配备身高/体重计、电子肺活量测试仪、跳绳、海绵垫（用于测试仰卧起坐）、
单杠（测试引体向上）、秒表（计时用）、皮尺（立定跳远测距）、100 米直道跑
道、大于 200 米以上跑道的操场（测试男生 100 米、女生 800 米）等。实际工作
过程中发现，电子肺活量测试使用的吹嘴反复使用（酒精喷洒消毒后）、出于安
全考虑单杠是禁止使用的（有的直接拆除收存）、村镇学校根本没有 100 米直道
跑道、没有大于 200 米跑道的操场，非常具有代表性的是村镇学校的跑道操场基
本都是原生态泥土地，遇到不好的天气，监测工作对老师和学生都是极大的考
验。分析认为，针对这些实际情况，至少在区县级政府需要考虑区别对待，对不

具备基本测试条件的学校，是否组织其他测试模式呢？诸如集中组织学生到具备测试条件的学校、体育场馆等。

其次，测试数据的有效性问题。具体表现为：①数据的可比性问题。试想，有的学校是标准塑胶跑道操场，有的学校是坑坑洼洼泥土地非标准场地，学生在不同场地上进行测试项目的结果没有可比性。立定跳远：部分学校在标准起跳板起跳再到落入沙坑，部分学校是在跑道上画线起跳，有的学校是在体质测试仪器立定跳远测试仪上进行测试，这些数据都不具备统一性、可比性。②操作标准实难统一。除场地器材是操作标准难统一的原因外，还包括学生测试中使用的仪器，国家在对学校配备体质监测仪器时，仅列出仪器的技术参数，并未统一指定品牌（从市场角度而言，这是符合市场规范的），而事实是不同商家提供的测试仪器，还是存在一定误差的，即其器械误差。除了器械误差，还存在人为的测试误差等，导致数据有效性存疑。③数据真伪。2017年9月17日，《中国青年报》刊发了南开大学校长龚克在"全国学校体育工作座谈会摘登"——《本科生申请奖学金需看体育成绩》的报道，指出，南开大学2017年本科毕业生体质健康合格率仅仅为37.1%，远远低于教育部规定的上报数据的95%以上，而自2015年，该校由同方健康科技（北京）股份有限公司量身定制了集"项目测试、数据采集、传输存储一体化"的整套体质测试设备。教育部发布的《国家学生体质健康标准（2014年修订）》中有"测试的成绩达不到50分者按结业或肄业处理"的规定，大学生体质测试达标率不合格，核减招生数量，甚至停招整顿等刚性规定。因为学校作为利益方，不可能让大面积学生不能毕业，从而影响学校声誉，况且测试和数据上报都是由各个学校自主完成。此外，学生体质监测作为学校常规性工作，因为缺乏监督，测试老师报酬较少，加之上报数据无反馈，导致测试老师产生倦怠等现象，是数据真实性存疑的一个因素。

二、非学生群体的国民体质监测购买

学生群体的体质监测，每年都进行，数据每年都上报。从2000年起，非学生群体的国民体质监测，每5年进行一次，为了数据的连续性、可比性和动态性，测试的抽样样本基本固定。所以，非学生群体国民体质监测有两个典型特征：一是时间上，每5年监测一次；二是非全民覆盖，只是抽样进行监测，在没有特别说明的情况下，抽样样本是相同的，这种同一样本每隔5年检测一次，对样本数据的纵向比较有意义，但横向比较意义相对较小。在组织程序上，非学生体质监测与学生体质监测大体相似，但主管部门不同。非学生群体体质监测的最高主管部门为国家体育总局，具体部门为国家体育总局体质监测中心。省市级非学生群体体质监测行政主管部门为省市级体育局下属的群众体育司，有些省市群众体育司下设体质监测部门。市级体育局（有些地方教育局和体育局合署办公，称教育体育局）群众体育科，最后具体组织、负责实施群众体质监测的是区县级体育局群众体育科。具体的测试指标，前面已有阐述，在此不作赘述。

在具体组织实施上，群众 5 年一次的国民体质监测，因为抽样基本原则是每个被抽中的地区，必须有城区、乡镇、农村的人员，所以，区县级体育局群众体育科都必备相应的体质监测设备，需要测试时，用一辆专用车将设备运送到对应场所，一般称为体质监测车。为了研究我国国民体质监测现状，本书课题组主动参与 3 个省 2020 年群众体质监测工作，经后续交流与整理，得出以下认识：①各级领导重视。省市体育局得到国家体育总局通知，在对应联席会上讨论该项工作，对本省市被抽中的设市区县，安排专人定点负责；省市级专门负责人亲自到市级体育局安排体质监测工作：下发通知、商定监测流程、组织宣传、组织人力、设备准备等具体工作；市级体育局安排专人定点负责辖区被抽中区县体质监测工作；区县体育局群众体育科，分别安排联络组、宣传组、测试组（包括现场统筹、测试操作、数据采集等）、仪器设备组等相关工作，其中，设备准备和测试人员培训是重点。负责群众体育的体育局局长或副局长为第一责任人。②测试操作流程顺利流畅。调研结果表明，总体而言，体质测试、数据收集、数据上报等具体实际操作环节工作进展顺利、流畅，说明前期宣传、组织、对接工作良好，基本能在规定的时间内，根据测试样本数量要求，完成体质监测工作。

在调研过程中也发现以下问题，值得我们针对性改进。①民众对体质监测工作的内容、内涵、意义尚不明确。本书课题组在参与体质监测过程中，与备测民众交流，发现绝大部分居民对什么是体质监测、体质监测的目的、体质监测的意义等都基本不了解。在一些农村监测点，由于备测居民不了解监测意义以及需要保持生产和家务等劳作，不太愿意主动进行体质测试，组织部门和村委会以发放肥皂、洗衣粉、毛巾、牙膏牙刷、米面等奖品吸引居民前来参与测试。这与国民体质监测的目的意义不相符。②样本量问题。随着我国改革开放深入推进，国民经济快速发展，人口流动性大是显著特征。城市对农村就业人口的吸引力远远高于农村，导致农村绝大部分是留守儿童和留守老人，而留守儿童一般都是适龄学童，体质监测由学校负责，剩下的只有留守老人，数量上很难满足监测样本量要求。为了解决监测样本量不足的问题，有少数农村被抽中的监测点，监测组将测试选择在就近人口相对集中、数量较大的企业、社会组织、社团等进行监测，以解决检测样本不足的问题。③测试人员工作责任心问题。实际调研发现，所有参与监测的工作人员，事先都经过检测培训，能规范完成检测过程，但有少部分工作人员，责任心不强，检测时敷衍了事或者不完全按照检测流程完成检测。也有少量工作人员岗前培训不认真，检测过程中显得业务不熟。④只测不监。这是我国当前体质监测共性的问题，即所有的体质监测，对民众而言，只管测试，没有体质健康结果反馈、没有体质健康促进干预方案，以至于测试完了，民众根本不知道干了啥，为什么干。这是国民体质监测最大的不足，在后续工作中必须加以改进。本书课题组认为，国民体质监测最大的目的和最终目标是"以监促改"，即经过体质监测，改善国民体质健康状态，体现"以人民为中心"的"健康中国"建设。

除了 5 年一度的全国性国民体质监测，在部分省、市，结合自身条件，采取形式多样、内容丰富多彩的国民体质监测服务工作。如江西省体育局国民体质监测中心，拥有集体质测试、数据采集、体质健康评估、体质健康促进运动干预（针对体质健康数据，对被测者开出针对性、个性化的运动处方）为一体的体质监测系统，该中心每年制定工作计划，包括每年举行体质健康宣传教育（讲座等形式）场次、体质监测样本量等，这些均有相应的财政经费预算，支出口径为省财政和公益体育彩票支出。据悉，该项工作，每年收集南昌市民为主的测试样本量在 4000 人次左右。福建省由厦门市体育局与集美大学体育学院，采取协议合同的方式，对厦门市市民进行体质健康服务，服务内容包括每年 5 次大规模的国民体质健康宣传，每年对不少于 5000 人次的国民体质监测服务，服务内容除了国民体质测试，还包括国民体质健康评估、体质健康促进等，集美大学体育学院每年向市体育局出具一份厦门市国民体质健康公报。相关费用由市体育局向集美大学体育学院支付，市体育局的经费来源由财政拨款和体育公益彩票支出。

依据《国家基本公共服务标准（2023 年版）》，国民体质监测服务科纳入"九、文体服务保障"中"（81）全民健身服务"，其范畴为"提供科学健身指导……科学健身知识服务"，牵头单位为国家体育总局，由中央财政和地方财政共同承担支出责任。

三、归属卫生公共服务的国民体质监测的购买

本章论证了国民体质监测公共服务应该归属于卫生公共服务领域。依据《国家基本公共服务标准（2023 年版）》，国民体质监测公共服务可能纳入的范畴，分别阐述其购买主体和支出责任的单位。首先，国民体质监测公共服务可纳入之

"四、病有所医"之"10. 公共卫生服务"的"（32）建立居民健康档案"，购买主体为国家卫生健康委员会，费用由中央财政和地方财政共同承担支出责任；其次，可纳入的"（33）健康教育与健康素养促进"，《国家基本公共服务标准（2023年版）》认定的牵头责任单位为国家卫生健康委、国家中医药局、国家疾控局，从国民体质监测的性质而言，本书课题组认为，国家中医药局不宜作为购买主体，支出责任单位依旧是中央财政和地方财政共同承担；最后，国民体质监测公共服务可纳入的"（35）卫生监督协管服务"领域，其购买主体为国家卫生健康委、国家疾控局，支出责任单位为中央财政和地方财政。总之，国民体质监测公共服务归属于卫生公共服务范畴，其购买主体应该是国家卫生健康委员会或/和国家疾控局，购买所需费用由中央财政和地方财政共同支出。

国民体质监测无论是学生群体还是非学生群体，隶属于体育公共服务范畴还是卫生公共服务范畴，其购买主体都不相同，支出责任单位都为中央财政和地方财政。购买主体不同，数据最终归口则不同，数据分析和挖掘所产生的效果也不一样。当国民体质监测公共服务归属体育范畴时，数据处理的结果倾向于如何采用体育的方法对国民体质健康促进进行决策支持，即以提高国民体质健康水平，针对性、个性化运动处方的推送。当国民体质监测公共服务归属于卫生公共服务范畴，数据处理结果可能更倾向于整体健康评估、个体健康水平、由体质指标预测可能发生的慢性疾病等，进而采取相应的健康教育，提升健康素养，起到卫生公共服务"预防为主"的目的。所以，不同的数据处理部门，会产生不同的卫生健康效应，在我国主倡"以人民为中心""预防为主"的健康理念下，数据多部门共享才是核心，无论是购买主体还是政府哪个部门。

第三节 国民体质监测向谁购买

一、公共服务的政府生产

公共服务是政府的一项重要职能，政府购买公共服务逐渐成为一种世界性的制度安排，也是学术界研究讨论的热点问题。政府是公共服务购买的主体，但采取什么样的购买方式、向谁购买，与各国的政治制度、经济体制、文化传统、市场培育、公民社会建设成果等紧密相关。政府是公共服务的供给主体，我们不禁要问，政府为什么不自己生产用于公共服务的公共产品，而是要向社会购买呢？

确实，从世界各国的情况看，政府提供公共物品有两种基本方式，一是政府直接生产，二是政府间接生产。政府不能直接生产用于公共服务的公共产品，理由其实很简单。原因一，有限的政府，不可能生产出满足全民的无限多的公共服务产品。一般认为，政府的基本职能包括政治职能、经济职能、文化职能、公共服务职能、生态职能（也称运行职能），公共服务职能只是政府职能的一部分，如果所有的公共服务都由政府直接生产，政府机构又是何其臃肿？原因二，政府生产的不专业性。以国民体质监测公共服务为例，如果由政府直接生产相关服务产品，那么政府相关工作人员就必须是该领域的专业人员，很显然，这是不可能实现的。原因三，如果公共服务都由政府直接生产，政府就无法行使其他职能，政府工作效率会大大降低。同时，由于政府不一定具备敏锐的市场洞察力，即便生产直接生产国民体质监测公共服务，其效率也不会高，与服务型政府提高工作效率相悖。所以，政府购买公共服务逐渐成为一种世界性的制度安排。政府购买公共服务，也称作公共服务市场化，指"政府筹集各种资源，通过民主的政治程序设定社会需要的优先目标，与此同时，利用私营部门之所长，组织商品和劳务的生产"。

为什么公共服务必须由政府购买？新公共服务理论从需求的主体，即公众需求的角度进行了深入论证。为什么强调是公众需求？因为新公共服务理论认为，政府服务的对象不是"顾客"，而是"公民"，这是给予民主公民权社会建设的基础。在该理论构架下，政府购买公共服务至少有三大优点：一是可以提高效率，节约成本，这契合了新公共行政理论的"精明买主"要求；二是服务的是公众，含有公民权的更广泛的人民群体，有利于民主社会建设；三是购买的市场机制有效避免了传统官僚体制的种种弊端。企业家政府理论，顺应当前服务型政府而来，主要解决政府购买中"政府如何充当精明的买主"，美国学者西尔克总结了来自美国、德国、加拿大、澳大利亚等国100多项公共服务市场化的研究成果发现，公共服务市场化和社会化的方式可实现20%~50%不等的成本节约。政府与市场的特殊结合而带来一系列挑战和约束却制约了政府实施积极管理，这些挑战和约束主要体现为"供给方缺陷"和"需求方缺陷"两个主要方面。所谓"精明的买主"指"有能力区分不同市场表现出来的不同问题，还要用不同的方式管理多样化的微妙关系"，"能否成功超越和克服需求方缺陷和供给方缺陷，是决定政府购买公共服务成败的关键所在"。

所以，政府是公共服务的供给主体，其供给模式不可能直接生产，主要依靠间接生产，即购买。政府间接生产公共物品主要有以下方式：政府与私人签订生产合同（典型的市场购买模式）；授权经营（市场不足情况下）；出让经营权（政府主建、社会组织主营）；政府经济资助（政府出资、社会组织建设并经营）；政府参股。

本书从公共服务的政府购买模式，以及公共服务承接主体的性质，分别讨论政府生产国民体质监测公共服务中"向谁购买"的问题。

二、购买模式决定了向谁购买

政府购买公共服务是当前国际上通用的有效解决公共服务供给不足、政府供给效率低的问题，是促进政府职能转变、促进社会服务均等化的新途径。20 世纪 70 年代末以来，基于当时政府公共服务供给出现的多方面问题，行政改革呼声一浪高过一浪，主要集中于三个方面：臃肿的行政机构效率低下；公共服务质量如何提升；降低公共服务行政成本。政府购买公共服务是行政改革过程中出现的政府治理的新元素（王春婷，2011）。王浦劬、莱斯特（2010）认为，政府购买服务包含如下元素：政府购买服务的委托主体是政府，受托者是营利、非营利组织或其他政府部门等各类社会服务机构，表现为一种通过政府财政支付全部或部分（具体需分析所提供的公共服务的性质）费用的契约化购买行为；政府购买公共服务的行为其本质是履行服务社会公众的责任与职能，并承担财政资金筹措、业务监督及绩效考评的责任。

2013 年，国务院办公厅印发《关于政府向社会力量购买服务的指导意见》（〔2013〕96 号），指出，"进一步转变政府职能、改善公共服务作出重大部署，明确要求在公共服务领域更多利用社会力量，加大政府购买服务力度""发挥市场机制作用……""……政府把一部分公共事务，交由具备条件的社会组织承担……"文件明确指出，政府购买公共服务是转变政府职能、提升工作效率的必由之路，文件对"向谁购买"的问题，其措辞是"社会力量""社会组织"，但并未明确其"公""私"性质和"营利"与"非营利"性质。2019 年，中华人民共和国财政部颁发《政府购买服务管理办法》，"第一条　为规范政府购买服务行为，促进转变政府职能，改善公共服务供给，根据《中华人民共和国预算法》《中华人民共和国政府采购法》《中华人民共和国合同法》等法律、行政法规的规定，制定本办法"。说明公共服务的政府购买必须遵守的几个基本法。在承接主体上，明确规定"第六条　依法成立的企业、社会组织（不含有财政拨款保障的群团组织），公益二类和从事生产经营活动的事业单位、农村集体经济组织、基层群众性自治组织，以及具备条件的个人可以作为政府购买服务的承接主体。""第七条　政府购买服务的承接主体应当符合政府采购法律、行政法规规定的条件。""第八条　公益—类事业单位、使用事业编制且由财政拨款保障的群团组织，不作为政府购买服务的购买主体和承接主体。"这是对政府购买公共服务承接主体最翔实的规定，简而言之，承接政府购买公共服务主体的，既可以是个人，也可以是企业、社会组织，既可以是营利性的，也可以是非营利性的。

国外政府购买公共服务的模式，根据各国的政治、经济体制和文化传统的特点，大致可分为四种类型：一是以美国和英国为代表的盎格鲁-撒克逊模式，这一模式的主要特征在于倡导市场竞争和坚持公共服务的市场化导向，鼓励社会参与公共服务的提供，使公共服务供给更高效灵活；二是以法国和德国等欧洲大陆国家为代表的大陆欧洲模式，其特点在于有限市场化导向，只是在部分公共服务领域引入市场竞争，采取购买的方式提供；三是以北欧国家为代表的北欧福利国家模式，其特色在于公共服务供给尤其是社会保障和社会福利方面完全由政府通过高税收和高福利的形式予以承担，政府是公共服务提供的决定因素；四是以东亚国家为主的东亚模式，其重要特征在于对政府对公共服务领域的直接干预，政府仍是公共服务的供给主体，市场化程度低，缺乏竞争。因此，可以看出，西方国家政府购买公共服务四种模式，是按照公共服务市场化程度为分类标准归纳而来，即市场越开放竞争越激烈，公共服务市场化程度越高，反之，闭塞的市场缺乏竞争活力，公共服务购买市场化程度低下。

国内学者对政府购买公共服务模式的分类比较一致。首先分析买卖双方的依存关系：独立关系、依存关系；其次是购买模式：竞争性购买、非竞争性购买。基于上述维度两两组合，形成四种购买模式。如王浦劬（2010）在总结国外公共服务购买实践的基础上，从我国社会经济实际出发，认为我国政府购买公共服务也应遵从上述四种模式：独立关系竞争性购买模式、独立关系非竞争性购买模式、依赖关系非竞争性购买、依赖关系竞争购买。并分析我国当前的购买关系和竞争特点，最重要的是前面三种模式，因为第四种模式只是理论上的存在，现实中可能并不可见。

1. 独立关系竞争性购买模式

独立竞争性购买模式，本质是政府采购招标，指政府采取竞争的方式，以公开招投标的形式，用契约合作的形式向具有独立性的社会组织购买公共服务的行为模式。这种模式至少要满足两个关键条件，一是公开招标、投标；二是建立在不同主体契约关系之上的购买程序和购买合同。独立关系竞争性购买，指购买方与政府不存在直接的利益关系，购买方在商业行为中独立于政府。竞争性购买条件是在市场状况存在纯粹竞争的条件（大量的卖主、完全相同的产品、新卖主可以无限制地加入市场）下，竞争性购买条件为：买主对市场状况完全了解；买主购买的某种产品在费用上没有差别；买主可以得到自由供应，不存在配给和限制；没有任何买主大到足以行使"买主垄断"力量，而通过自己的购买来影响市场价格水平。只要存在竞争性购买条件，政府的支付意愿就反映了某一产品的真正利得（对消费者）或成本（对生产者）。独立性和竞争性的内涵说明，这一购买模式更多的受市场支配，而非政府支配，政府在这一购买模式中，仅仅是购买者（或者叫买方），并且其购买行为必须符合市场规则。在这种模式下，政府购买行为的"向谁购买"，我们可以更准确地定义为向市场购买，而符合竞争性卖出产品的市场主体，更多地倾向于以社会资本为主体的企业。

　　从独立性特点看，企业的生存不依赖于政府，特别是财政上不依赖于政府。从竞争性特点看，符合市场竞争基本要求，政府从竞争的市场能获取更有利于提供优质服务的企业。所以，从根本上看，这一购买模式的承接主体就是企业，并表现为以获取利益为目的的企业。《政府向社会力量购买服务的指导意见》对承接主体的表述为"发挥市场机制作用"社会力量都可以是公共服务的购买主体，可以是营利性的。从国民体质监测公共服务来看，营利性企业参与公共服务供给是有其必要性：①能提供更好的服务。市场能提供国民体质监测公共服务的企业很多并满足市场机制，从政府角度而言，预示着政府有更多的选择，能从诸多企业选择提供最优质服务的企业，提供更好的公共服务。②节约了政府成本。短期的一次购买，政府开支减少；长期而言，充分发挥了市场对资源的调配作用，减少了社会资源浪费。③减少了政府人力投入，使政府工作人员有更多的精力行使其他服务。④从受众而言，可以使受众面更广，即使以营利为目的，也可以长期进行体质健康监测，而并不局限于每年固定的时间段，覆盖率可以更广。⑤当前体质测试设备主要集中在政府部门和学校，使用率极其低下，如学校体质测试每年集中在 9~11 月，因为教育部要求各个学校在此时间段上报测试结果；再如政府配备的国民体质测试设备，基本每 5 年才使用一次（从 2000 年开始，形成每 5 年进行一次全国范围的国民体质监测），所以，设备使用率极其低下，典型的社会资源闲置浪费。市场机制有利于发挥市场对资源配置的调节作用。

案例分析

项目名称：FD县《国家学生体质健康标准》测试和数据上报社会化服务项目

招标（采购）方式：公开招标

项目编号：×××××××××××××

采购人：FD县教育体育局

招标代理机构：FD县公共资源交易中心

资金来源：财政支付

项目预算：××××××

项目类别：政府采购货物

第一步，招标代理机构根据采购人需求，形成《政府采购货物招标文件》。

第二步，招标代理机构在政府采购网发布招标信息，通知相关社会组织购买招标文件，并确定招标时间与地点。

第三步，投标供应商如满足招标需求，招标文件中需要响应的条款必须逐一响应，形成投标文件。

第四步，招投标。招标代理机构从相关专家库随机抽调专家组成评标专家团。评标专家团首先与采购人一起研读招标文件，讨论后达成评标共识；然后对所有投标供应商的标书进行逐一评价，剔除不满足条件的供应商，然后价低者中标；如其他条件相同且价格相同的多家供应商，则需现场叫价来确定最终供应商。

第五步，中标公示。

第六步，中标供应商（此时可称之为卖方）按招标文件实施服务。

在这里需要特别说明一点的是，"投标供应商资格"有非常严格的要求，其中"1. 符合《中华人民共和国政府采购法》第二十二条规定"，而"第二十二条"表述为："（一）具有独立承担民事责任的能力；（二）具有良好的商业信誉和健全的财务会计制度；（三）具有履行合同所必需的设备和专业技术能力；（四）有依法缴纳税收和社会保障资金的良好记录；（五）参加政府采购活动前三年内，在经营活动中没有重大违法记录；（六）法律、行政法规规定的其他条件。采购人可以根据采购项目的特殊要求，规定供应商的特定条件，但不得以不合理的条件对供应商实行差别待遇或者歧视待遇。"尽管"第二十二条"没有明确说明供应商的性质，但从条款来看，基本上以营利性的企业，包括公营企业和私营企业。

最终，中标公司按投标文件顺利完成本次商业活动。

需要说明的是，本次服务的最终绩效，并没有得到评估。

独立关系竞争性购买模式的优点：①公平。因为是公开招标，所以所有符合资质的社会组织都可以参与，享有得标的权利并且机会均等，即为公平。②价格合理。如前所述，购买方是信息优势方，掌握的关于公共服务产品价格信息远远高于政府（买方），所以，其竞标价格一定不会在标底上下波动太大，加之竞争社会组织之多，最终，政府购买的公共服务价格一定是最合理的。在此不妨再稍加论述：培育成熟的供给市场，让市场对公共服务产品进行定价，是实现公共服务购买政府充当精明买主的自然选择。③改进品质。因公开招标，为了中标，各社会组织一定会将自己最高品质的产品展现出来；同时，为了下一次能再次获标，在公共服务供给过程中，社会组织也会进一步提升产品质量或服务过程。④减少徇私舞弊。各项资料公开，办理人员难以徇私舞弊，招标程序越规范、越透明，招投双方徇私舞弊的机会越少。⑤了解来源。这是政府了解市场的重要渠道，通过公开招标方式知道应标社会组织的规模；通过招标宣传，可以扩大供应来源，有利于市场培育。

独立关系竞争性购买模式的缺点：①采购费用较高。招标需要一整套完整的流程，前期需制作招标文件，招标公开登报，招标会场布置等均需要花费大量人力和财力；如果发生无效中标（没有符合竞标的市场），前期开支就是浪费。②手续烦琐。招标前需要进行各种准备，如准备招标文件，招标文件无论是政府还是招标机构，都是不具备制作能力的，可能需要引入第三方；场地、人力准备；投标方资质审核等。招标中，流程要合理，过程要透明，主要是找到合适的评标专家，能权威地解释投标方质疑不允许发生差错，否则会造成纠纷。③可能产生串标通标。针对金额较大的投标项目，投标者之间可能串通投标，做出不实报价或任意提高报价，给招投标双方造成困扰和损失。④可能造成抢标。主要表现为某一投标方因有符合招标的产品又急于兑现，做出不合理报价，形成抢标，从而导致偷工减料、交货延期等风险。⑤衍生其他问题。事先无法了解投标企业或预先没有进行有效的信用调查等现象，可能会衍生意想不到的问题，如中标企业倒闭、转包等。

2. 独立关系非竞争性购买模式

这是指定性购买。首先，在买卖双方的依存关系上，政府与社会组织是独立关系，在资金、人事、组织关系上与政府不存在依附或从属关系；从购买程序上，不具备或不能采取公开招标方式购买；如此，政府直接制定与某一社会组织签订公共服务供给协议（杨海霞，2013）。根据购买公共服务过程中，政府部门与承接主体之间的关系是独立关系，说明买方（政府或政府部门）与卖方（公共服务承接方）没有依存关系，至少在财政上卖方资金来源不依赖于政府。根据公共服务是否具备公开招标、建立在不同主契约关系之上的购买程序与购买合同这两个要件，公共服务独立关系非竞争购买符合契约双方主体独立、具有明确的购买目标两个条件，但购买政策是政府部门单方制定的，服务承接方也是政府部门通过非竞争性过程决定的。政府具有购买相应公共服务的意向，但不具备独立生产公共服务产品的能力，而承接主体具有独立生产公共服务的能力，同时市场不具备符合竞争性购买的独立承接主体的基本数量，则政府只能通过非竞争性购买的模式购买承接主体的公共服务产品，以满足公共服务的民众需求。简而言之，公共服务的独立关系非竞争性购买产生的原因包括：一是政府不具备自我生产的公共服务所需的公共产品的能力；二是不能进行竞争性购买，即虽为市场但又不具备竞争性购买的市场条件——市场培育不完善；三是可能存在具备生产相关公共服务产品的社会组织，但这些社会组织不具备竞争性购买的条件，如中国红十字会具备生产国民体质监测公共服务的公共产品，但其是非法人社会组织，就不具备竞争性购买招投标资格。公共服务的独立关系非竞争性购买又可细分为体制内吸模式与体制外非正式的按需购买模式。

如前分析，关于独立关系非竞争性购买"向谁购买"的问题——即承接主体，则表现得非常灵活。从是否营利看，营利性组织和非营利性组织都可以是承接主体；从承接主体公私属性看，国有企业和私营企业、社会团体等均可是承接主体。

案例分析

在上海市"社区公益服务创投"项目的运营工作中，上海市民政局通过指定购买服务的形式先后委托上海浦东非营利组织发展中心（NPI）和上海市公益事业发展基金会负责实施。NPI是民办非企业单位，成立于2006年1月，其业务范围是：承办政府委托的公共服务项目、公益组织的培训与咨询、公益活动的策划与实施、公益信息的交流与出版。上海市公益事业发展基金会是一家致力于支持民间公益组织的资助型公募基金会，成立于 2009 年，其业务范围是：资助公益机构提供转化服务及专业化的社区服务；资助公益机构提供能力建设；资助公益机构对国内社会组织发展现状进行研究。无论是 NPI 还是上海市公益事业发展基金会，都具有独立性，在资金和人事方面均与政府不存在依赖关系，二者在关系上是独立的；但在购买过程中政府指定购买 NPI 和上海市公益事业发展基金会承办"公益创投"的服务。这种购买关系，是典型的"独立非竞争性购买模式"。

国民体质监测公共服务完全可以采取该模式进行。

针对国民体质监测公共服务购买，分析独立关系非竞争性购买不同承接主体的利与弊。

营利性组织非竞争性购买国民体质监测的优点：

（1）有利于政府转变职能。全能政府是计划经济时代政府的典型特征，对于所有社会事务，事无巨细均由政府大包大揽，政府既是"舵手"，又是"划桨人"；既是"管理者"，又是"执行者"，既是"买方"，又是"卖方"，既是"设计者"，又是"生产者"。但是，这种新公共管理思潮背景下的"小政府、大社会"，政府职能随公共服务需求量的增加必须逐渐转变，要求政府在公共行政领域大胆放手，交由市场管理运营，政府是"舵手"，社会组织是"划桨人"；政府是"管理者"，社会组织是"执行者"；政府是"买方"，社会组织是"卖方"；政府是"设计者"，社会组织是"生产者"——此即政府向社会组织购买服务。政府供给服务的方式由自身生产转向购买，将政府从原来烦冗复杂的公共服务产品生产中解放出来，缓解了行政履职压力，便于政府腾出行政资源更好地实现其他行政职能，进而提高政府的行政效率——即管理型政府向服务型政府转变，提高行政效率。就国民体质监测公共服务而言，如果完全由政府全程包揽，首先在人力上是不现实的；其次在财政上也不现实——单是人力薪资就是政府不可能承担的；最后各级政府都购买相应的体质监测设备，是社会资源的巨大浪费。

（2）专业的人做专业的事。公共服务（产品和服务过程）交由社会组织提供，有利于提高公共服务质量。国内外诸多实践结果表明，如果公共服务由政府和事业单位提供，往往因其专业性（公共服务产品生产和市场化运作）不强，导致供给效率低下等问题。营利性组织（可简述为企业）之所以能够营利，是因为其在某一方面具有专业性，能为市场提供相关产品（商品），通过市场交换产生新的更高的价值，此即专业的人做专业的事。就公共服务而言，专业的公共服务交由专业的社会组织完成。就国民体质监测公共服务而言，能提供国民体质监测公共服务产品的营利性组织，必定是专业性组织，政府向其购买公共服务产品，有助于提高国民体质监测公共服务的质量。

（3）促进社会公平性，提高公共服务普惠性。社会组织承接公共服务后，向社会全员无差别提供公共服务产品。由于公共服务是公共产品的非排他性和非竞争性特征，保证了提供的产品全社会均可使用，并不会因为增加了服务受众而增加成本，促进了社会公平，有利于社会和谐。此外，当前国民体质监测服务采取的是抽样、5 年一次监测，究其原因，当前国民体质监测服务依然是政府提供，包括购买和生产（既是"舵手"，又是"划桨者"），所以根本不可能大面积或全覆盖地提供服务。如果实行"政府购买公共服务模式"，让专业的人做专业的事，则可以让国民体质监测公共服务全民共享，提高公共服务的普惠性。

营利性组织非竞争性购买国民体质监测的缺点：

（1）供应商垄断与购买双方的投机行为。之所以没有进行竞争性购买，无非两个原因：一是区域内没有更多符合购买资质的社会组织（特别是营利性社会组织），即不具备竞争性购买的市场，政府只能卖给某个社会组织，导致该类公共服务的市场垄断；二是政府部门某些个人，出于自身利益的考虑，无论是否具备竞争性购买的市场，将公共服务直接指定给某一社会组织承接；三是政府无法克服与供应商的信息不对称问题。

（2）购买模式中存在风险。任何一种购买方式都内含着不同的风险。投机取巧与非法行为容易在竞争模式中找到；而作为市场信息劣势方的政府，其主导谈判、内幕交易、购买程序不透明等问题则多发生在谈判购买模式中；尽管合作模式广受追捧，能够发挥供应方的优势，能够实现政府与社会组织的合作，但也隐含着由合同关系转化为依赖关系，甚至发生政府被供应商"俘获"的风险。

（3）公共责任的严重缺失，增加了公共服务的不可控性。追求利益最大化是营利性组织的天性，营利性组织可能在计较投入产出率和回报率时，忽略社会责任及公共利益。正如"如果只有一个地方出售热狗，那么卖热狗的人就没有机会提高质量或服务"。

（4）由于是非竞争性购买，导致社会资源闲置、亏损严重。在利益驱使下，个别营利很低的服务可能无人问津，造成严重倾斜和资源的闲置，使市场萎缩，甚至失灵，不利于市场培育，进而削弱市场对资源的配置作用。

营利性组织在提供公共服务上以追求利益最大化，在市场监督机制缺陷或不完善、政府不道德行为时，营利性组织不是提供公共服务的最佳选择。此时，非营利性组织可能是非竞争性购买是更合时宜的选择。非营利组织有时也称作第三部门，与第一部门（政府部门）和营利性社会组织的第二部门（私人部门），形成三种影响社会的主要力量。非营利组织尽管其资金来源不依赖市场化经营，但必须产生收益，以获得其活动所需的必要资金。但是，其收支受到组织性质条件的限制（如营销收入不能作为其活动的主要经费来源）。因此，非营利组织往往通过公、私部门捐赠来获得活动经费。需要指出的是，非营利性社会组织的收入经常是免税的状态，同时，私人以及企业对非营利组织的捐款有时还可以抵扣收入税费。在此框架下，有诸多私人和企业向非营利性社会组织捐赠已抵扣税收，同时落得公益慈善类美名，何乐而不为。约翰·霍普金斯大学的萨拉蒙（Salamon）（1995）从组织特征界定非营利组织，他认为满足六个基本的特征（正规性、民间性、非营利性、自治性、自愿性和公益性）的组织可以称为非营利组织。如果国民体质监测公共服务属体育领域，由体育非营利性组织承接，如果属卫生公共服务领域，由公共卫生非营利性组织承接。

非营利性组织非竞争性购买国民体质监测的优点：

非营利性组织非竞争性购买公共服务的优点，除营利性组织非竞争性购买的优点外，还有以下优点：①更知晓民众所需。非营利组织"来自民间、扎根社区"，能够更敏锐、更便捷地获得来自本社区民众的需求。②专业性。非营利性组织一般采取会员制，将某领域具有相关专业知识的人员组织在一起构成，所以具有很强的专业性，能够保证其所提供服务的质量，从而更大限度地满足公众的需求。③非营利性，节约政府成本。非营利性组织的非营利性特征，将会为政府购买公共服务节约大批资金，让政府成为"精明的"买主的同时，让政府有更多的精力投入其他政府职能活动。④弥补、完善公共服务的市场服务。在公共服务完全市场化供给下，可能出现各种弊端，如政府被"俘获"、政府与市场双方"失灵"等，所以，即便是完全市场化的政府购买，也存在不可预知的困境。非营利性组织提供的公共服务往往是直接的、公开的，因此能有效地弥补政府、市场服务的缺陷，并与之形成良性竞争，促进市场规范化，完善市场服务。

非营利性组织非竞争性购买国民体质监测的缺点：

非营利性组织非竞争性购买公共服务的缺点，除营利性组织非竞争性购买所表现出的缺点外，还有以下缺点：①非营利组织由于各种政府条款限制导致发展不足。首先是缺乏稳定的资金来源，私人部门和企业对非营利性社会组织的捐助，有赖于其自身经营发展状况，试想，如果私人部门和企业自己都没赚到钱，怎么会有钱捐助给非营利性社会组织？其次是不能市场化经营，导致自我发展能力较弱，这是由非营利性社会组织基本条件决定的。王浦劬（2010）及其团队调研结果表明，非营利组织在承接公共服务过程中，其资金几乎完全依靠政府的资金投入。即便如此，政府提供的资金，只占到了非营利组织自身发展所需的80%，剩下的20%依旧依赖第二部门捐助。此时，如果捐助渠道补偿，其在承接公共服务委托时，就表现出购买力不足的问题；购买力不足，就无法提供有品质的公共服务，导致信誉度低下的问题。凡此种种，归结于长远发展能力有限的根本性问题，最终导致政府的不信任，被踢出公共服务供给行列。②非营利组织自身组织缺陷，导致其资源配置效率不高。我国一些发达城市的实践证明，政府向非营利组织购买公共服务，取得了很大的成绩，但现有的成果与非营利组织功能优势产能的理想状态还有很大差距。一方面，政府作为公共服务的委托方，并不具备辨识各个公共服务代理主体的优势与劣势；在选择公共服务生产主体时，政府往往会受各种因素制约，并不能比较各个社会组织功能的优势，从而做出最佳选择。另一方面，原本非营利组织具备领域专业性优势，并且设计的领域很多，但政府在向其购买公共服务时，并不具备考量其组织内部专业性优势的能力。③非营利组织公共服务绩效评估机制缺乏。其一是提供了什么样的产品，"查验品"和"体验品"？事实是，非营利组织购买的服务产品，属"体验品"，毕竟，非营利组织不是靠生产产品升值商品来满足其生存。相对而言，非营利组织提供公共服务无形产品可能更能体现其专业性。其二是服务质量提升瓶颈。因为其没有足够的资金用于提升公共服务产品质量，进而影响其整体公共服务质量。其三是无法问责。由于非营利组织的组织特性，即便在公共服务供给过程中出现重大责任问题，也难以对其进行追责。但目前，政府尚未建立更加科学的绩效评估机制，也没能将非营利组织的绩效与公共服务的生产和收费联系在一起。

3. 依赖关系非竞争性购买模式

社会组织与政府存在一定的依存关系，这个依存关系主要表现在两个方面，一是人事关系依存，二是财政关系依存。人事关系依存，即社会组织的主要负责人为政府人员；财政依存关系即社会组织的财政来源于政府拨款。整体而言，可将其简称为"父子模式"和"依附模式"。

父子模式。从字面意思就能知道，社会组织与政府的依赖关系，以及亲密程度。按照社会组织的性质又可以分为两类：一类是行业协会类组织，如体育协会、律师协会、科技协会等；另一类是枢纽型社会服务类组织，即依靠政府出资而又具备市场经营能力的组织，如在后面将提及的"城投"。前者的独立性更强，后者的独立性较弱，对政府的资金和政策有很高的依赖性。由于与政府关系密切，这一模式下的社会组织会受到政府更多的关注，资金和政策优势明显，在社会管理、社会服务上发挥着重要的"枢纽"作用，活动空间也比较大，但具有自主性差的弱点。这类社会组织虽然不直接从政府内部产生，却是在政府的密切关注或直接扶持下产生的，其工作主要是承担政府赋予但政府自己却不宜出面承接社会服务，因为政府没有足够的人力去履行这些服务，但又不宜交由市场承接，这种类型的社会组织正好符合承接这些社会公共服务职能。就规模而言，这类社会组织整体规模相对较小；就资金来源而言，主要依赖政府投入，所以，其生存能力依赖于政府，脱离政府后能否独立生存还有不确定性。这一类型的组织虽然能够得到政府在政策和资金上的支持，但难以寻求与政府直接的合作机会，只能依赖政府赋予服务项目而生存，在与政府的互动中会遇到政府部门不理解甚至不支持的情况。

公共服务的非竞争性购买，从市场角度而言，说明该公共服务市场供给不足；从政府视角分析，此类公共服务属非基本公共服务，是为满足公民更高层次需求、保障社会整体福利水平。将两个视角相结合，说明此类公共服务，政府只能通过"公益性社会机构或市场主体，增加服务供给、提升服务质量，推动重点领域非基本公共服务普惠化发展"（《"十四五"公共服务规划》，2021）。由此分析，当市场缺失的时候，政府采取非竞争性购买某种意义上说属无奈之举。但同时，市场本身就缺失，那么该向谁购买呢？问题貌似陷入无解局面，但正如《"十四五"公共服务规划》基本指导思想"推动公共服务发展，健全完善公共服务体系，持续推进基本公共服务均等化，着力扩大普惠性非基本公共服务供给，丰富多层次多样化生活服务供给，是落实以人民为中心的发展思想、改善人民生活品质的重大举措，是促进社会公平正义、扎实推动共同富裕的应有之义，是促进形成强大国内市场、构建新发展格局的重要内容，对增强人民群众获得感、幸福感、安全感，促进人的全面发展和社会全面进步，具有十分重要的意义。"简单而言，政府必须提供，但政府又不具备自身生产的能力，市场又缺失，怎么办？如是出现依赖关系性社会组织（包括营利性的和非营利性的），于是乎，就出现公共服务的依赖关系非竞争性购买。在我国，几乎遍及所有城市的建设投资公司（简称城投），就是非竞争性购买承接者，承接政府购买公共服务的"卖方"。

案例分析：关于城投

城投公司是城市建设投资公司的简称，是全国各大城市政府投资融资平台，起源于 1991 年，承担相应的政府职能，是特殊市场经营体。

此类城投公司大多是不具备盈利能力的，属于事业单位或者国有独资公司性质，他们是通过政府补贴的方式实现盈利的，属于带有政府性质的特殊市场经营体。

1991 年，上海率先成立城投，之后，重庆、广东等省市相继成立。这段时间的操作模式，政府投融资平台只是个载体，自身并无资产。当时的城投公司主要由财政部门、建委共同组建，公司资本金和项目资本金由财政拨款，其余以财政担保向银行贷款。1995 年，国家《担保法》出台后，这种模式难以为继：财政不能担保，而这类公司没有自己的资产，债务上升，举步维艰。

地方投融资平台的真正繁荣始于 2008 年下半年，在 4 万亿元投资的刺激政策出台后，各家商业银行纷纷高调宣布积极支持国家重点项目和基础设施建设。

2009 年 3 月，央行和银监会联合提出："支持有条件的地方政府组建投融资平台，发行企业债、中期票据等融资工具，拓宽中央政府投资项目的配套资金融资渠道。"同时，为了做强做大投融资平台，即城投公司、各级政府把公用企事业单位的资产纳入城投，比如自来水公司、公交公司、热力公司、燃气公司等，更好地发挥了投融资平台的作用。

而 2010 年国家发改委发 2881 号文，明确规定，城投公司的主营收入 70% 需要来自自身，政府补贴只能占 30%。这一政令具有一定的前瞻性，可预防地方政府财政开支太大，间接带来中央政府大规模财政赤字。

城投公司的特点包括经营性为辅、公益性为主；一贯性及服务性特点。其中，公益性为主经营性为辅的特点表现在，由于其所建设或运营的国有资产大多是城市基础设施，关乎地方的国计民生，其大多不以营利为目的，公益性较强。有的即便收取相应的费用，多以成本价的形式完成；所谓一贯性，指的是城投公司采取事先确定的经营原则，对于所融通的资金进行管理，资金包括需要支付资金成本和无须支付资金使用成本两种。服务性，主要是公司受到相关政策部门的支持，其融资计划与国民经济有直接联系。一般来讲，是财政预算拨款及银行贷款以外的第三类资金来源。

可见，城投，在市场缺失状态下，承担了诸多的政府职能，包括公共服务。同时，在政府针对某些职能"失灵"时，城投通过承接相关服务，弥补政府职能"失灵"。

如前分析，国民体质监测公共服务在当前属非基本公共服务范畴，其是"满足公民更高层次需求、保障社会整体福利水平所必需"，对政府而言，其必须提供，但针对市场而言，却供给不足，即可能没有满足服务于广大人群的社会组织。所以从当前我国国民体质监测公共服务供给看，采取依赖关系非竞争性购买模式是理想选择。

国民体质监测公共服务政府购买承接主体的政府依赖关系。国民体质监测的体质测试、数据采集、体质健康评估、体质健康促进等，都表现出专业性强的特征。同时，国民体质监测属于公共服务范畴，诸多营利性社会组织因为盈利空间狭小而不愿承接，同时不愿意将有限的资源投入盈利较小的业务，进而导致市场"失灵"，最终交由政府依赖型社会组织承担。所以，某种意义上说，是政府"以钱养事"，这种现象在政府主导体育公共服务中并不少见。既然能够作为政府购买公共服务的承接主体的社会组织市场不足，或者导致不能满足竞争性购买的基本市场条件，则非竞争性购买就成了为数不多的选择。

公共服务依赖关系非竞争性购买模式，社会组织对政府的依赖关系，以及非竞争性购买，其利弊都非常明显。有利方面，主要表现为很好地承接了政府公共服务职能，实现了政府职能的转型；促进了社会公平性，提高公共服务普惠性；缓解了政府公共服务供给不足的问题，提高了政府工作效能等。其弊端也非常明显，具体表现为：①决策力缺失。从政府而言，当公民社会尚不健全的情况下，政府到底要向民众提供哪些公共服务，可能并不太清楚。也就是说，由于公共服务的需求并不是从民众底层逐级反馈给政府主管部门的，则政府提供的公共服务不具有普惠性，导致政府提供的公共服务决策力不足。从公共服务承接主体而言，因为其对政府的依赖性，或者说承接公共服务的这类组织，通常有可能是必须承担购买服务的政府部门，为了购买相应的公共服务而建立或设立的，因此，这类组织在购买中并不具备决策能力，即无法决定本组织是否要参加购买。导致所谓的购买协议，通常变成政府部门单方面意志的体现，即政府说了算，组织自身无法自愿、平等地参与到公共服务的购买中。也就是说，承接公共服务的社会组织只是政府意志的执行者，而没有体现多方参与。与此相对应，政府承担了购买的所有不利后果，不仅没有实现职能转移的有限目标，反而可能更加扩大。

②政府自建组织并向其购买服务，容易导致盲目购买趋势。无论政府自建的社会组织与政府是"父子关系"还是"依附模式"，都摆脱不了社会组织对政府或者在人事或者在财政上的依存关系。由于有政府作为其强大后盾，导致一些原本不属于政府职责范围的公共服务，政府也用其独特的购买方式，向社会提供公共服务，即政府使用其权力，盲目购买。从市场角度而言，就是政府将自身触须伸向了原本属于市场的私营领域，对市场培育和完善市场机制都是不利的。③可能带来部门利益的膨胀。由于政府购买公共服务尚处初级阶段，相关配套制度尚在健全中，同时，对应的社会监督机制也未形成，所以，该模式进行的公共服务购买，很有可能带来部门利益（这里的部门利益处处都有政府的影子）的膨胀，进而因利益而产生部门权力欲望扩张，形成恶性循环。在社会转型过程中，政府购买公共服务实践证明，由政府亲手扶持并控制的非营利组织并不是个别现象，并且备受信赖，导致政府在公共服务购买中出现资金定向流动。④服务质量问题。以国民体质监测为例，政府部门不可能单独设立专门机构负责该公共服务，于是政府依赖性向社会组织购买，但承接国民体质监测公共服务的社会组织，未必具备专业化知识、能力、设备等提供公共服务，导致公共服务质量不高。另外，由于缺乏专业的监督，以及公共服务条款定义模糊，政府与自建的社会组织形成利益共同体，致使服务质量下降。

第六章 克服供需困境，实现国民体质监测公共服务治理全民共享

　　Kettle（2000）在综合全球关于政府与治理的各种理论与观点之后，提出了全球公共管理改革的四大核心问题："政府利用市场型的激励措施怎样才能铲除官僚机构具有的弊病？利用改变项目管理者行为的市场策略怎样才能取代传统官僚体制的指挥—控制机制？""政府关注的焦点怎样才能放在产出和结果上，而不是放在过程或结构上？政府利用自下而上的结果驱动模型系统怎样才能取代自上而下的规则驱动型系统？"第一个问题强调政府如何通过合理购买公共服务，消除官僚体制的弊端；第二个问题强调政府购买的公共服务是真正来自于民，服务于民，有助于公民社会建设。

　　本章将以供需理论和信息不对称理论为基础，对公共服务购买存在的缺陷进行学理分析，探讨国民体质监测公共服务如何克服供需缺陷和信息不对称矛盾，使国民体质监测公共服务购买不但消除官僚体制弊端，还实现来源于民、服务于民、全民共享。

第一节　公共服务供需缺陷的经济学分析

　　政府向国民提供公共服务是政府的职能之一。政府向国民提供公共服务的模式有自生产模式和市场购买模式。由于公共服务涵盖面广，自生产模式已不合时宜，故主流模式变为政府购买。而政府购买公共服务，既是其职能，也促进了政府职能的转变；不仅降低了服务成本，还提高了服务效率。因此，公共服务政府购买备受世界各国推崇，成为全球公共治理的流行模式。政府购买公共服务从逻辑上说，既是其执行政府职能，又是促进政府职能转化的有效模式。旧公共行政理论，强调企业家政府，认为政府购买公共服务不但要会买，还要会卖，在这个

过程中，实现价值增值；新公共管理则强调，政府购买公共服务应该充当"精明的"买主，调动更多的社会力量参与公共服务的供给；新公共服务理论认为，政府在购买公共服务过程中，强调政府的服务身份和功能，以满足公民需求为出发点，进而促进公民社会的建设。

但是，政府购买公共服务需要克服各种各样的困境，并非易事，其中政府购买公共服务面临的最大挑战来自需求方缺陷和供给方缺陷。供需两方面的缺陷，政府能否有效克服，是政府购买公共服务成败的关键。

从公共服务总体供给而言，公共服务的提供方为政府，社会组织为生产商，民众为受益方，这样构成了公共服务的"三方主体"。为了准确描述需求方和供给方，本书将公共服务供需的"三方主体"在公共服务的服务、产品、信息、购买方面进行属性分析，进而准确定义三方所处的身份。如表6-1所示。

表6-1　公共服务三方主体供需身份认证

	政府	社会组织	民众
产品	买方/需求方	卖方/供给方	使用方/需求方
服务	提供方/需求方	生产方/供给方	受益方/需求方
信息	第一需求方	次级需求方	来源方/供给方
购买	委托方	代理方	需求方

一、政府购买公共服务的需求方经济学分析

凯恩斯主义经济学认为，推动经济活动和短期波动的主要因素是对商品和服务的需求。所以，凯恩斯主义经济学理论有时被称为需求方经济学。可见，需求对于经济发展的重要作用。凯恩斯经济学或需求方经济学的核心特征之一是强调总需求。总需求由四个要素组成：商品和服务的消费、工业对资本货物的投资、政府在公共产品和服务上的支出、净出口。政府购买公共服务也是总需求的构成部分。实现供需匹配，满足公众实际需求是政府购买公共服务的目的之一。其中的公众需求表达机制是将公众需求信息传达至供给方，成为政府决策依据，实现公众需求表达实现的重要保障机制。詹国彬（2013）从经济学角度，对政府购买公共服务需求方缺陷、供给方缺陷进行学理机制分析，认为政府作为购买公共服务的需求方缺陷主要包括以下方面。

（一）公共服务定义难以准确表达

公共服务是政府的职能，政府通过购买的方式，向民众提供公共服务，践行

自己的职能。那么，政府在购买公共服务的时候，就需要形成一套完整的购买流程。正如个人购买，要知道自己为什么要买、买什么、怎么买、哪里有卖等基本问题；可能还要考虑产品质量如何、使用是否方便、产品的售后服务等；如果个人购买的是服务（公共服务和私人服务），服务质量、服务过程、服务体验等也是考量要素。总之，无论谁是购买主体，都需要对所需购买的商品（物品）有准确的定义，即要知道自己购买商品（物品）的功用、规格等核心要素。对于公共服务而言，定义公共服务产品难度更大，原因如下：①公共服务所需要的公共产品服务的对象和使用对象均是全体民众，而购买者又是政府，即需求者、使用者是同一群体（非个人），购买者是政府，形成购买者和使用者的分离。当服务需求者（也是使用者）提出公共服务需求时，政府未必能准确把握需求者的准确定义。②由于公共服务需求者是广大民众，其不具备准确定义公共服务产品定义的专业知识，而任何一种公共服务产品，都具有其专业性。以国民体质监测公共服务而言，评价标准、测试方法、健康评估、科学的健康促进方案等，都包含了丰富的专业知识。③公共服务的动态性决定了公共服务难以定义。正如对我国基本矛盾的表述。党的十九大报告中提出"中国特色社会主义已经进入新时代，我国社会主要矛盾已经转化成人民日益增长的美好生活需要和不平衡不充分的发展之间的矛盾。"而党的十九大之前的提法是"在社会主义初级阶段，我国社会的主要矛盾是人民群众日益增长的物质文化需要同落后的社会生产之间的矛盾"。对比之后发现，主要矛盾变化的内涵为：从求温饱转变为求环保，从求生存转变为求生态；从先致富带后致富转变为共建共享；从高速增长阶段转变为高质量发展阶段。诸如此类的变化都是新的社会主要矛盾出现的具体表现，也是新时代社会的具体特征。我国社会主要矛盾的改变，使得我们公共服务内涵发生巨大变化，以国民体质监测公共服务为例，党的十九大前，可能不会纳入公共服务范畴，而党的十九大后，其成为非基本公共服务的范畴。可以预见，随着我国经济水平发展、"健康中国"深入推进、体医融合深度融合，国民体质监测公共服务将成为基本公共服务范畴的一部分。总之，由公共服务提供的产品因其所独具的专业性、动态发展性、买—卖—用分离特性等特征，决定了相关产品要准确清晰地定义难度很大，也难以科学、客观地定义相关产品的价格标准和服务质量标准。这些情形的存在同样增加了公共服务政府购买的难度和风险，导致公共服务政府购买的政策经常出现偏差，公共服务政策不灵的现象时有发生。

（二）公共服务信息获取难度比较大

公共服务的受众是全民，也是需求方；购买者是政府，而政府一般不会自己生产公共服务所需要的产品，需要向社会组织购买，对于社会组织，政府也是公共服务产品需求者；而对于公共服务的产品（商品）提供者而言，提供什么样的公共产品，需要获取的信息越翔实准确，则提供的产品（商品）越能满足需求者（政府和公众）的需求。所以，信息对于生产公共服务产品的社会组织，也是需求方。公共服务所涉及的三方主体，政府、社会组织、公众，就供需主体而言，既是信息需求方，也是信息供给方；就购买而言，既是委托方，也是代理方。从信息不对称理论而言，代理方总处在信息优势侧，而委托方总处在信息弱势侧。所以，公共服务购买的三方主体，在公共服务信息获取方面都是有难度的。

1. 政府获取公共服务信息的难度

政府获取公共服务公共信息难度来自三个方面。

第一，公共服务，服务于公众，那么公众到底需要什么样的公共服务，公众是最有发言权的，所以，能真正服务于公众的公共服务，一定来源于公众需求。从这个意义上说，政府获取公共服务诉求来自民众，所以他们处在信息弱势端。此时，政府获取的公共服务信息，可能导致如凯特尔（2009）所言："政府购买项目的目标可能没有明确，技术处于可能性的边缘。"以上种种原因使技术专家脱离政府服务领域，从而形成恶性循环，导致政府独立判断商品价值和公共服务质量的能力越来越差。因为民众只是表达诉求，并不具备表述所需公共服务的专业知识、分析市场等能力。

第二，对于社会组织而言，政府对市场信息的把握能力，并没有社会组织强，即相对于社会组织，政府处于信息获取的弱势方。詹国彬（2017）认为，由于存在绩效信息源的缺失或存在缺陷的原因，导致在推行公共服务购买政策的过程中政府无法充分获得有关公共服务绩效的消息，不同承包商具有的资质、信誉和能力难以甄别，在所难免地出现盲目决策和错误选择。值得说明的是，这里所说的社会组织是市场信息掌握的强势方，是要加以区分的。从社会组织是否营利来说，营利性社会组织比非营利性社会组织更具备把握信息的敏感性，属于市场信息获取的强势方。

第三，从整个信息市场培育而言，由于我国政府开展购买公共服务还处在初级阶段，实践经验不足，公共服务购买市场的培育尚不完善，很多承接公共服务的社会组织（即私人企业或非政府组织）数量严重不足或者没有承接公共服务项目的资质，很多承包商都可能是首次承接公共服务的状况。同样，部分地方政府也存在首次实行政府购买公共服务（初次购买）的情况，从来没有购买公共服务的实际经验，获取公共服务相关信息的难度无形中被加大。

2. 社会组织获取公共服务信息的难度

公共服务，政府是购买方、委托方，社会组织是卖方、代理。所以，社会组织在购买公共服务过程中，信息获取的难度主要表现为：

第一，如何从政府发布的众多信息中，获取与自己相关的信息。政府应该怎样向社会组织购买公共服务。2013 年，在国务院办公厅发布的《关于政府向社会力量购买服务的指导意见》中明确指出，需要采取"采用公开招标、邀请招标、竞争性谈判、单一性来源、询问价格等方式来确定承接服务的主体"，即政府要购买公共服务必须符合《中华人民共和国政府采购法》。所以，政府及时向社会公众发布相关公共服务购买信息是前提。"按照公开、公正、公平的原则，建立健全政府购买服务机制，及时、准确向社会公开发布购买的服务项目、内容以及对承接项目的要求和绩效评价标准等信息，建立健全服务项目申报、预算编报、组织服务采购、项目监督管理、绩效评价制度的规范化标准流程"。如果政府首先不能准确定义公共服务的相关内容，购买信息就会失真；如果违反公平、公正、公开的原则，社会组织获取相关信息的难度就会增加。

第二，信息渠道是否畅通。信息市场之于经济市场，是同时并重、相得益彰发展的，即繁荣的经济市场必定伴随繁荣的信息市场。同时，经济市场出现的一些弊端在信息市场也会出现，比如垄断、经济市场下出现的垄断，也会出现在信息市场，表现为，一些具备超强获取信息能力的个人、组织甚至是企业（专门从事信息的企业），在获取信息后采用一些技术、经济等手段垄断信息，甚至阻碍信息的传递，使想获取市场信息的社会组织难以获取相关信息。

3. 公众获取与诉求公共服务信息的难度

随着我国公民社会建设的稳步推进，社会主义民主建设取得了举世瞩目的成就。公民权得到了极大保障，公民诉求响应速度、程度都得到了前所未有的提升，较过去而言，公众需求表达的方式和途径得到较大提高。整体上说，公众需求表达以在制度内表达为主，巡视检查制度、人民代表大会制度、政治协商制度是公众能够进行需求表达的几个重要渠道。从信息获取的角度，公众在公共服务三方主体中属信息诉求来源方（即公共服务原始诉求来源于最基层民众），相对政府而言也是信息的供给方、需求方（即从受众角度而言，公众需要从政府部门获取能够享受的公共服务信息）。所以，对公众（公共服务受益群体），需要获取的信息包括：自身表达的诉求信息是否获得政府相关部门的认可；自己可以享受哪些公共服务信息并该如何获取；公众获得公共服务后相关反馈信息的获取。

相应的信息获取困境则表现为三个方面：

第一，公众诉求响应信息获取困难。公众通过一定渠道向政府部门表达诉求，一般而言，政府相关部门是要做出响应的。对于公共服务而言，表现为政府是否将其纳入公共服务计划。公众在表达公共服务诉求时，可能由于不能准确地定义该公共服务，导致政府无法准确定义，知识信息在相当长的时间内得不到响应；也有可能是公众提出的诉求不包括在公共服务的范畴，很难得到政府认可和响应，导致信息不能及时反馈。

第二，作为公共服务受益方，公众获取公共服务信息难以获取。如果公众不经常关注相关政府提供的公共服务信息，或者政府发布公共服务信息渠道受限，则公众难以获取自己所需要的公共服务信息。

第三，公众得到公共服务后，相关服务结果信息（如绩效评估）难以获取。公众是公共服务的受益方，同时是公共服务出资方（尽管公共服务由政府财政支出，但政府财政收入来源于公众的纳税，所以说公众也是政府购买公共服务的出资方），公众有公共服务效益有知情权。然而，很多时候，公众并不知道自己出资公共服务的绩效是由政府购买的。

（三）复杂性的委托代理导致监管失灵

各种各样的组织中普遍存在委托代理问题。公共服务三方主体直接的委托代理关系为：最好的公共服务是解决公众的公共需求，所以，公众需要的公共服务应该来自公众，所以，公众是公共服务的委托方，此时的代理方则为政府；政府不自身生产公共服务，通过购买的方式向社会组织购买，此时政府是委托方，社会组织是代理方。公众作为委托方的复杂性表现为，公众对公共服务的需求是多方面的、不同个体、群体的需求各不相同，到底哪些公共服务能被政府采纳，过程是复杂的。在我国，比较普遍的做法为民主集中制，公众表达诉求，社区政府集中民意，逐级递交上级政府；最高政府部门如果采纳相关议题，则形成全国性的公共服务；如果没有形成全国性的公共服务，某级地方政府认为该公共服务对本区域经济社会发展有重要作用，也可纳入地方公共服务体系。对于已经决议的公共服务，政府成为委托方，其复杂性表现为，上级政府委托给下级政府；政府行政部门委托给政府职能部门，政府职能部门委托给政府行政人员。反之，政府行政人员到政府职能部门，到政府行政部门再到上级政府的过程，则为政府对公共服务的代理，政府代理公共服务有规范的行政流程，并不太复杂。但作为公共服务的承接主体——社会组织，其代理就复杂得多。根据尼斯坎南模型，代理人运用自己所掌握的不准确消息，提供了政府机构最佳规模大约两倍的物品和服务，因此物品和服务过度供给所导致的配置没有效率或损失，则必须由委托方负责（Niskanen，1971）。基于此，在政府寻求购买供给服务的体系中，增加委托代理环节必然加剧委托代理问题的复杂程度，委托人和代理人利益上存在冲突、信息不对等以及政府管理人员的自私自利都对监管政府购买公共服务提出了挑战，不仅增加了监管的难度，甚至会进一步导致监管失败。

（四）多重代理导致价值目标的错位

在传统模式下，公共服务政令是在行政体制内部完成的。即公众将其公共服务需求输入到政治系统中，政治系统整合这些需求并向行政机构提出决策和命令。行政机构根据这些决策和命令向公众提供公共服务，并听取反馈意见以改善服务。但在政府购买公共服务的框架下，行政机构不再直接生产公共服务，而是作为委托人和购买者的身份出现，在市场上提出购买需求，并通过契约方式对承包商进行约束以满足公众需求。实践中，多重代理关系可能导致价值目标错位。因为"合同的激励机制会导致承包商不仅要根据合同所设定的目标，而且要迎合确定承包商是否完成目标的政府管理人员。虽然公民是公共服务的最终消费者，但承包关系中的'顾客'却更多地倾向于签订合同的政府人员而非公民"（Kettl，1993）。这是很现实的一种现象，原因往往是商品（产品）的购买者和使用者不是同一人（一般商品买卖，购买者和使用者是同一人）。试问，政府购买公共服务时，代理方为了得到购买合同，是会迎合委托方（政府）的需求或者偏好或者利益，还是取悦于民众？无论代理方是营利性的还是非营利性的，答案可能都显而易见。实践表明，政府购买公共服务的动机并非仅仅追求公共服务绩效、提升公共服务质量，其动机是复杂多样的。相反地，政府作为委托方，其购买往往做出可能并不理智的购买行为。这更多地涉及政治因素。一旦将服务购买作为目标而非手段时，在支持服务购买名义下有意识或无意识的行动都容易被事先安排好，而公共服务中最应该被关注的诸如"是否节约了购买成本？""服务水平是否有所提升？""招投标过程是否公平而透明？""民众满意度如何？"等都变得无关紧要（Wallin，1997）。这种现象在国内外公共服务购买中都出现过，比如已有的以某地扶贫试点项目为研究对象的结果表明，政府购买该项目并不是因为项目效益，而是对"象征意义的追求远胜于试点工作的实践"，购买公共服务不是一种政策工具，而成为一项"政治任务"，错位的价值目标必然导致服务购买的最后结果不是"服务绩效的改进和提高"。

（五）削弱政府独立性导致主权丧失

最早产生的公共服务满足社会需求，是出于社会经济原因，其类型和数量都是有限的，政府可采取自身生产的方式直接提供，在此过程中，政府对公共服务是纵向权威控制，符合等级官僚体制管理法则，政府的权威性、独立性得到充分体现。随着经济社会的发展，公众公共服务需求类型越来越多、服务面越来越宽，政府自身生产公共服务显然是不现实的，购买公共服务就成为必然趋势。从公众角度考量，政府向社会组织购买公共服务，社会组织成了向公众提供公共服务方，直接对民众负责，削弱了政府的独立性和权威性。这种政府向社会组织购买公共服务形成政府—社会组织横向平等合作网络，新的管理模式出现，对政府公共管理能力提出了严峻挑战。因为"传统的等级官僚体系天生更稳定和更有利于管理，而变化和对外部震动的缓冲能力更弱的网络是更难以管理的"（Milward，Keith，2000）。政府购买公共服务的经济学本质是，行政部门将原本属于自己的公共服务供给委托给民间合作伙伴（即社会组织，无论是否以营利为目的），以发挥和利用社会组织在知识、信息、专业技术、市场运营等方面的优势，成为公共服务供给的"划桨者"，政府扮演"舵手"的角色。至此，政府，可以更好地关注公共服务的宏观规划、落实公共服务购买、监督与评估公共服务绩效等。随着经济社会发展，公众对公共服务的需求一定会越来越多，政府购买公共服务实践必定会扩大，导致政府供给公共服务越来越力不从心，必须将供给越来越转向和依赖社会组织。政府在公共服务供应方面的独立性越来越弱。相反，政府对社会组织的依赖呈上升趋势。这种现象已经引起社会各界人士的担忧，他们认为，随着越来越多的公共服务被外包出去后，政府固有的主权正逐渐消失，面临着"空心化"的危机。

二、政府购买公共服务的供给方经济学分析

市场供给总是随着需求的变化动态发展，需求市场增加，供给市场必然增加，市场是供需调节最灵敏、最有效资源配置感应器和效应器。尽管市场在资源配置中起到重要作用，但不可否认的是，市场反应的滞后性。一般来说，先有需求方，才出现供给方，不会同时出现；同样，需求方市场饱和了，但在一定时间内还有供给方涌入市场，会形成市场的过饱和状态，而在需求市场不扩大的情况下，过饱和部分会被市场优胜劣汰，使供需趋于平衡状态。从市场供需而言，政府需要向市场购买产品，属于需求方，当公共服务政府不能自己生产而又必须向公众提供之后，政府又成为市场的供给方，导致政府必须向市场购买公共服务，在满足公众需求的同时，达到行使自身职能的功能。支持和倡导政府购买的所有理论，都必须有一个假设前提，也就是"政府购买把公共服务供给推向一个市场

竞争的领域中，而市场竞争的结果将会带来效率的提升和成本的降低"。要满足这样一个假设，竞争的市场就必不可少。Kettl（1993）认为，"为社会服务寻找供应商，特别是合格的非营利组织，常常不是一件容易的事情"，即政府购买公共服务并不容易发展或促进市场竞争或促进竞争市场的形成。这即政府在购买公共服务时所遭遇到的市场失灵现象，换言之，必须应对提供方不足的困境。

（一）现有的竞争市场不一定存在

公共服务所提供的产品从形态而言，既有有形产品，又有无形产品，如服务。有形产品相对于政府向社会组织购买，具有商品的性质，而这个商品被政府无偿提供给公众，商品又丧失了其商品的属性，成为产品。所以，公共服务的公共产品具有与一般产品显著不同的属性，是非排他性和非竞争性，这两大特性，在以竞争为基本特征的市场中是没有竞争力的。例如，大到关乎国家前途命运的航空航天航海工程、国防建设如战斗机军舰等；中到城市建设、城市安全、监狱、公共交通等；小到社区治安、街道管理、社区民情民意等。这些公共服务产品，甚至可能出现"如果不是为了政府需求，市场根本不存在"的情况。经过改革开放40多年的积淀和发展，为了适应当前经济社会发展，我国正处在经济体制、政治体制转型的关键期，将决定我国未来经济社会发展前景。特别是1992年推出的市场经济体制改革，我国的市场培育取得空前发展，为我国经济社会快速发展奠定了坚实的市场基础。但与市场发展相比，我国社会组织（在这里不应该将市场主体的企业计算在内）的发展显得相对滞后，无论是数量还是质量，与市场发展不匹配。在这种情况下，公共服务供给的尴尬局面就出现了——政府有购买需求，却缺乏有竞争性购买的市场。这也决定了我国政府购买公共服务的模式的根本原因：公共服务需要的公共产品的非营利性，决定了以营利为目的的私人组织或企业不愿意承接，而承接公共服务最佳的非营利性社会组织的数量和质量又缺失（即市场缺失），导致政府不得不采用定向购买（委托购买）方式。无论是理论推演还是实践经验，均证明定向购买并不是一种理想的公共服务购买方式。理论上说，该购买方式偏离了服务采购中一直倡导和强调的竞争机制；实践而言，政府往往在服务合同谈判中陷入被动境地——因为政府属于信息劣势方。信息劣势的政府，是无法准确定义产品价格、服务质量等信息，最终导致公共服务质量的低下或者购买失败。2011年，詹国彬在对宁波市政府40家职能部门就公共服务供给进行了问卷调查，调查结果显示：公开招标项目仅占总数的1/3；大部分服务采购项目使用直接协商、内部委托或招标与协商相结合等方式进行。这种尴尬局面的出现，说明我国当前承接公共服务的市场化运作存在不畅通的问题，同时说明市场化程度不高，需要进行积极的市场培育。

（二）卖方之间竞争水平比较低

公共服务因为对象是公众，所以规模都比较大即公共服务的规模性；公共服务由政府提供，公众无须为享受服务而买单，所以是公益性的；所有的公共服务都需要有专门的产品，而产品生产需要相关的专业知识为基础，即公共服务的专业性。公共服务的这些特征决定了真正具备资质和能力提供公共服务的组织客观上是有限的。同时，政府作为公共服务的购买主体，其身份也非常特殊。就公共服务购买而言，钱从哪里来？此时的政府实质就是广大民众的"管家"，同时充当"精明的买主"，导致政府购买公共服务过程中竞争水平不可能像私人市场那样高。在新出现的公共服务领域，市场被少数社会组织垄断和控制可能是被迫出现的。这一论断很"滑稽"，因为市场是反垄断的——垄断不利于竞争、不利于市场资源配置。而实际问题是，新出现的公共服务，政府必须向民众提供，而市场非常小（就那么两三个）甚至没有。在这种情况之下，还要强调竞争？即便是较早出现的公共服务领域，如前所分析因为非营利社会组织市场与供给需求的不匹配，竞争水平也不可能高。在有限的市场里，如果这些社会组织得不到政府订单，其生存都可能难以为继，所以竞争水平是低下的。以政府购买国民体质监测公共服务为例，假设某一区域国民体质监测公共服务市场存在三家资质合格的社会组织甲、乙、丙。按照公共服务市场化要求，政府采用竞争机制进行了公开招标，招标价格由低到高排序如下：甲<乙<丁。按招标相应法规，甲应该成为该区域国民体质监测公共服务的承接方（代理方）。那么，新问题就来了，如果将订单给了甲，乙和丙就将退出此次供给之列，而现实问题是，乙和丙极有可能就是靠这次获得供给合同而生存，如果丧失这次机会，它们将完全退出市场。这样一来，原本就不大的市场进一步萎缩（仅剩甲），导致后续国民体质监测公共服务竞争市场完全消失，仅有甲承接。进一步地，甲因为一家独大，会不会形成垄断，打压可能新出现的竞争对手？从市场经济学分析，这是极有可能的。在甲一家独大的形势下，甲与政府的合作可能会让政府进一步处于被动状态，对国民体质监测公共服务质量改进是不利的，进而影响政府公信力，影响公民社会的建设，对社会民主建设产生负面影响。当然，政府还可以选择将合同分割成两部分，并把份额较小部分交给要价较高的供应商乙，在保留甲、乙两家供应商参与竞争方面创造条件。但结果必然是政府需要支付更高费用来购买该项服务，并违背了追求"低成本"原则；此种选择是否能获得政治支持及公众认可也变得棘手起来。

（三）卖方之间可能形成价格联盟

在政府购买公共服务的过程中，购买者（买方）和供给者（卖方）之间从根本上存在利益上的冲突。服务购买双方将围绕购买合同展开激烈的博弈，以实现帕累托最优为目标。然而，这往往意味着一方必须在追求自身最大利益时牺牲了对方的利益。因此，在确定支付金额和提供内容时，购买者和供应者都会进行不竭的斗争。买方总是试图以较少付出获得更多回报，而卖方则努力在提供较少成本情况下获取更高收益。博弈结果常取决于市场竞争、谈判能力、威胁能力以及耐心。然而，在公共服务承接方较少的情况下，服务购买市场难免出现寡头垄断局面。假设寡头商家之间未达成一致的价格或服务协议，而是通过市场竞争来实现均衡稳定的价格和服务协议，则往往会得到较低价格和理想的服务协议，显然符合社会基本价值理念，对公众而言，是进行了有利交易。然而，对于寡头垄断商家而言，这种结果并不利于他们追求最大利润的逐利本性，因为其利润将大幅减少。如果供应方群体被过度挤压，则损害其未来在竞争中取胜甚至退出市场的可能性。为了维护服务承接方自身利益，寡头商家存在足够的动机进行谈判以形成价格联盟，并维护行业整体利益（Jeanine，2008）。

（四）政府购买服务产生外部负效应问题

随着政府购买公共服务不断扩大，这一治理工具已经出现了滥用的趋势，导致政府购买公共服务所带来的负外部性问题日益尖锐。负外部性（Negative Externality）指一个人或企业的行为对其他人或企业产生影响，使其承担额外成本费用，而后者却无法得到相应补偿。它还包括交易双方之外第三方所面临未在价格中体现的成本费用。产生负外部性的原因可以归结为三类：一是环境性的，即某种行为或决定会给其他个体带来新的环境破坏或污染；二是社会性的，即某种行为或决定会给其他个体带来新的社会不公平或社会冲突；三是经济性的，即某种行为或决定会给其他个体带来新的经济损失或经济衰退。

第二节　国民体质监测公共服务供需的经济学分析

旧公共行政理论，强调"企业家型"政府，让政府在公共服务中充当"精明的买主"；新公共管理理论强调精简政府，公共服务交由更专业的社会组织完成，政府是"掌舵者"，市场是"划船者"，提高公共服务的效率；新公共服务理论政府在公共服务领域的职能是服务，强调用好纳税人——公众的钱，用市场机制向纳税人——公众提供最优质的公共服务。总之，不管是哪类公共行政理论，都强调政府在公共服务领域要充当好"精明的买主"的角色。然而，诸多实践和国际经验都表明，政府购买公共服务，要达到各自公共行政改革理论所提出的公共治理目标并非易事，其中重要问题是，新兴的理论在变化的市场中，总有与之无法匹配的实践与经验。具体表现为，政府在购买公共服务中，需求方缺陷和供给方缺陷问题层出不穷，并且根据市场动态化发展的规律，永远都不存在一个绝对平衡点。所以，公共服务购买，克服或超越供需困境，是政府成为"精明买主"需要长期面临的问题。本节以国民体质监测公共服务政府购买为目标，对詹国彬（2013）提出的供需方缺陷逐一进行分析，尝试提出破解之道，让政府在成为"精明买主"的同时，更体现出政府的"服务"的本质属性。

一、国民体质监测公共服务需求方经济学分析

（一）国民体质监测公共服务如何准确定义

准确定义公共服务，是公共服务购买的三方主体首先要解决的问题。因为准确定义公共服务，是需求方——公众表达诉求的前提，是委托方——政府发布购买信息的前提，是代理方——社会组织权衡自己是否有购买资质的前提。对于国民体质监测公共服务而言，准确定义也如此。当前，国民体质监测尚未正式纳入基本公共服务，但随着"健康中国"战略、体卫融合"推进健康隘口前移"健康管理体系深入实施，国民体质监测必将进入公共服务体系。本书课题组将从国民体质监测、公共服务等定义入手，探讨国民体质监测公共服务定义。

国民体质监测是国家为系统掌握国民体质健康状况，以抽样调查的形式，按照国家颁布的国民体质监测指标，在全国范围内定期对监测对象进行统一测试从而获得监测数据进行分析研究的工作。国民体质监测的目的是全面了解掌握我国国民体质现状和发展规律，充实国民体质监测系统和数据库，开发应用国民体质与健康监测大数据，配合完成《全民健身计划》实施效果评估和研究制定相应标准，监控并推进健康中国建设进程，进一步提高科学健身指导水平和全民健身公共服务能力、加强所有国民的身体素质和健康水平服务。从上述国民体质监测的定义和目的可以看出，当前的国民体质监测，采用抽样的方式进行，是非全民性的，这与公共服务"非排他性"性质不符。同时，国民体质监测的目的是为健康中国服务，为提高科学健身指导水平和全民健康服务，这与公共卫生公共服务相一致，是推进其进入基本公共服务范畴的有利条件。

公共服务的定义强调了公共服务是政府职能，某些公共事物是否纳入公共服

务范畴，主要取决于公民、法人或其他组织的需求。简单地说，如果某项公共事务涉及的公众层面越广泛，就越有纳入公共服务的范畴，政府就应该为公众提供该公共服务。

基于上述两个定义，本书对国民体质监测公共服务定义为：是为实现和维护社会公众或社会共同体的公共体育、卫生健康利益，保障其体育、卫生健康权益的目标实现，以政府为核心的公共部门，依据法定职责，运用公共权力，对全体公众实施的体质监测、数据采集、健康评估、体质健康促进策略等服务内容的公共性事务。其内涵包括国民体质监测的指标体系、评价体系、测试标准、数据采集体系，更重要的是在实施层面，推送的健康促进策略是否可以进行持续跟踪服务，真正达到为全民健康服务的目的，进而在"健康中国"战略中发挥应有的功能，为体卫融合提供有益的模式。我国自 1996 年全面推进《全民健身计划》、2000 年推进国民体质监测以来，国民体质监测各个年龄段、不同性别的测试指标体系、数据采集系统、体质健康评价体系已完善，为国民体质监测公共服务奠定了良好的基础。随着体卫融合深入推进，以运动处方、营养处方为基础的健康促进方案必将逐步成熟与专业化，达成其卫生健康公共服务的最终目标。

（二）三方主体如何获取国民体质监测公共服务信息

购买公共服务是政府的职能，那么政府该如何知道应该提供哪些公共服务呢？我们都知道，公共服务服务于全体公众或某一特定公众群体，所以，这些公众或特定公众群体是公共服务信息的源头。源头信息如何有效传达于政府，既是需求方信息诉求通道要畅通。毫无疑问，公共服务购买方——社会组织如果要购买相关的公共服务，掌握相关信息是第一步。所以，公共服务购买的三方主体，都需要信息诉求与需求通道，即如何获取信息的问题。

如前所述，政府提供公共服务是一个动态发展的、变化的过程，所以在信息获取方面，出现的问题是，政府购买的公共服务项目可能处于技术边缘，并没有明确的目标。国民体质监测公共服务即这样一类公共服务项目。表现为，在健康中国战略、体卫融合政策导向下，公众对国民体质监测有极大需求。尽管我国的国民体质监测最早可追溯至 1985 年，2000 年开始形成制度性工作，但整体工作完全依靠政府（非学生群体每 5 年一次监测）和事业单位（学生群体的监测）自身来完成，并没有市场化运作。所以政府向市场购买并没有明确的目标。基于此，本书认为，破解该难题，应该引入第三方机构——领域技术专家（最好是高校领域学者或专业研究领域专家），以明确国民体质监测公共服务的目标，确定技术参数，以及拟定服务条款等。如此，政府就能正确解读需求方——公众的广告服务诉求，也便于及时向市场发布购买需求。另外，政府作为行政机构，构建便捷、通畅的信息流通渠道是其职责所在，保障信息及时、快速、准确的散播，才能有效地得到买方——社会组织的响应，确保购买流程在信息流通环节不出现纰漏。我国政府购买公共服务历史尚短，购买公共服务的类型、数量、普惠性方面确实存在经验缺乏等诸多不足，对市场而言，确实存在购买方——社会组织首次承接公共服务的情形，对公共服务信息获取难度加大。比如，针对国民体质监测公共服务，可能存在信息如何发布、如何将信息有效传递到有资质的社会组织。对此，我们应该加大市场培育力度，同时形成信息有效分类发布的机制。

（三）国民体质监测公共服务如何委托代理和监管

由于政府不生产公共服务，委托代理成为政府购买公共服务过程中必不可少的环节。所以，委托代理问题普遍存在于形形色色的组织中。政府层面的委托代理包括政府官员、行政人员、政府雇员等层层代理问题，最终出面与社会组织进行购买商榷的可能是政府雇员。社会组织购买公共服务后，由于其自身生产能力与需要提供公共服务的体量间的匹配问题，可能会将部分公共服务产品生产转包给其他社会组织；或者由于自身生产价格与购买价格之间的利润比例，中标企业/公司会将服务转包给其他社会组织。就国民体质监测公共服务而言，政府的委托代理，首先是政府官员间的垂直委托代理——上级官员委托给下级官员，即国家体育总局（国家级）将国民体质监测委托给省市体育局（省级），省体育局将任务委托给市级体育局（厅级），进而委托到县体育局（县级），县级体育局行政官员将任务委托给下属行政人员，行政人员再将其委托给政府雇员，政府雇员对接社会组织进行购买谈判等事宜；其次是社会组织之间的委托代理，形成一级、二级甚至更多级的委托代理。从信息流通而言，每增加一次代理，信息将会发生一次削弱或变异，导致原始信息在流通过程中产生变化，最终导致公共服务质量与原始预期质量的偏离。

国民体质监测公共服务的委托代理，针对政府间的委托代理，本书认为，可充分利用现代信息技术寻求破解之道。因为政府不生产国民体质监测公共服务产品，所以政府主要任务是制定公共服务标准。为防止这些标准在政府间传播导致的信息失真，可利用电话会议、视频会议的方式进行传播，因为最终与社会组织进行购买谈判的是政府雇员，则可以要求所有县级负责该项工作的政府雇员直接参与电话会议或视频会议。作为公共服务生产商的社会组织，其委托代理关系较政府间的委托代理复杂得多。如果是服务整体转包，可能并不太复杂，若一个服务包含多个模块，导致服务必须分包给多个社会组织。在服务供给阶段，各个分包商必须步调协调、规模匹配、进度一致方可有效完成服务。在此过程中，如果分包商生产进度不协调或某一环节单位时间产能过剩，导致资金链出现问题等，都将极大影响服务组的质量和进度。如果分包商再进行转包，则情况更复杂。本书认为，国民体质监测公共服务并不是一项很复杂、具有诸多高深专业知识的公共服务，其产品也并不复杂，可能更注重服务过程和服务质量。所以，在政府购买过程中，可以明确要求购买方——社会组织，不得进行服务二次委托代理、不得分包等条款，优化代理程序。

如上分析，公共服务的委托代理很复杂，如果要有效地完成公共服务，三方主体都利益最大化，监督就非常有必要。如此，可能就涉及公共服务的绩效评估了。即是说，要对政府（委托方）、社会组织（代理方）进行有效的定量评估，才能使监督有的放矢，有理有据。如何对国民体质监测进行绩效评估，本书在后续进行展开。在建立了针对性的绩效评估后，按照绩效评估指标，可以对公共服务过程、结果等进行监督。在政府层面，依据绩效评估结果，采取问责制监督，对服务过程，以新公共服务理论强调的"服务"为本质要求进行监督。对社会组织而言，以绩效评估指标，对产品生产、服务过程、服务环节等逐一进行监督，以提高公共服务的质量，"以人为本""健康第一""提高国民健康水平"为基本要求，对其进行监督。同时，要提高社会组织的"主体"意识和"服务者"意识，在保障其利益的前提下，提高服务质量，成为"健康中国"的建设者、践行者、服务者。

（四）国民体质监测公共服务如何防范政府独立性的削弱

无论是政府自身，还是公共服务代理方，政府购买公共服务多重代理现象不可规避。政府在公共服务多重代理过程中极易因代理方价值目标错位（政府价值目标与代理方价值目标不一致）而削弱其独立性。合同的激励机制驱使承包商不仅要迎合合同设定的目标，还要顾及政府官员对完成目标的评估。尽管公民是服务终端是消费者，但在承包关系中，"顾客"更倾向于管理人员而非公民（Ketl，1993）。换一种说法，政府购买公共服务时，承包商可能会竭力满足或取悦政府官员的需求和偏好，却忽视了最终受益者——公民的需求。从公众角度看，纳税人所付出的资金让代理方——社会组织获得丰厚利润，而最终受益者——公众并未得到应有的服务或产品。此外，由于政府与社会组织进行横向网络体系合作替代原有纵向控制权威性，在购买公共服务时削弱了政府独立性。

国民体质监测公共服务，如何防范政府独立性被削弱？相对于其他关乎民生国计的公共服务，国民体质监测公共服务对政府权威性、独立性的削弱可能并不会很大。因为国民体质监测公共服务对规则而言，尽管对"健康中国""提升国民健康水平"有重要意义，并不是雪中送炭般的急需必备，而是锦上添花次级需要。但是，国民体质监测公共服务依旧要遵循市场准则，由政府购买，而政府购买就会对政府的独立性削弱。针对政府委托代理而产生的对政府权威性的削弱，在政府内部委托代理导致的消极影响，可根据对政府的绩效评估结果采取问责式进行消除；针对购买方的委托代理，在政府—社会组织这个层面，政府可通过限制代理方资质方式消除，即政府选择代理方—社会组织资质式，尽可能选择非营利性社会组织，因为非营利性社会组织提供公共服务的目的不是以追求"利润"为目的，更不是为了"利益最大化"，最终获利最大的是广大民众。广大民众认同了，就不会削弱政府的权威性和独立性，也有利于民主社会的建设。如果国民体质监测公共服务在区域内没有能够承接服务的非营利性社会组织，使得政府必须向营利性社会组织购买，为防止政府在委托代理过程中导致的政府权威性、独立性的削弱，政府在购买合同中应尽可能地明确，不能产生多重代理、合同转包、分销代理等。从国民体质监测来说，社会组织所需要的专业知识、资金资质等要求并不高，在政府—社会组织一级代理的条件下是可以完成的，社会组织可能更多的是考虑为公众健康提供尽可能好的服务或公共产品。甚至，在可能的情况下，出现政府和社会组织的委托代理关系变成合作治理关系。

二、国民体质监测公共服务供给方经济学分析

现代国民体质监测，始于 20 世纪 50 年代美国的"震惊总统报告"，掀起了世界范围内的体质研究。我国的体质研究始自 20 世纪 80 年代，随着 1995 年《全民健身计划》的颁布实施，国民体质监测逐步制度化、常态化。2016 年，《"健康中国 2030"规划纲要》出台，将"健康中国"纳入国家战略，健康、体质健康受到前所未有的关注。体育公共服务、卫生公共服务被纳入《国家基本公共服务标准》，国民体质监测公共服务"路转溪头忽见"：学生体质监测，所有学生，每年一次；非学生群体国民体质监测，每 5 年一次，数据统一上报国家体育总局国民体质监测中心，为国家国民健康提供数据支撑、决策支持。在此过程中，我国一些区域，实现了国民体质监测公共服务的尝试——政府购买、市场化运营，这些为国民体质监测公共服务市场化提供了有益的帮助，为国民体质监测市场化推广提供重要经验和借鉴。

（一）国民体质监测公共服务的现有竞争市场分析

公共产品的非竞争性和非排他性，决定了其与一般产品在市场上的竞争特

点。有些特殊的公共产品甚至不能市场化运作，比如监狱、军舰、战斗机等，如果政府不需要，根本没有市场；有些特殊的公共产品却有非常强大的市场，市场竞争也非常激烈，比如道路、公共交通等，政府不但有需要，由于其与中国出行密切相关，政府一刻不能疏忽，所以其市场必须存在，并由于多方面的原因如监管、委托代理等致使其利润较大；还有一些锦上添花的公共服务产品，市场变化难以预测，以承办奥运会为例，承办奥运会是政府行为，1984 年洛杉矶奥运会之前的几届奥运会都出现亏损情况，并且由于政府大量资金投入场馆修建以及与之相匹配的城市市政建设，政府背负巨大的财政赤字，以至于洛杉矶奥运会最终被选城市仅此一家。洛杉矶奥运会邀请金融人士彼得·尤伯罗斯担任了筹委会主席，彼得·尤伯罗斯广开财源，采取如下措施：与企业集团签订资助协议；出售电视广播权和比赛门票（美国广播公司（ABC）以 2.25 亿美元的价格购得了电视转播权）；优化各项开支，充分利用现有设施，尽量避免新建体育场馆；不新建奥运村，租借加州两座大学宿舍供运动员、官员居住；招募志愿者为大会提供义务工作等。如此，基本实现本次奥运会的民间承办模式，致使接下来的几届奥运会承办城市又呈现出强烈的竞争趋势。

国民体质监测公共服务，现有的竞争市场又如何呢？前面对国民体质监测公共服务的范畴分析，其可归属于体育领域和公共卫生领域非基本公共服务范畴。在卫生公共服务领域，可能不会有太多的社会组织具备承担国民体质监测公共服务的能力或意愿，原因有二：一是公共卫生服务更多地趋向于对疾病的预防、治疗和预防，对体质健康设计相对较少；二是我国国民体质监测习惯归属于体育领域，并且认定体育是改变体质最有效的方式。所以，能够承接国民体质监测公共服务更多的是体育类社会组织，既包括营利性体育组织也包括非营利性社会组织。非营利性体育社会组织尽管可以承接国民体质监测公共服务的能力，但由于竞争性市场所需要的一些资质条件等限制，可能并不具备市场竞争性。所以，这里分析的竞争市场，主要是具备承接国民体质监测公共服务的营利性社会组织。具备承接国民体质监测公共服务的营利性社会组织，需具备以下特征：一是具备市场竞争所必备的资质如独立的法人代表、资金、市场运营状况、纳税等；二是专业性方面来说，需要有体质监测的软硬件设施、专业人员等。改革开放后，随着市场逐步开放，各个市场得到了大力培育，体育市场也欣欣向荣。特别是最近20 年中国经济持续稳定高水平发展，人们生活方式发生巨大变化，但体育缺乏导致的非传染性慢性疾病持续高升，人们自主健康意识逐步增强，体育意识也逐步提高，使得体育市场得到稳步提升，具备承接国民体质监测公共服务的竞争性的社会组织还是存在的。

（二）国民体质监测公共服务卖方之间竞争水平比较低

政府购买公共服务中的供给方缺陷表明，尽管竞争具有不可替代的作用，然而缺乏竞争却常常是改革者必须直面的难题。国民体质监测公共服务作为新出现的公共服务，竞争的市场可能真的表现出竞争水平低的状态。本课题组团队成员对我国实施过购买国民体质监测政府购买的3个地方进行调研发现，政府发布国民体质监测投标建议书，首次收到回复的为几个社会组织，在工作人员向社会组织解释不能招投标的原因后，首次投标社会组织号召了能构成竞争性购买的最小社会组织数量，最终完成招投标。也就是说，具备购买国民体质监测公共服务的社会组织是存在的，但可能由于能满足招标资质的数量并不多，导致市场竞争水平低下。本课题组团队调研的城市分别为一线城市、二线城市、三线城市，尚且出现市场竞争水平低下的情况，估计在我国三线以下城市，竞争市场更加弱小。针对这种现象，政府应加大公共政策扶持力度，加快培育服务购买市场。当前亟须培育和发展社会组织，使其具备承接公共服务的生产能力。因此，我国政府应从法律法规、管理制度、财政支持以及教育和培训等方面入手，为社会组织的发展创造良好的政策环境，促进我国社会组织实现持续且快速的发展，努力营造一个充满竞争与活力的公共服务购买市场。

（三）国民体质监测公共服务卖方之间可能形成价格联盟

当公共服务购买市场中供应商间的竞争充分时，政府应采取积极策略推动服务购买工作，充分利用竞争机制施加压力于承包商，迫使其以更低成本提供优质公共服务。然而，需避免过度挤压供应方组织的情况发生，这不仅会损害其未来赢得竞争能力，并且与政府推动服务购买工作初衷背道而驰，在政府、公民和承包商之间无法实现共赢格局。相反地，在服务购买市场中若供应商数量过少，则是政府需要面对的难题。为保护承包商行业利益，少数承包商可能通过协商形成价格联盟，干扰服务购买市场并迫使政府接受较高价格。在这种情况下，政府有责任依据法律法规严惩此类行为以维护自身权威和社会公共利益。此外，在出现卖方独家垄断无法形成竞争格局的极端情况下，解决困境的有效方法是"通过谈判达到帕累托最优结果，并平等分享所得"。本课题组团队调研的国民体质监测政府购买案例中，确实出现过首次应标的社会组织不足。因此，政府需具备洞悉公共服务购买市场行情的能力，以防范卖方形成价格联盟。

（四）政府购买国民体质监测公共服务可能产生外部负效应问题

针对政府购买可能出现的外部负效应问题，政府应该不断加强政府学习能力建设，努力创建学习型政府。当今世界，各个国家都非常重视学习型政府建设，创建学习型政府，不仅是时代发展的需要，也是提高政府管理能力和巩固政府合法性基础的必然要求。

政府在推行公共服务购买过程中将面临众多新问题，如何妥善应对和处理这些问题将直接影响并决定公共服务购买的结果。彼得·圣吉（2009）指出：学习是应对变化和解决问题的唯一途径。只有持续增强学习能力、建立学习型组织，才能在复杂多变的环境中游刃有余、临危不惧。从我国政府购买公共服务的实践看，政府学习能力不足已经显露出来。有学者指出："一些地方政府采取简单办法'卸载'和包外处理事务，在问题发生后又以简单接管方式回到垄断生产模式，再次忍受传统模式所带来的傲慢、低效和缺少反应性等弊端。不能成为一个精明的购买者令人担忧，但更可怕的是无法从精明购买者角度思考问题、汲取经验教训"（周志忍，2009）。因此加强各级政府的学习能力建设迫在眉睫，在持续自省与团队学习中才能真正提升政府各项能力，并使其成为更加聪明高效的机构，进而顺利实现政府购买公共服务目标。基于自省改善心智模式、确立共同愿景以及持续团队学习是必要手段，以增强应对变化与挑战的能力。面对新出现的国民体质监测公共服务，可能出现的外部负效应是，政府向社会组织购买了公共服务，而社会组织在向民众提供该公共服务的过程中，民众不知道提供了什么服务，为什么要提供这样的服务，提供的这个服务是如何提高个人的健康水平等，最终导致民众认为花了自己的钱，不知道结果，甚至认为政府在浪费纳税人的钱。因此，政府要善于学习，解决新事物在发展中遇到的难点、困点、堵点，逐一寻求解决之道，让国民体质监测公共服务成为政府服务社会、造福人民的有益手段，而不是产生外部负效应，甚至削弱政府独立性和权威性。

第三节　公共服务信息不对称的经济学分析

关于信息，有以下几点值得我们细细品鉴：

信息，你获取还是不获取，它总在那里；

信息，"早起的鸟儿有虫吃"；

信息，"横看成岭侧成峰，远近高低各不同"；

信息，挖掘的深度广度，决定信息的价值；

信息，是商品、是资源。

信息不对称存在于方方面面，既有主观的、客观的，又有内涵的、外延的。

本部分针对公共服务政府购买过程，首先分析三方主体信息不对称及其后果，然后分析国民体质监测公共服务如何克服信息不对称造成的不利影响。

信息不对称广泛存在于参与市场交易的经济主体间，意味着作为市场参与者的一方通常比另一方拥有更多信息。可以用俗语形容就是"卖家知道得比买家多"。卖方往往比买方更了解所交易对象的真实情况，因此双方处于信息不对等的状态。在信息经济学中，没有信息优势的一方被称为委托人，而拥有信息优势的一方则称为代理人。两者建立起委托代理关系。

一、服务买卖双方之间的信息非对称分析

基本观点：政府作为公共服务的购买方，而服务供应方是销售方。双方通过合同建立了交易关系。相较于政府，服务供应方对所提供的公共服务的品质、成本和价格等具备更准确、真实的信息。这些信息反映了投标者在能力、素质、技术、装备、管理和服务等方面的表现。

可能会出现以下问题：由于自身利益驱使，作为代理人的服务供应方有可能隐瞒与合同谈判和签订相关的真实信息，甚至提供虚假信息，从而引发逆向选择问题，并导致"劣币驱逐良币"的情况出现。

破解：为了筛选合格的供应商，政府需要对供应商进行调查、了解和评估。政府需综合考虑供应商的资质、业绩、报价、服务能力、社会声誉以及组织效益等，并进行全面评估。对于国民体质监测公共服务，考察社会组织资金投入、设备投入、专业知识储备、承接相关公共服务经历和绩效以及社会评价、市场信誉等。特别值得说明的是，考察社会组织承接国民体质监测公共服务的这些要素，政府是不是有能力自己完成？一般而言，政府需要承担的自身职能工作已经非常繁杂，应该是没有时间、精力——最终形成没能力去完成这些工作，所以，需要引入第三方，包括专业领域的资质认证（如具备国民体质监测的测试能力），经济领域的市场运作能力等。

二、政府和政府工作人员之间的信息非对称分析

基本观点：政府与其官员、工作人员以及雇员之间建立雇佣合同关系。后者是拥有信息优势的代理人，而政府是委托方。由于委托方难以完全了解代理方对公共服务需求信息的多寡和工作努力程度，因此存在目标不一致性。委托方追求社会福利最大化（让公众受益最多），而代理人谋求自身效用（可能不仅限于利

润）最大化，其效用函数包括个人工资津贴收入、消费和闲暇时间等。在购买合同签订和执行过程中，公共服务合同的复杂性和专业性使得代理方相较于委托方更具备丰富的信息量。

可能出现的问题：代理方由于掌握的信息较委托方多，公共服务项目的购买方式、种类和价格等一般由代理方最终决策，而委托方若要获取真实信息，需要付出相当高的成本。如果政府雇员与服务供应方合谋，则公共服务的绩效将面临保障困难。

破解：加强政府雇员（代理方）服务意识和执行政府雇员本职职能工作意识，根据政府的期望和社会大众的利益，努力实现政府公共服务所设定的目标，以推动最大化社会福利。由于政府和政府工作人员之间存在多重代理关系，当政府购买、提供的公共服务得不到公众认可，甚至产生严重的负面效应时，那么谁该为失败的公共服务负责？所以，除了要加强政府及其官员、雇员为人民服务的意识，还需问责，即在政府层面实施问责制。因为如果没有问责，政府、政府官员、政府雇员之间可能会出现避重就轻等现象，最终导致政府公信力、权威性削弱。事实上，公共服务问责制，诸多学者认为是非常有必要的。

三、公众（纳税人）与政府之间的信息非对称分析

基本观点：公众很难了解政府购买公共服务的全过程。政府在这种委托代理关系中具有信息优势，而公众是委托人。因此，政府可能处于被动状态，无法获得与公共服务需求相关的信息。

可能出现的问题：在某些地方，存在着忽视公民知情权和缺乏透明度的问题。同时，一些地方政府也会故意或无意地隐藏招投标信息和供应商信息等内容，从而加剧了信息不对称现象。此外，作为纳税人和委托人的公众，并没有足够强烈的意识去争取获取真实相关信息的权利，并且缺乏积极参与监督和议政活动的主动性。

破解：首先，政府信息透明化，充分重视公民的知情权。公共服务服务于公众，如果公众对能享受的公共服务不知情，可认作是政府不作为现象，需要追责。其次，对故意隐瞒、封锁信息的政府行为给予惩戒。最后，引导和鼓励公众积极参与公民社会建设，主动参政议政和参与社会监督，获取相关信息。对国民体质监测公共服务而言，政府发布信息的渠道或许是稳定的、透明的，比如在政府相关网站发布，但公众获取该信息未必是主动的、及时的。所以，政府需要对该公共服务进行广泛宣传，营造人人参与、全民共享的氛围。在公民社会建设达

到一定厚度的今天，已经具备公共服务信息全民共有信息发布网络，最末端的即为公民社会基层——社区宣传网络。

四、服务供应方与监管者之间的信息非对称分析

基本观点：公共服务，代理方除了提供公共产品，还需提供服务。代理方提供的公共产品，除考量产品质量，还需对其生产设备、生产效率等进行评估；服务，既是过程，又是结果，往往由享受服务的主体——公众的主客观认知、体验进行评价。所以，通常情况下，监管者（包括政府、公众、第三方）很难像服务提供商那样了解大量详细信息。作为代理人，在委托代理关系中，服务提供商拥有信息优势；而监管者委托人角色，处于信息劣势的一方，他们之间的信息是不对称的。

可能出现的问题：公共服务购买监管的结果直接影响服务供应方的利益，代理方（服务供应方）为获取更高利益（利润），会利用合法或非法手段影响监管行动和决策。如前面所论述的，代理方（购买方、社会组织）直接从政府手里购买公共服务，其为了迎合政府喜好，可能会牺牲服务受益方利益，导致监管失灵。另外，服务提供方有可能故意提供虚假信息，以便影响监管者制定对其有利的政策，从而导致所谓的"政府管制俘获"现象出现。在这种情况下，监管者会被经营者所左右，并形成一种利益共同体（吕志奎，2008）。国民体质监测公共服务，服务承接方（供给方、社会组织）应该受到政府（委托方）、公众（受益方）以及为了保障服务质量而特设的监督方（第三方）的监督，在此过程中，供给方可能为了满足政府要求，或者长期获得政府订单，使用自身掌握信息大于政府信息，行贿或者使用虚假信息蒙骗政府及其工作人员，导致政府监督失灵，甚至形成利益共同体。

破解：针对上述第一种情况，如果代理方（社会组织）为了讨好迎合委托方（政府）而牺牲公共服务受益方（公众）而信息造假，导致监管失灵现象，首先要做到的是，政府不直接监管，而交由与政府并没有利益关系的第三方。这样至少减少了社会组织与政府监督人员的直接接触，防止社会组织因为利益因素向政府监管人员输入虚假信息，某种意义上截断了虚假信息传播途径。在这个环节里，政府监管人员之所以容易被社会组织虚假信息蒙蔽，是因为社会组织掌握的有关公共服务产品和服务信息远远多于政府雇员。其次要做的是，为了防止监管失灵，针对社会组织提供的所有信息，交由第三方（专家为主）审核，去伪存真、去粗取精后交由政府。尽管第三方可能在整个公共服务市场购买、产品生

产、服务流程等并不是信息优势方，但其专业性决定了其可以准确抓住公共服务需要监管的核心知识，能比政府更准确判定服务信息的真实性和有效性。针对社会组织可能由于虚假信息而出现的"政府管制俘获"现象，只需制定强而有力、行而有效的问责制度即可。因为，一般而言，社会组织无论出于什么目的（最大的可能是利益目的），原本意图并不是想"俘获"政府，之所以出现利用虚假信息，应该是出于利益驱使，最终形成社会组织—政府的利益共同体，导致政府管制俘获。

第七章　国民体质监测公共服务的绩效评估

公共服务是政府履行其行政职能的重要职责，同时，因为政府向社会组织购买公共服务，不仅提升了政府职能，也提高了政府工作效能，使得政府购买公共服务逐渐成为"世界性选择"。但是，如前所述，并不是所有的政府购买公共服务都取得了人们想要达到的效果，甚至可能会出现相反的结果（陈璇、文雅茜，2012）。也就是说，政府购买公共服务并非提升政府职能的"万能药"，在政府购买公共服务的全过程，需要对其进行及时、准确、科学的评估，使政府购买的公共服务真正达到既转变了政府职能、提升了政府工作效能，又达到了服务于民的根本目的。

第一节　公共服务绩效评估基本理论

公共服务绩效评估，从字面意思理解是运用"绩效"的概念衡量公共服务的效果。从公共服务的内涵而言，公共服务绩效评估绝不是评价政绩，因为公共服务是由政府购买的，服务于全民的，所以，还应包括政府成本、政府效率、政治稳定、社会进步和发展预期的内涵。从理论框架看，宏观公共服务绩效主要包含三个方面：①经济绩效。经济绩效表现为经济持续增长，国民经济不仅在规模上扩张，而且在结构合理的前提下有质的提升。良好的经济绩效还包括高度可持续发展程度以及政府能够提供推动经济与社会协调发展的宏观经济政策。②社会绩效。社会绩效是建立在经济发展基础上的全面社会进步，其内涵丰富多样，包括人们生活水平和生活质量普遍改善和提高、及时供应社会公共产品、良好的社会治安状况、人们安居乐业、和谐的社会秩序等。③政治绩效。在市场经济条件下，政治绩效最常体现为直接行动和制度创新。市场经济中的规则应由政府制定并实施的制度安排，这是政府核心能力之一。当政府具备较强的制度安排能力时，更容易体现出优异的政治绩效。

一、行政改革浪潮中的公共服务绩效评估

"改革的种种努力受制于某一特定国家内的治理哲学和治理文化，受制于该国政府的性质和结构，以及运气和巧合"（欧洲公共管理学界领军人物克里斯托弗·波利特和吉尔特·鲍查尔特）。传统的公共行政因为在时代发展面前，总面临诸多的不协调，改革成为公共行政的必由之路，并且是长兴不衰的话题。改革的结果如何，绩效评估成为评价改革成效必不可少的手段、方法。

（一）旧公共行政与绩效评估

旧公共行政实质上指由"官僚制"政府所承担的广泛影响力职能。其最显著特征表现为两个方面：一是强调政府组织提供公共服务的独占模式；二是注重层级和规章制度，以保证效率。传统公共行政主要功绩在于将公共行政从一般政治活动中分离出来，使之专业化，并加强了行政组织建设、制度建设和效率研究，从而增强了对社会的管理。然而，在全球化和信息化高度发展的当代社会中，传统模式已经表现出越来越多缺陷，如刻板、僵硬的规章成为追求效率、满足人们多样化需求的最大障碍，并且垄断和权力集中导致公共管理领域效率低下。

在旧公共行政的主流观点中，对绩效的认知为"公共组织的首要价值观是效率和理性""公共组织作为一个封闭的系统运转的效率最高，因此，公民的参与是有限的"。对此，马歇尔·迪莫克（1936）认为，机械的效率只是"无情地进行计算，没有人性"，而"成功的行政管理则是充满温暖和活力的，它注重人文关怀。"但也有学者对旧公共行政的效率追求持肯定态度。西蒙认为，"最合理的行为是推动一个组织有效实现其目标的行为"。理性关注的是哲学传统中涉及的正义、平等和自由等问题，而西蒙认为理性更加专注于协调实现理想目标所需的正确手段。就西蒙所谓的"行政人"而言，最合理的行为是推动一个组织有效实现其目标的行为。"行政人承认组织目标是其决策的价值前提，它特别关注自己对该组织中其他成员的影响，他对自己的角色形成了稳定的预期……而且他对于该组织的目标具有高昂的士气"（Simon，1950）。

因为旧公共行政官僚制政府职能在当时政治、经济条件下，能有效执行有限的公共服务职能，对效率的追求，在"理性"的加持下，公共服务绩效评估并没有受到过多关注。另外，旧公共行政的公共服务是政府自生产供给，没有形成

更多的市场化供给，所以，绩效评估是政府提供公共服务的效率。

（二）新公共管理与绩效评估

公共管理理论的兴起对公共行政产生了影响，这一现象可以追溯到 20 世纪 60 年代末 70 年代初。在这个时期，许多英国学者致力于应用决策理论、组织理论以及政策分析和研究的发展，以加强对英国中央和地方行政的分析。而美国公共管理的出现是对公共政策和行政学者不满情绪的结果。他们认为，在进入新经济时代后，在经济全球化和信息化潮流下，官僚化组织显得缓慢而烦琐，并且无法适应经济和社会发展的需求。例如，1993 年，美国政府发布了《全国绩效评估》报告，诊断了官僚制度存在的问题，并提出了一整套"重塑政府"的解决方案，强调从"人人遵守规定"转变为"人人为取得成果负责"的体制。从公共行政发展历程来看，"危机"之所以频频出现，主要是其无法有效回应日益增长的公众需求。而现代公共管理正着眼于解决这个问题。其显著特征表现为：政府主要提供公共产品与服务，不涉足私人领域活动；负责执行市场经济法律并平等监管与执法市场秩序与运作；通过宏观调控手段实施公共政策；除必要社会管制与经济管制外，不直接干预企业活动或采用行政手段干预市场运作。

新公共管理关于公共服务绩效评估的核心论点是"从依赖于投入控制转向依靠可量化的产出测量和绩效目标"，"借鉴私营部门的管理方式，例如……开发公司计划（和）绩效协议，并采用与绩效相关联的薪酬制度……同时更加注重机构形象"（Boston，1991）。盎格鲁-撒克逊五国更易于接受"市场偏好""绩效驱动"的新公共管理，注重产出和结果而不是投入。我们需要知道，新公共管理产生的社会经济环境：周期性的经济萧条或停滞状态，需要政府采取市场偏好的绩效驱动，以便刺激经济活力，挽救经济发展颓势。

可以看出，新公共管理非常强调公共服务绩效评估。但是，其"构建企业家型政府"的根本思想，致使公共服务绩效评估以"利益为中心"，即便是政府购买公共服务，也是以是否营利为终极评价目标。所以，最终导致公共服务绩效评估成为对政府工作绩效的评估，即政绩评估，其可能结果是损害公共服务受益者的权益。政府官员广泛使用的流行词语包括"企业化政府""市场为本""政府瘦身""重塑政府"。然而，新公共管理思想并未完全涵盖当今政府在实践中所需考虑的基本理念。此外，新公共管理过于强调市场机制的作用，并倾向于让政府效仿企业提供商品式的公共服务，这往往会引发伦理和责任方面的问题。同时，在推进市场化过程中也出现了一些令人不满意的腐败现象。所有这些因素导致公平与正义问题凸显。

（三）新公共服务与绩效评估

与新公共管理建立在追求个人利益最大化基础上的经济观念不同，新公共服务是以维护公众利益为基础的，旨在通过全心全意为公民提供服务来实现这一目标。新公共服务对于新公共管理的超越主要表现在：①新公共服务强调保护和促进公众利益。只有当个人能够根据社会的整体利益行动时，广泛的社会利益才能从一个孤立存在转变为一种美德和完整存在，并且通过奉献自己向社会做出贡献，最终使得个人变得更加完善。这种理念明显超越了以个人自私为基础的新公共管理理论。②新公共服务注重尊重市民权利。倡导者坚信政府与市民之间的关系与企业与顾客间的关系截然不同，"市民具备参与公共事务、对整体问题关注并愿意承担责任等群体道德义务"。倡导者相信如果能够在尊重市民权利的基础上进行合作和分享，就必定能取得成功。③新公共服务重新定义了政府角色。新公共服务认识到当前政治生活领域最重要的变化是政策制定方面政府不是控制决策过程的主导者，而仅仅成为非常重要但却是平等参与者。更多利益集团直接参与到决策制定和执行中。因此，行政人员应该认识到他们并非所有权归属者而是负责任参与者，在推动"资源管家、促进市民权利和民主对话、激励社区参与、引领街道层次"等方面扮演着越来越多调解、协调甚至裁决角色。

新公共服务的核心原则之一是肯定公共利益在政府服务中的中心地位。逻辑关系为：民主公民权利——通过公平对话、平等参与等表达诉求——形成公共利益（共同价值观）。在维护公众利益方面，政府的作用是确保公共利益处于主导地位，即确保这些解决方案本身以及产生这些公共问题解决方案的过程符合民主规范和价值观中的正义、平等和公正原则。

Roberts（2008）认为，当代是"公民参与的时代"，公共服务供给可以成为正在发生的公民参与的一个重要舞台。公民可以在某一项公共服务的产生中与政府建立合作伙伴关系。鼓励志愿活动以及在解决共同关心的问题时促进与他人的互动，以推进服务供给中的公民参与。共同生产本身就是地方政府与公民间的一种交易形式，按照这种交易形式，居民要对生产服务负有某种责任。因此，共同生产可以改进，与其说是"顾客"视角，倒不如说是"公民"视角。公民参与还可以直接参与对服务供给的评估，并且可以在地方问题出现时直接参与信息收集。当公民参与绩效目标和绩效指标确立时，政府的绩效测量就变得更有价值了。这样一来，绩效测量的就是对公众真正重要的东西。艾奥瓦创办的绩效评估项目所采用的核心指标如下："这些测量标准对于公民评估绩效有帮助吗？""普通公民能够看懂这些测量标准吗？"所以，新公共服务理论中，公共服务绩效评估渗透在公共服务供给、需求的全过程，"以人为中心"不断改进公共服务供给质量、服务过程、服务效率等，致力于公民社会的构建。

二、公共服务为什么要绩效评估

在讨论公共服务为什么要进行绩效评估前，我们需准确定义什么是公共服务绩效评估，进而讨论为什么要进行绩效评估、公共服务绩效评估需遵循哪些基本原则等。

（一）公共服务绩效评估

绩效评估被界定为一种全面质量管理的工具，其核心在于结果管理，其基本目标在于回答组织或个人是如何行动的、是否实现了既定目标、接受服务的对象的满意度如何、整个行动是否处于有效的控制之中，以及在哪些地方需要进一步改进等基本问题。公共服务绩效评估是政府购买的公共服务项目整体表现的衡量方式。该评估通过第三方专业机构协助，运用专业调研方法和特定评量模型进行计算，包括根据协议提供的数量、质量和实际成果等来评估服务单位的绩效。简单来说，指在政府相关部门（购买服务主体/委托方）、服务单位（购买服务客体/承办方）或其他利益相关方（如政府财政部门）一起委托下进行各种评估调研和数据分析活动，以检测和评价政府购买公共服务的整体绩效情况。

根据上述定义，公共服务绩效评估有如下逻辑关系：为何评估—谁来评估—评估什么—如何评估—评估何用。可见，公共服务绩效评估是一项系统性工程，包括确定目标、拟定评估指标、选择评估方法、安排适当的评估时间和评估步骤等内容。

（二）为什么要对公共服务进行绩效评估

对公共服务进行绩效评估，主要是讨论公共服务绩效评估的作用与意义。陈昌盛等（2007）认为，绩效评估是一种基于结果管理的质量管理工具，需要达成三个目标：组织和/或个人是如何行动的？是否实现了三方主体的既定目标？整个服务过程是否在可控之中？对于上述目标的回答结果，对提升公共服务质量具有非常好的借鉴作用。下面，我们从公共服务"三方主体"角度分析公共服务绩效评估的作用和意义。

1. 公共服务绩效评估对政府的意义

（1）有利于对政府购买公共服务的监督和提升政府机构管理效能。政府作为公共服务的购买方/委托方，需要明确自己在公共服务中的身份——用纳税人的钱向社会组织购买公共服务的委托方。所以，为公众购买到高质量的公共服务是其职责，也反映了其职能。通过对公共服务政府部门的绩效评估，政府可以评估政府机构的运作情况，发现提供公共服务过程中存在的问题和挑战，并及时采取措施加以改进。绩效评估可以帮助政府机构更好地管理资源、提高工作效率，并确保公共服务的质量和可及性。

（2）公共服务绩效评估可以提高政府机构的透明度，强化问责制。政府购买公共服务，应该向公众和其他利益相关方负责，确保购买的公共服务资源合理使用和公平公正地分配。在此过程中，刚好体现政府机构的工作效率和成绩成果，接受社会组织、公众、最重要的是利益相关方的监督，这对于建立政府公信度、增强公众对政府的信任和支持有重要意义，并推动政府履职效能的提升。如果社会组织、利益相关方特别是公众——因为他们是公共服务的受益方——对政府提供的公共服务（包括公共服务产品、服务过程、服务质量等）不满意，绩效评估结果也是向政府履职问责的重要依据，所以，公共服务绩效评估可以起到强化问责制的作用。

（3）公共服务政府绩效评估可以提供决策支持和指导。政府机构在制定政策和决策时需要依据可靠的数据和信息。通过绩效评估，政府可以收集和分析相关数据，了解政策和决策的实施效果，并根据评估结果进行调整和改进。这有助于政府机构做出更明智的决策，提高政策的针对性和可操作性。

2. 公共服务绩效评估对社会组织的意义

需要说明，这里讨论的社会组织，狭义指公共服务的代理方/承接主体/生产方，广义指具备承接能力或期望承接某项公共服务的社会组织，既包括营利组织，也包括非营利组织。

（1）促进社会组织提升公共服务产品质量、强化公共服务过程。社会组织作为公共服务的承接者，对政府而言，是代理方、卖方，因为其具备提供公共服务的能力与资质；对公众而言，是社会组织提供的公共产品和服务的对象。政府可能更关心社会组织提供的公共服务的结果，通过绩效评估，能知道自己是不是"精明的买主"，同时也服务好了自己的顾客——公众。而公众作为公共服务的受益方，可能更关注公共服务产品的质量、服务过程。所以，社会组织既要满足政府对其公共服务结果的要求，也要满足民众对其公共服务产品质量、服务过程的满意度要求。因此，公共服务绩效评估可促进社会组织提升公共服务产品质量和强化服务过程。美国《政府绩效与结果法》规定，"政府应定期对服务质量进行全面评估，以决定是否继续与现有服务提供者合作或更换新的服务提供者。同时，将过去承接者的绩效得分作为下一次招标的参考，鼓励承接者主动改进绩效以避免不佳风险"。

（2）规范市场公共服务购买、服务供给行为。通过公共服务绩效评估，从政府角度来说，政府知道自己向社会组织购买的服务是否合理，有助于下次购买公共服务时对社会组织的选择，即规范政府的购买行为；从社会组织角度来说，通过绩效评估，社会组织能清楚地知道自己购买公共服务的过程、提供的公共服务产品、服务过程、服务的公共性等存在的问题，在加以改进的过程中，规范自己的供给行为。无论是政府还是社会组织，都必须明确，民众的满意度是公共服务供需绩效评估不可或缺的要素，通过接收民众反馈，进一步规范社会组织公共服务购买和供给行为。

（3）有利于公共服务市场的培育。公共服务一方面受经济发达程度影响，另一方面与政府理念、政治经济体制密切相关。从经济发展角度而言，西方发达国家公共服务历史早于中国，故此，这类国家有更加成熟的公共服务供给市场。政府购买公共服务的初衷在于破除政府垄断，引入竞争机制以提升服务质量并降低成本。国内外的实践证明，政府购买公共服务有助于转变政府职能，提高行政效率，并促进市场和民间组织的发展，同时有助于推动社会和谐。另外，西方国家对非营利性社会组织如教会、志愿者、协会等的建设比较重视，时间上也较早，所以，他们在公共服务承接上有更多的选择。公共服务政府购买尽管成为公共服务供给"世界性选择"，并提倡/主张市场购买模式（即竞争性购买），但竞争性购买的承接主体主要是营利性社会组织。如前所述，公共服务绩效评估结果表明，营利性社会组织提供公共服务全过程中，因为追求最高利润/利益最大化，往往在产品质量、服务过程、服务公共性方面没有非营利性社会组织好。所以，更多学者认为，公共服务的承接方/代理方应更多地向非营利性社会组织倾斜。

（三）公共服务绩效评估对民众的意义

（1）有助于公众对公共服务的理解。由于公共服务信息不对称、信息通道不畅、宣传不到位等因素的影响，公众对公共服务体系、机制等存在认知、意识、思维等方面的不足，通过对具体公共服务绩效评估——公众维度的评估，可以了解公众对公共服务上述不足的理解，政府（公共服务委托方）和社会组织（公共服务代理方）针对性地采取措施，提升公众对公共服务意义的理解。在这里需要说明的是，公共服务绩效评估的结果，应该让公众有最大范围的知情，进而接收公众反馈。

（2）完善公共服务全民监督机制。公共服务绩效评估，特别是现有通行的"第三方评估"，弥补了传统的政府自我评估的缺陷，增强了外部制衡机制。公共服务绩效由第三方评估，因为评估者（机构或个人）非买方/委托方，也非卖方/代理方。其实质是一种更为客观的社会监督，更有助于促进政府职能的转变与优化。因为公共服务的可持续性，公共服务绩效评估的结果，是公众对下一次公共服务的满意度的直接依据，提高了公众对公共服务供需进行监督的效度。

（3）强化公众公民权意识，推进公民社会建设。公共服务绩效评估，公众作为公共服务受益方，必然是评估的重要方，因此，在评估过程中，强化了公民的公民权意识。政府对公民权的重视，促进了社会民主推进的广度和深度，是公民社会建设的重要保障。

第二节　公共服务绩效评估的理论分析框架

中国经济已进入新的发展阶段，我国社会所面临的主要矛盾已经转变为人民对美好生活的向往和不平衡不充分发展之间的矛盾。这也意味着，公众对于公共服务数量和质量的需求将持续增长。扩大的公共服务范围、领域、惠及人群等，深化了公共服务三方主体绩效评估的理论意义和现实意义，进而实现公共服务高质量发展，加快政府治理现代化进程，真正满足人民对美好生活的向往。

一、公共服务绩效评估的理解维度

关于公共服务绩效评估的研究，有学者主张侧重过程研究，有学者主张侧重结果研究，有学者尝试研究公共服务绩效评估产生的必然机制和路径。

（一）公共服务绩效评估的结果维度

旧公共行政，政府是公共服务的供给者，也是公共行政领域最主要的主体与关注对象，政府提供社会需求的公共服务，其是通过权力的行使实现的，在此背景下，政府"做的怎样"就成为公共服务绩效评估的最终落脚点。而"做的怎么样"，显然是一个只关注结果的评估，其结论似乎只在"好"与"不好"或"满意"与"不满意"这些定性的描述。到新公共管理理论阶段，强调以"企业家精神"构建政府，或改革政府。在政府内部的构建上，政府管理应该沿用企业管理模式；政府对外履行其职能，要像企业家一样精明，在政府购买公共服务上，政府一定是"最精明的买主"。所以，新公共管理理论下的公共服务绩效评估是以结果为导向的。新公共服务理论阶段，政府理念从"管理主义"向"服务主义"转变，政府治理从"一元主体"向"多元主体"转变，既强调在公共服务购买中要充当"精明的买主"的结果导向，也强调"服务于民"的结果导向。所以，公共服务绩效评估，结果是评估的重要导向、重要维度。

（二）公共服务绩效评估的过程维度

绩效与过程本身就存在因果关系，绩效就是结果，结果与过程间是有因果辩证关系的。绩效的持续改进，是结果过程变量不断优化的结果。公共服务绩效的提升需要通过过程控制来实现可持续改进的目标。根据 ISO9000：2000 国际质量标准所建立的质量管理原则，持续改进是质量管理的核心要素。公共服务绩效的持续改进是一个动态、系统性且长期进行的管理过程，其主要目标在于通过类似于"质量循环"的机制来确保公共服务供给过程中的稳定性和可靠性。长期以来，追求公共服务质量不断提升几乎成为公共服务质量管理工作的重点内容，并且是当前研究该领域时关注的核心问题。因此，公共服务绩效评估的过程是衡量绩效变化的一个重要方面。姜爱华等（2020）提出对公共服务进行"全过程"绩效评估。他们认为，为了建立完善的政府购买公共服务"全过程"预算绩效管理链条，需要将绩效评价贯穿于政府购买公共服务链条中的每个环节，并构建一个循环性、全面提升政府购买公共服务绩效的评价体系。同时，他们还设计了一个逻辑框架（见图 7-1）进行公共服务绩效评估。

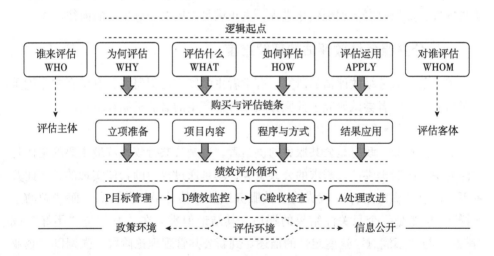

图 7-1 政府购买公共服务绩效评估逻辑框架

注：框架—逻辑释义：从政府购买公共服务绩效评估开始，需要解决一些基本问题：为什么要进行评估、由谁来进行评估、为谁进行评估、评估的对象是什么、如何进行评估以及如何运用评估结果。在绩效评估框架中，确定评估主体和客体是独立的要素，并且是开展绩效评估的重要前提。"为什么要进行评估"可以转化为设定绩效目标和准备项目立项时的考核，而"评估内容"对应于项目内容。"如何进行评估"对应于实施评估程序和选择评估方式，而"评估运用"则涉及公开和应用项目审查结果。

同时，姜爱华等（2020）利用 PDCA 循环构建了一个全过程绩效评估链条，其中立项准备阶段注重目标管理（Plan），项目内容阶段注重绩效监控（Do），评估程序与方式阶段注重验收检查（Check），结果应用阶段注重处理改进（Act）。这样，在政府购买公共服务项目中形成了 PDCA 绩效评估循环过程，如图 7-2 所示。

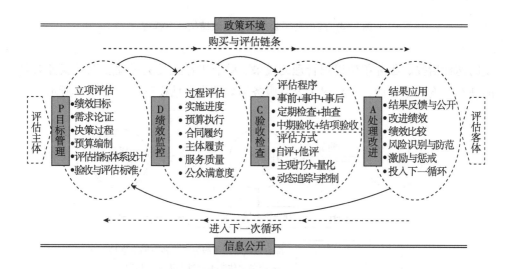

图 7-2　全过程绩效评估 PDCA 循环系统

（三）公共服务绩效评估的三方主体维度

政府购买公共服务早已成为人们理解和认识公共服务的第一映像，因为是政府购买，所以考量的应该是政府的购买行为是否实现了以下基本目标：①公共服务目标；②转变政府职能目标；③政府治理目标；④购买目标。由此，公共服务绩效评估是对政府绩效进行评估。如王春婷（2012）基于政府成本、效率、社会公正度和公众满意度的考量，提出了一个概念性的模型（见图 7-3），用于评估政府购买公共服务的绩效。

如前面章节所分析，公共服务领域，政府、社会组织、公众三者/三方是互为主体的关系——委托与代理的相互关系，所以，公共服务的质量、过程、结果/绩效，三方都是主体，在公共服务绩效评估中都是不应该被忽视的要素，我们定义其为"公共服务绩效评估三方主体"。吴瑞君等（2019）从三方主体维度，提出了政府购买社会服务的综合绩效评估应涵盖以下方面：服务单位基本管理制

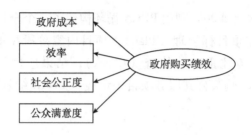

图7-3　政府购买公共服务绩效结构概念模型

度的达标情况、服务单位组织管理的成果、政府工作人员满意程度以及服务对象的满意程度四个方面，并构建了公共服务绩效综合评估模型，如图7-4所示。

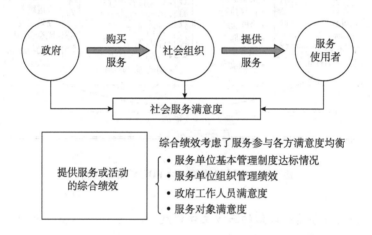

图7-4　政府购买社会服务参与方满意度关系

二、公共服务绩效评估指标体系构建原则

梳理公共服务绩效评估文献不难发现：在评估对象上，从单一的评估政府转变为三方主体的评估；在评估主体上，从自身评估转向"第三方评估"；在评估的质性上，从定性评估转向定量评估；在评估内容上，从单一的效率评估、结果评估、过程评估、质量评估等转向综合三方主体的过程、质量、结果等为一体的综合绩效评估。例如，吴瑞君（2019）等在收集整理政府购买公共服务绩效评估相关文献后，运用文献研究法、专家座谈法和德尔菲法等，在借鉴中国香港社会服务质量标准、美国盖洛普（Gallup）员工敬业度测评量表维度（Q12）和国际上广泛采用的服务质量评价量表（SERVQUAL）的基础上，系统构建了政府购买

社会服务综合绩效评量模型，如图7-5所示。

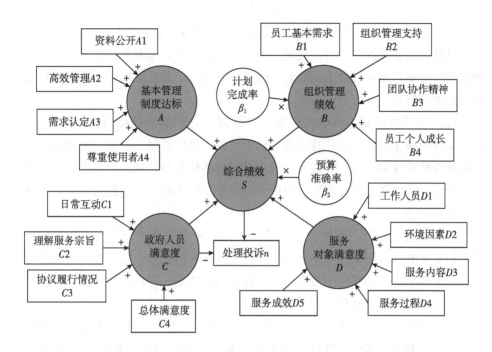

图7-5　政府购买社会服务综合绩效评估模型及变量关系

从定性评估到定量评估，使评估结果更直观、更科学，无疑是评估上的巨大进步。而将定性材料转化为定量材料，是定性评估向定量评估转变的关键因素。李克特创建的总加量表模式，为定性评估向定量评估转变提供了科学依据。简单来说，李克特量表认为，对某一事物（事件）的评价是多维度的，对某一维度的评价是由与之相关的多个因素（指标）综合影响形成的，将这些因素（指标）加总积分结果，以反映该维度在整个事件中的重要程度。对每个因素（指标）而言，其对该维度的贡献值也不一样，李克特设计的具体因素为一系列表述，每个表述包括"非常满意""满意""不一定""不满意""极不满意"5种回答，对应计分5、4、3、2、1，每个指标得分越高，说明该指标在该维度中的重要程度越高。同理，根据该事件的不同维度，加权得分构成对该事件的整体评价。

李克特量表原本用于心理学定性测量转化到定量测量，但其量表指定模式在其他社会学领域得到广泛使用，公共服务绩效评估常常使用该模式构建公共服务绩效评估模型。由此可见，构建公共服务绩效评估模型，指标选择是关键。公共服务绩效评估该如何进行指标选择，江易华（2009）总结为一般性原则和特殊性原则。

（一）构建公共服务绩效评估指标体系的一般性原则

（1）目标一致性原则。目标一致性原则指绩效评估指标体系与评估对象的战略目标以及绩效评估的目的之间必须保持一致。这意味着在特定层级上，绩效评估指标应该与相同层级上的绩效评估目的相符合，并且要服务于达成该层级上的绩效评估目标。

（2）科学性原则。科学性原则主要体现理论和实践相结合。指标的选择、指标加权的确定、数据的计算必须有科学依据。也就是说，依据一定的目的设计公共服务绩效评估指标，并且需要确立对指标名称的质性规定，包括名称、含义和口径范围等方面。这些规定在理论上应该有科学依据，并且在实践中要具备可行性和有效性。

（3）可比性原则。就国民体质监测公共服务绩效评估而言，设计的绩效评估指标要求既能运用绩效评估指标进行跨地区横向的比较，又能对同一政府在不同时间上的基本公共服务绩效进行历时性纵向的比较，即指标体系既要符合空间可比原则，又要具备时间上的可比原则。

（4）可行性原则。首先，指标体系要具有针对性；其次，评估指标要具有可测性（定性与定量）；最后，基本公共服务的绩效评估指标应具备实际可操作性。

（5）系统性原则。首先，系统性原则要求指标体系应整体反映所需达到的目标；其次，为了优化系统结构和数量，应该选择层次较少但能全面反映评估对象内容的指标；再次，所选指标能够代表不同侧面，在坚持全面考察县级政府基本公共服务绩的同时明确绩效考核重点；最后，设计评估指标体系的方法应采用系统的方法。

（二）公共服务绩效评估指标体系构建的特殊性原则

（1）职能依据原则。就政府而言，公共服务除政府在购买中充当"精明的买主"，还要看是否转变了政府职能，体现了"服务"，推动了公民社会建设等。

（2）发展战略依据原则。就某一具体的公共服务而言，其在整体社会发展中所处的战略地位是什么。

（3）外部环境依据原则。对于政府购买公共服务，不同区域由于经济发展水平、领导层认知等因素的影响，公共服务供给是不一样的。所以，公共服务绩效评估指标的选择，要符合区域发展特征。

（4）经济社会发展水平依据原则。即地方政府是否具备购买能力，购买的公共服务公众受惠覆盖面等受地方经济社会发展水平制约，在构建公共服务绩效评估方面是需要考量的。

值得说明的是，良好的指标体系构建，不单单是定性评估向定量评估的转变，也是质量评估的体现，还是过程评估的体现。

三、国民体质监测公共服务绩效评估指标体系构建原则

（1）客观性原则。所谓客观性原则，指绩效评估指标体系应基于政府体育公共服务和卫生公共服务的实际情况，确保每个指标都具有实际意义。如果评估指标设定过高或过低，将导致脱离实际情况，无法达到预期目标。政府作为提供国民体质监测公共服务的权威机构，在设定和评估绩效指标时具有较大社会影响力，因此必须从客观实际出发，尊重事实真相，并确保评估具备实际意义。

（2）全面系统性原则。政府是国民体质监测公共服务供给的权威机构，是唯一能够在宏观层面上管理和提升国民健康水平的组织机构，其目标是在系统的、可持续发展的框架内逐步完善。因此，政府相关管理部门在制定各项绩效指标时应全面考虑社会发展和人民健康改善的可持续性，并从整体角度出发，全面反映普遍性社会发展情况，而不仅仅关注某个方面，以避免片面评价。

（3）可测性原则。在绩效评估中，每个指标都可以通过量化得出具体数值，并获得明确的结果。根据可测性原则，我们需要将评估指标分为两类：一类是可以进行定量量化的指标，另一类是难以进行定量量化的定性指标。对于那些可以直接进行量化处理的指标，必须尽可能地进行量化，以达到更高的可测性和取得具体数值。

（4）反馈性原则。反馈的含义在于对评估结果进行比较，以检查是否存在与先前设定目标间的差距，并根据这些结论进行修改和调整。绩效评估应及时向被评估者提供结果反馈，使相关人员能够及时了解自身绩效状况，从而针对所反映问题和不足的评估结果进行改进和调整，以提高工作效率。反馈性原则，也是体现国民体质监测公共服务过程评估的重要指标。

第八章　国民体质监测公共服务绩效评估模型的构建

国民体质监测公共服务绩效评估指标体系是体质健康监测公共服务体系不可或缺的重要组成部分。在实践过程中，国民体质监测公共服务存在管理、服务等问题。其中，绩效评估是国民体质监测公共服务评估的重要环节，其指标体系构建的科学性、合理性和有效性是绩效评估的关键，具有重要的指导作用，也是建立科学评估的基本工作。本章首先确立国民体质监测公共服务的评估维度，为国民体质监测公共服务绩效评估指标体系的构建奠定理论基础；其次，运用修正的德尔菲法（Delphi Method）对评估指标做进一步的拟定和筛选；再次，通过层次分析法（AHP）确定指标的权重，为国民体质监测公共服务绩效评估构建一套行之有效的评估指标体系，从而对我国国民体质监测公共服务绩效的现状做出正确的评估；最后，有针对性地制定出改进措施，以提高公共服务绩效水平，满足人民日益增长的多样化服务需要。

第一节　问题的提出

国民拥有一个健康的体质对国家的政治、经济发展有重要影响。2016 年 10 月，国务院颁布的《"健康中国 2030"规划纲要》指出，要设立更多的国民体质监测站，建立更完善的体质监测体系以及建立符合我国国民的体质监测数据系统。在体育发展"十三五"规划中，把体质健康监测工作提升到全民健身公共服务体系中，从侧面反映出体质健康监测服务的性质和宗旨。在《国务院办公厅关于加强学校体育促进学生身心健康全面发展的指导意见》中，强调了必须严格执行《国家学生体质健康标准》，并且强调了对青少年体质进行监测管理和评价的重要性，这是提升青少年体质监测管理水平的重要手段。

国民体质监测工作是一项由政府组织进行的公共服务活动，因此，吸引了大量民众前来参与体质监测。由于其重要性，国民体质监测工作的开展情况将成为社会关注的焦点。在体质监测的实践过程中，存在着管理、服务及信息公开不及时等问题。绩效评估是落实责任制和推动组织承担相关责任的运行机制，可以提高政府及社会组织的工作效率，使国家和社会资源被充分合理地运用。绩效评估是国民体质监测公共服务评估的重要环节，而绩效评估从政府绩效、民众绩效、社会组织绩效三方面进行，能够改善国民体质监测工作公共服务的现状，帮助体质监测工作站点系统地了解国民体质监测公共服务的优势和不足，以更好地针对不足制定改进措施来推进我国国民体质监测工作。

第二节　国民体质监测公共服务的绩效评估维度

　　国民体质监测公共服务绩效评估指标体系是一个复杂的系统，包含了相互联系又相互独立的各子系统。因此，本章根据体质健康监测公共服务绩效评价的有关内容，选取了三大评估维度即政府绩效评估、社会组织绩效评估和民众绩效评估。同时，根据三大评估维度和其相关的因素，确定了八个评估维度。

一、政府绩效评估维度

　　政府绩效评估在国民体质监测公共服务绩效评估中扮演了重要角色。政府绩效评估需要建立科学合理的指标体系，通过制定明确的指标，政府能够评估公共服务的达成情况，并为决策提供依据。政府绩效评估需要明确的绩效目标和考核标准，以确保国民体质监测公共服务的绩效得到有效衡量和管理。研究表明，在政府绩效评估中，政府购买公共服务的重要性不可忽视；政府介入购买项目可以促进协作和互动，以提高合作的效果。总之，政府绩效评估在国民体质监测公共服务绩效评估中起到了指导、监督和改进的作用，有助于提高公共服务的质量和效能。

二、社会组织绩效评估维度

　　社会组织在国民体质监测公共服务中承担着重要的角色，社会组织绩效评估对于评估公共服务的有效性和效果起到了关键作用。政府购买社会组织公共服务能否长期有效实施，绩效评估是关键。社会组织绩效评估包括对其组织结构、管理能力、服务质量等方面的评估，通过绩效评估可以评估社会组织在国民体质监测公共服务中的影响力、执行力和创新能力等方面的表现。而社会组织可以通过评估结果，及时调整组织策略和服务方式，提高自身的绩效。

三、民众绩效评估维度

民众绩效评估指广大民众对国民体质监测公共服务的满意度和效果进行评估，包括对公共服务的便利性、准确性、可靠性以及对民众健康的影响等方面的评估。通过民众绩效评估可以了解公共服务的实际效果和民众需求的满足程度，为改进和优化公共服务提供重要的参考及依据。而民众的反馈可以帮助公共服务机构了解民众需求和期望，及时改进和优化服务，提升国民体质监测公共服务的质量和满意度，如图8-1所示。

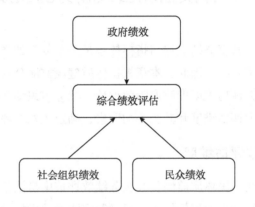

图8-1 国民体质监测公共服务绩效评估维度

第三节 国民体质监测公共服务评估 指标的拟定与筛选

一、评估指标的初步拟定和筛选

根据相关文献对国民体质监测的指标进行整理和归纳分析，且运用聚类分析法，本章初步拟定出8个评估维度，37个具体评估指标。在8个评估维度之下，主要通过以下步骤确定具体指标。首先，对有关文献进行汇总整理；其次，使用聚类分析法进行归纳总结，以形成科学的指标体系。根据初步拟定的指标体系，研究设计了《国民体质监测公共服务绩效评估指标体系专家咨询问卷》，来收集专家对具体评估指标的意见，进而筛选出重要性较高的指标。

在专家来源方面，本书选取了 7 位政府体质健康监测的工作人员、2 位高校经济领域学者、5 位高校体质领域学者和 5 位体育/体质企业人员（见表 8-1）。邀请了 4 位该领域的专家根据自己的专业知识和积累的经验对指标的重要性进行打分，从不同的角度对初步拟定的指标体系中的指标提出建议并进行修改，最后将问卷回收进行分析。对回收的问卷进行数理分析，求出平均值、标准差和变异系数，然后进行总结归纳，从而整理出第一轮修改后的评价指标体系。根据设计，本书通过发送电子问卷的方式，共发出 19 份问卷，回收 18 份，有效回收率达到 94.73%。

表 8-1　德尔菲法咨询专家基本情况

工作领域	人数	职称	教育程度
政府体质健康监测工作人员	7	研究员 2 人、科员 2 人、科级 3 人	硕士 6 人、本科 1 人
高校经济领域学者	2	副教授 2 人	博士 2 人
高校体质领域学者	5	教授 4 人、副教授 1 人	博士 5 人
体育/体质企业人员	5	科级 2 人、科员 3 人	博士 1 人、硕士 1 人、本科 3 人

在问卷设计方面，主要请专家对具体指标的重要性进行评价，在重要程度上，采用五个等级并使用五点计分法（见表 8-2）。平均值反映专家对指标的认可程度，大于 4 表明相对认可；标准差反映专家意见的一致性和稳定性；变异系数直接反映各个指标得分的变化情况，变异系数越小，离散程度越稳定，专家反馈意见越一致，问卷的内容越可信。通常认为，变异系数小于等于 0.25 则系数越稳定。因此，本章将平均值小于 4 分、标准差大于 1 以及变异系数大于 0.25 作为指标筛选的标准，在第一轮指标筛选中只要满足其中一个条件就考虑剔除。

表 8-2　指标重要性评价量化表

重要程度	非常重要	比较重要	一般重要	不太重要	不重要
量化值	5	4	3	2	1

通过对回收问卷的数据进行分析（见表8-3）发现，在8个评估维度和37个初始指标中，有4个指标平均值没有达到4分、标准差大于1或变异系数大于0.25，即体质健康专职人员学科背景、注册资金、中标金额、标金/标底，这4个指标把4作为临界值，把标准差大于1和变异系数大于0.25的所有指标包括其中，其筛选标准具有合理性。因此，通过第一轮筛选，保留了33个具体指标，作为首轮筛选的结果。

表8-3　第一轮指标筛选结果

评估维度	序号	评估指标	平均值	标准差	变异系数
社会组织满意度	1	社会组织日常互动	4.0	0.8165	0.2041
	2	社会组织购买服务宗旨的理解	4.5	0.6009	0.1335
	3	社会组织对协议履行情况	4.4	0.5984	0.1346
	4	政府对社会组织总体满意度	4.5	0.6872	0.1527
政府对体质健康服务组织管理	5	体质健康服务专职人员	4.6	0.4875	0.1057
	6	体质健康专职人员学科背景	3.8889	0.8749	0.2250
	7	服务惠及面	4.3	0.7454	0.1720
	8	政府购买体质健康监测服务的购买方式	4.2	0.8535	0.2021
	9	体质健康促进的基础设施	4.5	0.6872	0.1527
	10	政府体质健康服务资金投入	4.4	0.6849	0.1541
	11	政府体质健康服务工作程序	4.2	0.6009	0.1442
	12	服务资料公开及宣传	4.1	0.7049	0.1738
资金提供	13	注册资金	3.5556	1.2121	0.3409
	14	体质监测服务设备的投入资金	4.5556	0.5984	0.1313
	15	中标金额	3.8333	1.0138	0.2645
	16	标金/标底	3.7778	1.0830	0.2867
服务人员	17	服务人员数量	4.2	0.7638	0.1833
	18	服务人员专业背景	4.3	0.8032	0.1878
	19	服务人员稳定性	4.2	0.6503	0.1520
	20	服务人员对组织发展的信心	4.1	0.7638	0.1833
	21	服务人员的团队合作意识	4.1	0.9702	0.2392

续表

评估维度	序号	评估指标	平均值	标准差	变异系数
社会组织提供公共服务及自身管理	22	管理制度	4.3	0.8032	0.1878
	23	服务项目	4.4	0.7617	0.1714
	24	服务流程及预备方案	4.2	0.9574	0.2298
	25	社会组织服务效率	4.5	0.6872	0.1527
	26	服务受众覆盖率	4.6	0.5984	0.1313
体质健康的认知	27	体质测试	4.7	0.6667	0.1429
	28	体质健康评估	4.8	0.5329	0.1115
	29	体质健康促进方案	4.7	0.6503	0.1377
服务满意度	30	服务人员素质	4.5	0.7638	0.1697
	31	政府工作人员素质	4.4	0.7556	0.1722
	32	服务环境	4.3	0.6667	0.1538
	33	服务过程	4.5	0.6009	0.1335
	34	服务效率	4.5	0.6872	0.1527
	35	服务的连续性	4.5	0.6009	0.1335
服务内容	36	民众对体质监测服务的满意度	4.7	0.5774	0.1237
	37	民众对体质健康意义的了解	4.3	0.8165	0.1884

　　为确保问卷结果的可靠性和稳定性，本章对问卷结果进行了信效度检验。问卷建立在文献梳理并得到相关学者及从事体质监测公共服务的工作人员的认可的基础上，其内容的效度可以得到保障。研究表明，问卷系数在0.9以上表明问卷的信度很好，问卷系数在0.7以上表明问卷信度不错。本章运用SPSS25.0软件检验了问卷的内在信度克隆巴赫系数（Cronbach's Alpha）。根据统计结果分析，总体的克隆巴赫系数为0.922，7个评估维度的克隆巴赫系数都超过了0.7（见表8-4），说明此次问卷的内部一致性好，满足问卷的可靠性要求。

表 8-4　Cronbach's Alpha 内部一致性信度

维度	社会组织满意度	政府对体质健康服务组织管理	服务人员	社会组织提供公共服务及自身管理	体质健康的认知	服务满意度	服务内容
α	0.927	0.890	0.892	0.899	0.906	0.896	0.895

二、评估指标的最终确定

通过第一轮的问卷调查，对专家反馈的意见进行了适当的删减和修改，如资金提供中的指标体质监测服务设备投入资金并入社会组织提供公共服务及自身管理中，删减资金提供这一评估维度等。根据第一轮的修改再进行第二轮专家问卷调查，两轮的德尔菲法调查问卷都由同一批 19 名专家组成员完成；同样将问卷转换成量表形式，对指标的重要程度进行打分，仍采用第一轮的数理统计方法对问卷进行整理分析。通过对专家的再一次打分情况进行分析发现，7 个评估维度和 33 个具体指标的平均值都大于 4，变异系数都小于等于 0.25 且标准差小于 1，表明指标体系得到了专家的一致认可。最终国民体质监测公共服务绩效评估指标体系的指标筛选工作完成，确定了由 7 个评估维度和 33 个具体指标构成的国民体质监测公共服务绩效评估的指标体系，如表 8-5 所示。

表 8-5　国民体质监测公共服务绩效评估指标体系

编号	评估维度	编号	评估指标	编号	评估维度	编号	评估指标
S_{11}	社会组织满意度	S_{111}	社会组织日常互动	S_{12}	政府对体质健康服务组织管理	S_{121}	体质健康服务专职人员
		S_{112}	社会组织对购买服务宗旨的理解			S_{122}	服务惠及面
		S_{113}	社会组织对协议履行情况			S_{123}	政府购买体质健康监测服务的购买方式
		S_{114}	对社会组织总体满意度			S_{124}	体质健康促进的基础设施
						S_{125}	政府体质健康服务资金投入
						S_{126}	政府体质健康服务工作程序
						S_{127}	服务资料公开及宣传

续表

编号	评估维度	编号	评估指标	编号	评估维度	编号	评估指标
S_{21}	服务人员	S_{211}	服务人员数量	S_{31}	体质健康的认知	S_{311}	体质测试
		S_{212}	服务人员专业背景			S_{312}	体质健康评估
		S_{213}	服务人员稳定性			S_{313}	体质健康促进方案
		S_{214}	服务人员对组织发展的信心	S_{32}	服务满意度	S_{321}	服务人员素质
						S_{322}	政府工作人员素质
		S_{215}	服务人员的团队合作意识			S_{323}	服务环境
						S_{324}	服务过程
S_{22}	社会组织提供公共服务及自身管理	S_{221}	管理制度			S_{325}	服务效率
		S_{222}	服务项目			S_{326}	服务的连续性
		S_{223}	服务流程及预备方案	S_{33}	服务内容	S_{331}	民众对体质监测服务的满意度
		S_{224}	社会组织服务效率				
		S_{225}	服务受众覆盖率			S_{332}	民众对体质健康意义的理解
		S_{226}	体质监测服务设备投入资金				

第四节　国民体质监测公共服务绩效评估指标体系权重的确定

层次分析法（AHP）是美国教授萨蒂提出的一种用于权重排序的方法，可用于解决复杂评价问题。权重指在某一事物中的某一指标对于该事物的重要程度。车幸玲（2017）认为层次分析法是把复杂过程进行细化、层次化，通过每层指标再进行两两比较的方法获得每个指标的相对重要性。现有的 yaahp 软件，可以用于对指标进行建模、生成判断矩阵，并导入专家数据进行结果计算，该软件为指标权重的确定带来了极大方便。

一、建立层次结构模型

采用层次分析法之前，必须根据国民体质监测公共服务绩效评估指标体系建立一个层次模型。在本结构模型中，第一层是目标层，即国民体质监测公共服务绩效评估指标体系权重；第二层是准则层，主要包括社会组织满意度、政府对体质健康服务组织管理、服务人员、社会组织提供公共服务及自身管理、体质健康认知、服务满意度、服务内容7个评估维度；第三层是指标层，即7个评估维度下的33个具体评估指标。如图8-2所示。

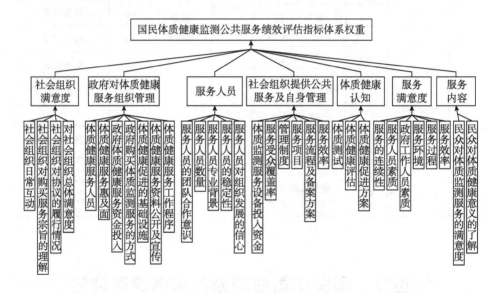

图8-2 国民体质监测公共服务绩效评估指标体系层次结构模型

二、构建判断矩阵

根据构建的国民体质监测评估指标体系，使用两两比较的方法对每个层次的指标进行判断，并根据其重要程度构建判断矩阵，使用一定的数量表示，形成对国民体质监测公共服务绩效评估指标体系的相对权重的评价。在层次分析法中，用1~9级标度法表示不同指标的相对重要程度，其定量化标度的含义如表8-6所示。综合各位专家打分的结果得出两两比较判断矩阵，分别组建相关的矩阵。

表8-6　1~9级标度的含义

判断尺度	指标含义
1	表示两指标相比，具有同等重要性
3	表示两指标相比，前者比后者稍微重要
5	表示两指标相比，前者比后者明显重要
7	表示两指标相比，前者比后者强烈重要
9	表示两指标相比，前者比后者极度重要
2，4，6，8	表示两相邻判断的中值
倒数	若指标 I 与 J 的重要性之比为 a_{ij}，则指标 J 与指标 I 的重要性之比为 a_{ij} 的倒数

三、层次分析法的结果

（一）判断矩阵

对于国民体质监测公共服务绩效评估总目标而言，7 个评估维度间的相对重要性比较如表8-7至表8-14所示。

表8-7　二级指标判断矩阵

	S_{11}	S_{12}	S_{21}	S_{22}	S_{31}	S_{32}	S_{33}	W
S_{11}	1	1/3	4	1/2	1/3	1/5	1/5	0.027
S_{12}		1	1/3	1/7	1/4	6	1/4	0.039
S_{21}			1	1/5	5	1/6	1/3	0.061
S_{22}				1	1/4	1/8	3	0.107
S_{31}					1	4	1/2	0.140
S_{32}						1	1/2	0.352
S_{33}							1	0.271

注：二级指标判断矩阵：CI＝0.01；λmax＝7.001；RI＝1.32；CR＝0.007。

表8-8　S_{11} 指标下三级指标判断矩阵

	S_{111}	S_{112}	S_{113}	S_{114}	W
S_{111}	1	4	2	5	0.035
S_{112}		1	5	8	0.028
S_{113}			1	6	0.026

续表

	S$_{111}$	S$_{112}$	S$_{113}$	S$_{114}$	W
S$_{114}$				1	0.036

注：S$_{11}$指标判断矩阵：CI=0.008；λmax=4.024；RI=0.90；CR=0.008。

表8-9　S$_{12}$指标下三级指标判断矩阵

	S$_{121}$	S$_{122}$	S$_{123}$	S$_{124}$	S$_{125}$	S$_{126}$	S$_{127}$	W
S$_{121}$	1	6	6	7	6	7	6	0.165
S$_{122}$		1	5	4	4	4	7	0.139
S$_{123}$			1	3	2	3	3	0.109
S$_{124}$				1	9	7	5	0.159
S$_{125}$					1	6	4	0.146
S$_{126}$						1	3	0.143
S$_{127}$							1	0.136

注：S$_{12}$指标判断矩阵：CI=0.023；λmax=7.142；RI=1.36；CR=0.016。

表8-10　S$_{21}$指标下三级指标判断矩阵

	S$_{211}$	S$_{212}$	S$_{213}$	S$_{214}$	S$_{215}$	W
S$_{211}$	1	6	5	7	6	0.249
S$_{212}$		1	8	6	5	0.225
S$_{213}$			1	4	4	0.227
S$_{214}$				1	6	0.231
S$_{215}$					1	0.230

注：S$_{21}$指标判断矩阵：CI=0.023；λmax=5.094；RI=1.12；CR=0.020。

表8-11　S$_{22}$指标下三级指标判断矩阵

	S$_{221}$	S$_{222}$	S$_{223}$	S$_{224}$	S$_{225}$	S$_{226}$	W
S$_{221}$	1	8	8	7	6	3	0.207
S$_{222}$		1	7	8	6	3	0.212
S$_{223}$			1	7	6	2	0.198
S$_{224}$				1	7	5	0.211
S$_{225}$					1	6	0.200

续表

	S$_{221}$	S$_{222}$	S$_{223}$	S$_{224}$	S$_{225}$	S$_{226}$	W
S$_{226}$						1	0.135

注：S$_{22}$ 指标判断矩阵：CI=0.026；λmax=6.132；RI=1.26；CR=0.0206。

表8-12　S$_{31}$ 指标下三级指标判断矩阵

	S$_{311}$	S$_{312}$	S$_{313}$	W
S$_{311}$	1	8	8	0.324
S$_{312}$		1	9	0.336
S$_{313}$			1	0.339

注：S$_{31}$ 指标判断矩阵：CI=0.011；λmax=3.023；RI=0.52；CR=0.02。

表8-13　S$_{32}$ 指标下三级指标判断矩阵

	S$_{321}$	S$_{322}$	S$_{323}$	S$_{324}$	S$_{325}$	S$_{326}$	W
S$_{321}$	1	9	6	8	7	8	0.168
S$_{322}$		1	7	8	8	8	0.168
S$_{323}$			1	7	8	7	0.155
S$_{324}$				1	9	8	0.173
S$_{325}$					1	7	0.166
S$_{326}$						1	0.167

注：S$_{32}$ 指标判断矩阵：CI=0.031；λmax=6.156 RI=1.24；CR=0.025。

表8-14　S$_{33}$ 指标下三级指标判断矩阵

	S$_{331}$	S$_{332}$	W
S$_{331}$	1	7	0.500
S$_{332}$		1	0.500

注：S$_{33}$ 指标判断矩阵：CI=0.011；λmax=2.011；RI=0；CR=0。

（二）计算权重

先将矩阵进行向量归一化，公式如下：

$$W = \frac{Wi}{\sum\limits_{i=1}^{n} Wiw}(W1, W2, W3, \cdots, Wn)$$

下面以二级指标的判断矩阵为例，求出权重向量：

（1）建立比较矩阵 A。

（2）将矩阵 A 进行归一化计算，得到矩阵 A_1：

$$A_1 = \begin{Bmatrix} 0.046 & 0.013 & 0.012 & 0.030 & 0.042 & 0.053 & 0.068 \\ 0.150 & 0.049 & 0.016 & 0.008 & 0.032 & 0.045 & 0.087 \\ 0.210 & 0.134 & 0.051 & 0.012 & 0.025 & 0.045 & 0.118 \\ 0.095 & 0.382 & 0.320 & 0.063 & 0.032 & 0.034 & 0.118 \\ 0.150 & 0.188 & 0.320 & 0.311 & 0.142 & 0.068 & 0.191 \\ 0.278 & 0.310 & 0.411 & 0.904 & 0.992 & 0.342 & 0.191 \\ 0.278 & 0.188 & 0.170 & 0.216 & 0.331 & 1.041 & 0.473 \end{Bmatrix}$$

（3）再将矩阵 A_1 进行求和再归一化得矩阵 A_2：

$$A_2 = \begin{Bmatrix} 0.038 \\ 0.055 \\ 0.085 \\ 0.149 \\ 0.195 \\ 0.489 \\ 0.377 \end{Bmatrix} \longrightarrow \begin{Bmatrix} 0.027 \\ 0.039 \\ 0.061 \\ 0.107 \\ 0.140 \\ 0.352 \\ 0.271 \end{Bmatrix}$$

得到矩阵二级指标的权重向量为 0.027，0.039，0.061，0.107，0.140，0.352，0.271。

（三）判断矩阵一致性

考虑到专家在调查问卷的选项认识上存在不可避免的多样性以及片面性，不能保证每个判断矩阵有较好的协调一致性，因此必须通过一致性检验检查各因素权重之间是否存在矛盾，要计算其一致性指标 CI，其公式如下：

$$CI = \frac{\lambda \max - n}{n-1}$$

其中，$\lambda \max$ 的公式为：

$$\lambda \max = \sum_{i=1}^{n} \frac{(AW)_i}{nW_i}$$

当 CI＝0 时，表明判断矩阵具有完全一致性，且随着阶数的增加需要根据矩阵的阶数对一致性 CI 进行修正，即需要将 CI 与平均随机一致性指标 RI 进行比较。RI 的取值如表 8-15 所示。

表 8-15　平均一致性随机指标 RI 的取值

n	1	2	3	4	5	6	7	8	9	10	11
RI	0	0	0.58	0.90	1.12	1.24	1.32	1.41	1.45	1.49	1.51

当 CR＝CI/RI<0.1，表示判断矩阵通过一致性检验。上述的判断矩阵一致性都小于 0.1，表明通过了一致性检验。

同时，为了评价层次总排序计算结果的一致性，需要进行一致性检验，其公式如下：

$$CR = \sum_{i=1}^{n} \frac{CI}{\sum\limits_{i=1}^{n} RI}$$

根据公式：

CR＝0.027×0.008+0.039×0.023+0.061×0.023+0.107×0.026+0.140×0.011+

0.352×0.031+0.271×0.011/0.027×0.9+0.039×1.32+0.061×1.12+

0.107×1.24+0.140×0.58+0.352×1.24+0.271×0,

最终，CR＝0.0435<0.1，通过一致性检验。

（四）国民体质监测公共服务绩效评估指标权重结果

根据以上分析，最终构建的国民体质监测公共服务各个维度、各个指标的权重系数如表 8-16 所示。

表 8-16　指标权重结果分配

编号	评估维度	权重	权重排序	编号	评估指标	维度内权重	全体权重	权重排序
S_{11}	社会组织满意度	0.027	7	S_{111}	社会组织日常互动	0.035	0.0352	10
				S_{112}	社会组织对购买服务宗旨的理解	0.028	0.0280	21
				S_{113}	社会组织对协议履行情况	0.026	0.0269	23
				S_{114}	对社会组织总体满意度	0.036	0.0367	8

续表

编号	评估维度	权重	权重排序	编号	评估指标	维度内权重	全体权重	权重排序
S_{12}	政府对体质健康服务组织管理	0.039	6	S_{121}	体质健康服务专职人员	0.165	0.0147	32
				S_{122}	服务惠及面	0.139	0.0340	12
				S_{123}	政府购买体质健康监测服务的购买方式	0.109	0.0246	26
				S_{124}	体质健康促进的基础设施	0.159	0.0271	22
				S_{125}	政府体质健康服务资金投入	0.146	0.0198	30
				S_{126}	政府体质健康服务工作流程	0.143	0.0193	31
				S_{127}	服务资料公开及宣传	0.136	0.0299	19
S_{21}	服务人员	0.061	5	S_{211}	服务人员数量	0.249	0.0430	2
				S_{212}	服务人员专业背景	0.255	0.0393	5
				S_{213}	服务人员稳定性	0.227	0.0338	13
				S_{214}	服务人员对组织发展的信心	0.231	0.0231	27
				S_{215}	服务人员的团队合作意识	0.230	0.0427	3
S_{22}	社会组织提供公共服务及自身管理	0.107	4	S_{211}	管理制度	0.207	0.0456	1
				S_{222}	服务项目	0.212	0.0306	18
				S_{223}	服务流程及预备方案	0.198	0.0335	15
				S_{224}	社会组织服务效率	0.211	0.0315	17
				S_{225}	服务受众覆盖率	0.200	0.0379	7
				S_{226}	体质监测服务设备投入资金	0.135	0.0388	6

续表

编号	评估维度	权重	权重排序	编号	评估指标	维度内权重	全体权重	权重排序
S_{31}	体质健康的认知	0.140	3	S_{311}	体质测试	0.324	0.0212	29
				S_{312}	体质健康评估	0.336	0.0032	33
				S_{313}	体质健康促进方案	0.339	0.0261	24
S_{32}	服务满意度	0.352	1	S_{321}	服务人员素质	0.168	0.0335	14
				S_{322}	政府工作人员素质	0.169	0.0324	16
				S_{323}	服务环境	0.155	0.0291	20
				S_{324}	服务过程	0.173	0.0255	25
				S_{325}	服务效率	0.166	0.0354	9
				S_{326}	服务的连续性	0.167	0.0350	11
S_{33}	服务内容	0.271	2	S_{331}	民众对体质监测服务的满意度	0.500	0.0397	4
				S_{332}	民众对体质健康意义的理解	0.510	0.0230	28

四、国民体质健康公共服务绩效评估指标体系权重分配结果分析

从上述层次分析法得到的结果可以看出，在 7 个评估维度中，服务满意度、服务内容和体质健康的认知对国民体质监测公共服务绩效评估起着重要作用。在服务满意度维度中，服务效率、政府的连续性的影响较大。这说明国民体质监测公共服务绩效评估与服务满意度的关联较大。在政府绩效评估、社会组织绩效评估和民众绩效评估中，建立以民众需求为导向、以民众满意度为目标的评估体系具有重要意义。有研究表明，政府作为购买者要把满足民众的需求作为购买公共服务项目的出发点和落脚点；社会组织则起到沟通桥梁的重要作用，将民众的个体利益诉求与需求通过组织化方式向政府表达。叶托、胡税根（2015）指出，只有民众积极主动地向政府和社会组织表达公共服务需求，才能为政府购买公共服务提供决策基础；保证民众在需求表达机制中的中心地位，有利于及时调整政府及社会组织偏离民众需求的购买行为。

在服务内容的维度中，民众对体质健康监测服务的满意度和民众对体质健康意义的理解会直接影响国民体质监测公共服务的效果和影响。民众对体质健康监测服务的满意度越高，越能积极配合相关的监测活动，使体质健康监测公共服务

能够顺利开展；民众对体质健康监测服务的满意度和对体质健康意义的理解同样影响政策制定和资源配置。

体质健康的认知对国民体质监测公共服务绩效评估具有重要影响。公众对体质健康的认知程度越高，对监测服务参与度的提升越有积极影响，有助于评估服务的有效性以及改进服务质量，提高公共服务的接受度和满意度。

除上述评估维度和具体指标的影响较大外，相对靠前的指标还有管理制度、服务人员数量、服务人员的团队合作意识。其一定程度上反映了社会组织在国民体质监测公共服务中的重要作用。要激发社会组织活力，应将适合由社会组织提供的公共服务和解决事项交由社会组织承担。社会组织作为政府购买服务体系结构中的重要环节，只有发挥其功能才能对政府购买公共服务的目标达成起到积极的作用。

第五节　结论与不足

在实践中，如果政府无法合理有效地管理购买公共服务行为，那么民众将无法享受到优质的公共服务。绩效评估在国民体质监测公共服务中扮演着重要的角色，绩效评估是不可或缺的管理工具，也是一种问责机制，能够利用特定的评估指标评价公共服务提供的绩效水平。因此，绩效评估是提高公共服务质量和效率的有效手段。通过对民众绩效、社会组织绩效以及政府绩效三者进行评估，可以更好地保证和改善国民体质监测公共服务政策的实施。

本章严格使用文献资料法、修正版的德尔菲法、层次分析法等有关方法，经过概念化模型的建立、指标的筛选和权重赋值等步骤，最终确定建立一套涵盖 7 个评估维度和 33 个具体指标的国民体质监测公共服务绩效评估的指标体系。其指标体系含有两个显著特征：一是绩效评估的维度具有明确性，即对政府绩效、民众绩效和社会组织绩效三个维度进行相关绩效的评估；二是绩效评估内容具有全面性和重点性，全面性体现在从政府、社会组织和民众三方面出发进行相关指标的确定，重点性体现在服务满意度和服务内容维度所占的权重远高于其他维度。

同样，本章也存在一定的局限性。一是在指标的筛选过程中，因为一些主客观因素的制约，本章使用修正的德尔菲法对相关指标进行评价，运用德尔菲法需要对指标进行多次的筛选；在经过多次的筛选后最终形成意见的一致性。

二是在指标的赋权上，高校学者、政府工作人员和社会组织工作人员所处的领域不同以及环境不同，其实践经验和知识储备也有所不同；采纳三个领域的有关意见能够减少主观偏见，但也受一定主客观因素的限制，从而影响最终的结果。

第九章　总结

本书作为国家社科基金委课题研究成果，主要研究内容包括三部分：

一是理论阐释部分：主要阐释新公共服务理论、国民体质监测、第三方绩效评估、政府购买服务等概念，剖析当前社会经济条件下，政府如何购买国民体质监测服务、向谁购买、如何确保购买服务的质量等问题，厘清政府、社会组织、民众在国民体质监测公共服务中的身份、地位、性质等，进而分析政府向社会组织购买国民体质监测服务发生的必然性、作用路径和触动机制。

二是实证分析部分：主要通过对国民体质监测受众、政府国民体质监测管理部门、相关专家（经济学专家、国民体质专家等）进行访谈、抽样问卷调查和典型案例收集，采用数理统计和模型拟合等方法，分析国民体质监测服务的需求、供给内在逻辑问题，以及对政府主导购买服务的方式方法、服务内容、服务质量等进行度量。

三是绩效评估研究（对策研究部分）：主要构建由政府、社会组织、服务对象（民众）三个维度及多个三级指标构成的绩效评估模型，评估国民体质监测政府购买行为的经济学效益和社会学效益，防止购买行为中的各种弊端，优化公共服务买卖双方购买行为，让民众享受国民体质监测公共服务带来的健康效益，实现健康中国的愿景。

基于以上研究内容，本书达到以下研究目标：

理论目标：有助于人们从新公共服务理论视角认识政府购买国民体质监测公共服务的路径和机制。本书从体育学、公共管理学、政治经济学角度分析政府购买国民体质监测服务的必然性问题；分析政府如何充当"精明买主"、社会组织如何提供更好的服务，以及如何通过引入第三方评估，达到政府与社会组织"双赢"、民众获得最大满意的评估模型。

实践目标：有助于政府在向社会组织购买服务方面拓宽视阈、拓展政策工具。"健康中国2030"愿景目标的实现，为国民提供准确数据是健康促进决策支持的前提，而向国民提供个性化、科学化的运动健康干预方案才是提升国民体质健康的根本方法。

理论来源于实践又指导实践，尽管本书从学理上论证了国民体质监测的公共服务属性，也提出了国民体质监测公共服务实践的一些路径，但这些路径更多是从公共服务和国民体质监测自身质性角度进行的理论分析，尽管也对零星的实践模式进行了案例分析，但真正付诸实践还有很长的路要走。同时，本书所构建的绩效评估模型，主要采用层次分析法、德尔菲法等经典数学建模方法，但所构建的模型尚缺乏系统学习能力。

因此，对国民体质监测公共服务应着重从以下方面加强研究：首先，学理上，国民体质监测作为公共服务的体制机制有待进一步深入挖掘；其次，实践上，国民体质监测公共服务的实践路径有待进一步优化，层次化规范管理可能是未来实践发展方向，体卫融合是重要的现实背景；再次，保障上，国民体质监测公共服务实践中如何获得政策、法规保障，体育、卫生复合型人才培养等，是未来研究国民体质监测公共服务的重要内容；最后，绩效评估上，在人工智能快速发展的今天，如何通过大数据实现具备自适应功能的绩效评估模型，有序引导政府、社会组织、民众共享公共服务红利，是未来研究的主要内容。

参考文献

[1] Abarca-GoMEZ L, Abdeen Z A, Hamid Z A, et al. Worldwide trends in body – mass index, underweight, overweight, and obesity from 1975 to 2016: A pooled analysis of 2416 population–based measurement studies in 128. 9 million children, adolescents, and adults [J]. Lancet, 2017 (390): 2627-2642.

[2] Alford J. The multiple facets of co-production: Building on the work of Elinor Ostrom [J]. Public Management Review, 2014, 16 (3): 5-9.

[3] Archambault, Edith. The evolution of public Service provision by the Third Sector in France [J]. Political Quarterly, 2017, 88 (3): 465-472.

[4] Bauman A E, Reis R S, Sallis J F, et al. Correlates of physical activity: Why are some people physically active and others not ? [J]. Lancet, 2012, 380 (9838): 258-271.

[5] Bennett J, Iossa E. Contracting out public service provision to not-for-profit firms [J]. Oxford Economic Papers, 2010, 62 (4): 784-802.

[6] Blair S N, Cheng Y, Holder S J. Is physical activity or physical fitness more important in defining health benefits? [J]. Med Sci Sports Exerc, 2001, 33 (6): 379-399.

[7] Brudney J L, Fernandez S, Ryu J E, et al. Exploring and explaining contracting out: Patterns among the American states [J]. J Public Administration Research & Theory, 2005, 15 (3): 393-419.

[8] Carpenter C L, Ross R K, Paganini-hill A, et al. Effect of family history, obesity and exercise on breast cancer risk among postmenopausal women [J]. Int J Cancer, 2003, 106 (1): 96-102.

[9] Church T S, Thomas D M, Tudor-Locke C, et al. Trends over 5 decades in U. S. occupation-related physical activity and their associations with obesity [J]. PloS

ONE, 2011, 6 (5): 1573-1574.

[10] Coats A J. Exercise and heart failure [J]. Cardiology Clinics, 2001, 19 (3): 517-524.

[11] David G, Chiang A J. The determinants of public versus private provision of emergency medical services [J]. International Journal of Industrial Organization, 2009, 27 (2): 312-319.

[12] Eaton S B. An evolutionary perspective on human physical activity: Implications for health [J]. Comp Biochem Physiol a Mol Integr Physiol, 2003, 136 (1): 153-159.

[13] Hefetz A, Warner M. Privatization and its reverse: Explaining the dynamics of the government contracting process [J]. Journal of Public Administration Research and Theory, 2004, 14 (2): 7-9.

[14] Hu F B, Manson J E, Stampfer M J, et al. Diet, lifestyle, and the risk of type 2 diabetes mellitus in women [J]. New Engl J Med, 2001, 345 (11): 790-797.

[15] Ieva Meidutė, Paliulis N K. Feasibility study of public-private partnership [J]. International Journal of Strategic Property Management, 2011, 15 (3): 257-274.

[16] Kaminsky L A, Arena R, Ellingsen, et al. Cardiorespiratory fitness and cardiovascular disease the past, present, and future [J]. Prog Cardiovasc Dis, 2019,62 (2): 86-93.

[17] Lamothe S. How competitive is "competitive" procurement in the social service [J]. The American Review of Public Administration, 2015, 45 (5): 7-14.

[18] Lee I M, Shiroma E J, Lobelo F, et al. Effect of physical inactivity on major non-communicable diseases worldwide: An analysis of burden of disease and life expectancy [J]. Lancet, 2012, 380 (9): 219-229.

[19] Li Y, Yun K, Mu R. A review on the biology and properties of adipose tissue macrophages involved in adipose tissue physiological and pathophysiological processes [J]. Lipids Health Disease, 2020, 19 (1): 15-21.

[20] Liff M H, Hoff M, Fremo T, et al. Cardiorespiratory fitness in patients with rheumatoid arthritis is associated with the patient global assessment but not with objective measurements of disease activity [J]. Rmd Open, 2019, 5 (1): 7-14.

［21］Lightfoot J T. Chicken and the egg: Physical activity and epigenetics ［J］. Med Sci Sports Exerc, 2020, 52 (3): 588-592.

［22］Marrel M K, Marrel H P. Shaping the provision of outsourced public services ［J］. Public Performance & Management Review, 2009, 33 (2): 183-213.

［23］Niskanen, William. Bureaucracy and representative government ［M］. Chicago: Aldine Publishing Co. , 1971.

［24］Osborne S P, Chew C, Mclaughlink. The once and future pioneers? The innovative capacity of voluntary organisations and the provision of public services: A longitudinal approach ［J］. Public Management Review, 2008, 10 (1): 51-70.

［25］Packer M, Lam C S P, Lund L H, et al. Characterization of the inflammatory-metabolic phenotype of heart failure with a preserved ejection fraction: A hypothesis to explain influence of sex on the evolution and potential treatment of the disease ［J］. Eur Heart Failure, 2020 (1): 7-14.

［26］Park J H, Fuglestad A J, Køstner A H, et al. Systemic inflammation and outcome in 2295 patients with stage Ⅰ-Ⅲ colorectal cancer from scotland and norway: First results from the scotScan colorectal cancer group ［J］. Ann Surgical Oncology, 2020, 27 (8): 2784-2794.

［27］Peter P, Carol A B, Sonya O M, et al. Trends in body fat, body mass index and physical fitness among male and female college students ［J］. Nutrients, 2010 (2): 1075-1085.

［28］Porcher S. The "hidden costs" of water provision: New evidence from the relationship between contracting-out and price in French water public services ［J］. Utilities Policy, 2017 (12): 48-59.

［29］Primary health care on the road to universal health coverage: 2019 monitoring report. Geneva: WHO, 2019 ［EB/OL］. https: //www. who. int/health info/universal_ health_ coverage/ report/fp_ gmr_ 2019.

［30］Rodin J, Errant D. Universal health coverage: He third global health transition? ［J］. Lancet, 2012, 80 (9845): 861-862.

［31］Salamon L M, Anheier H K. The emerging nonprofit sector: An overview ［M］. Manchester: Manchester University Press, 1995.

［32］Slattery M L, Sweeney C, Edwards S, et al. Body size, weight change, fat distribution and breast cancer risk in Hispanic and non-Hispanic white women ［J］.

Breast Cancer Res Tr, 2008, 107 (2) 305-305.

［33］So A R, Si J M, Lopez D, et al. Molecular signatures for inflammation vary across cancer types and correlate significantly with tumor stage, sex and vital status of patients ［J］. PloS One, 2020, 15 (4): 7-14.

［34］Steffen B T, Steffen L M, Tracy R, et al. Obesity modifies the association between plasma phospholipid polyunsaturated fatty acids and markers of inflammation: The Multi-Ethnic Study of Atherosclerosis ［J］. Int J Obesity (2005), 2012, 36 (6):797-804.

［35］Strain T, Brage S, Sharp S J, et al. Use of the prevented fraction for the population to determine deaths averted by existing prevalence of physical activity: A descriptive study ［J］. Lancet Global Health, 2020, 8 (7): 920-930.

［36］Suffwan E, Belvisi M G, Stevenson C S, et al. Role of the Inflammasome-Caspase1/11-IL-1/18 Axis in Cigarette Smoke Driven Airway Inflammation: An Insight into the Pathogenesis of COPD ［J］. Plos One, 2014, 9 (11): 28-29.

［37］Tahergorabi Z, Khazaei M. The relationship between inflammatory markers, angiogenesis, and obesity ［J］. ARYA atherosclerosis, 2013, 9 (4): 247-253.

［38］WHO. Global health risks global health risks: MORTALITY and burden of disease attributable to selected major risks ［R］. Geneva: World Health Organization, 2009.

［39］WHO. Noncommunicable diseases ［EB/EO］. http://www. who. int/data/gho/publications/world-health-statistics.

［40］WHO. Physical activity ［EB/OL］. http://www. who. int/topics/physical-activity/en, 2015.

［41］WHO, WHE. The top 10 causes of death ［EB/OL］. https://www. who. int/news-room/fact-sheets/detail/the-top-10-causes-of-death.

［42］World Health Organization. Global recommendations on physical activity for health ［EB/OL］. http://www. who. Int /diet physical activity/pa/en/index. html. 2010.

［43］Xiong W, Zhang X, Chen H. Early-Termination Compensation in Public-Private Partnership Projects ［J］. Journal of Construction Engineering & Management, 2015, 142 (4): 40-59.

［44］2010 年国民体质监测公报 ［EB/OL］. https://www. sport. gov. cn/n4/

n145/c328627/content. html.

　　［45］艾仑·托马斯. 公共支出管理［M］. 北京：中国财政经济出版社，2001.

　　［46］蔡礼强. 政府向社会组织购买公共服务的需求表达——基于三方主体的分析框架［J］. 政治学研究，2018（1）：70-81+128.

　　［47］曹莉，孙晋海，刘伟，等. 我国国民体质服务网络体系的系统规划研究［J］. 北京体育大学学报，2009，32（1）：45-49.

　　［48］车幸玲. 基于模糊综合层次分析法的大型体育赛事物流服务质量评价［D］. 广东工业大学硕士学位论文，2017.

　　［49］陈昌盛，蔡跃洲. 中国政府公共服务体制变迁与地区综合评估［M］. 北京：中国社会科学出版社，2007.

　　［50］陈力. 山西省老年人体质健康状况及影响因素研究［D］. 武汉理工大学硕士学位论文，2019.

　　［51］陈亮，姬乃春，郑永才，等. 论人口负债期的健康老龄化——陕西农村老年人体质健康［J］. 中国老年学杂志，2014，34（1）：166-167.

　　［52］陈水生. 公共服务需求管理：服务型政府建设的新议程［J］. 江苏行政学院学报，2017（1）：109-115.

　　［53］陈婷，梁蒙，王佳娟，等. 西藏部分地区幼儿体质健康状况及相关因素分析［J］. 中国学校卫生，2023，44（11）：1626-1630.

　　［54］陈璇，文雅茜. "深圳'城管外包'存废之争"［N］. 中国青年报，2012-08-23（11）.

　　［55］城投［EB/OL］. https：//baike. baidu. com/item/关于城投/10377421？fr＝ge_ala.

　　［56］程慧琳. 农村老年人体育锻炼多维需求与精准供给研究［D］. 武汉体育学院硕士学位论文，2022.

　　［57］池建. 国民体质健康研究的思考［J］. 北京体育大学学报，2009，32（12）：1-4.

　　［58］崔英楠，王柏荣. 政府购买社会组织服务绩效考核研究［J］. 北京联合大学学报（人文社会科学版），2017，15（4）：95-102.

　　［59］邓剑伟. 公共服务质量持续改进管理框架的构建和应用［M］. 北京：科学出版社，2017.

　　［60］邓玉新. 青海省国民体质监测服务居民满意度调查研究［D］. 西安体

育学院硕士学位论文，2022.

　　[61] 杜俊娟．对美国中小学生体质现状、锻炼情况、体育课状况的研究 [J]．首都体育学院学报，2010，22（5）：52-54.

　　[62] 杜沙沙，韩晓燕，张秋菊，等．北京市朝阳区成年人体质指数和腰围与高血压的关系 [J]．现代预防医学，2020，47（13）：2405-2409.

　　[63] 樊怡敏．政府绩效中的第三方评估：内容、困境与对策 [J]．厦门特区党校学报，2015（2）：76-78.

　　[64] 范成文．我国老年人体育服务社会支持系统研究 [D]．湖南师范大学硕士学位论文，2019.

　　[65] 冯晓露，白莉莉，杨京钟，等．"健康中国"视角下体医融合的内涵、特征与路径 [J]．卫生经济研究，2022，39（7）：60-63.

　　[66] 冯欣欣．政府购买公共体育服务的模式研究 [J]．体育与科学，2014，35（5）：44-48+71.

　　[67] 冯志坚，傅建霞．江苏省农村居民体质健康水平的比较研究 [J]．体育科研，2008，29（2）：83-86.

　　[68] 龚高昌，孙宁．体育锻炼动机研究综述 [J]．首都体育学院学报，2006（3）：54-55+58.

　　[69] 光瑞莉．我国公民参与政府绩效评估的制约因素与优化路径 [D]．山西大学硕士学位论文，2023.

　　[70] 郭敏刚．美国学生体质健康监测的制度特点及启示 [J]．哈尔滨体育学院学报，2016，34（6）：7-11.

　　[71] 国家发展改革委等部门．国家基本公共服务标准（2023年版）[EB/OL]．https：//www. gov. cn/zhengce/zhengceku/202308/content_6897591. htm.

　　[72] 国家体育总局．2015年国民体质监测公报 [EB/OL]．https：//www. sport. gov. cn/n315/n329/c216784/content. html.

　　[73] 国家体育总局．第二次国民体质监测报告 [M]．北京：人民体育出版社，2007.

　　[74] 国家体育总局关于开展第五次国民体质监测的通知 [EB/OL]．人民网，2019-02-04.

　　[75] 国家体育总局群众体育司．2000年国民体质监测报告 [M]．北京：北京体育大学出版社，2002.

　　[76] 国家体育总局体育科学研究所．第五次国民体质监测报告 [EB/OL]．

https：//www. ciss. cn/zhxw/info/2021/32028.

［77］国家体育总局群体司，国家成年人体质监测中心．'97 中国成年人体质监测报告［M］. 北京：人民体育出版社，2000.

［78］国务院．关于近期支持东北振兴若干重大政策举措的意见［EB/OL］. 中央人民政府网，http：//www. gov. cn，2014-08-19.

［79］国务院办公厅．"十四五"国民健康规划［EB/OL］. https：//www. gov. cn/zhengce/content/2022-05/20/content_5691424. htm.

［80］胡穗．政府购买社会组织服务绩效评估的实践困境与路径创新［J］. 湖南师范大学社会科学学报，2015，44（4）：110-115.

［81］黄冬如．政府购买服务"谁来买""向谁买""买什么"［EB/OL］. http：//www. cgpnews. cn/articles/52313.

［82］黄恒学，张勇．政府基本公共服务标准化研究［M］. 北京：人民出版社，2011.

［83］黄龙．合肥市国民体质监测工作服务质量评价研究［D］. 上海师范大学硕士学位论文，2023.

［84］黄晓春．政府购买社会组织服务的实践逻辑与制度效应［J］. 国家行政学院学报，2017，109（4）：61-66+146.

［85］Janet V Denhardt. 新公共服务：服务，而不是掌舵［M］. 北京：中国人民大学出版社，2010.

［86］纪广斌，靳亮．公共文化服务市场化背景下政府如何扮演"精明的买主"角色［J］. 理论与改革，2017（6）：8.

［87］简·莱恩，等．新公共管理［M］. 北京：中国青年出版社，2004.

［88］江崇民，张一民．中国体质研究的进程与发展趋势［J］. 体育科学，2008，28（9）：25-32+88.

［89］江易华．县级政府基本公共服务绩效评估指标体系的理论构建与实证检测研究［D］. 华中师范大学硕士学位论文，2009.

［90］姜爱华，杨琼．政府购买公共服务"全过程"绩效评价探究［J］. 中央财经大学学报，2020（3）：3-9+43.

［91］姜爱华．政府购买公共服务绩效及影响因素文献述评［J］. 中国行政管理，2016，371（5）：38-42.

［92］姜桂萍，李良，吴雪萍．我国体卫融合发展的历史脉络和现实困境及其疏解策略［J］. 体育学刊，2023，30（1）：47-53.

[93] 姜振，颜月乔. 江苏省农村老年人体质状况 [J]. 中国老年学杂志，2012，32 (24)：5509-5511.

[94] 金烨，廖夏荫，杜卓芳，等. 我国城乡居民体质和生活方式现状调查 [J]. 体育学刊，2009，16 (9)：55-59.

[95] 金英君. 社会组织与政府关系研究 [J]. 前线，2015 (2)：28-30+33.

[96] 句华. 政府如何做精明的买主——以上海市民政部门购买服务为例 [J]. 国家行政学院学报，2010 (4)：84-87.

[97] 莱斯特·M. 萨拉蒙，李婧，孙迎春. 新政府治理与公共行为的工具：对中国的启示 [J]. 中国行政管理，2009 (11)：100-106.

[98] 赖锦松，余卫平. 青少年体质监测管理评价结果的运用机制 [J]. 山东体育科技，2017，39 (1)：31-34.

[99] 赖锦松. 我国大学生体质监测管理现状分析与对策 [J]. 西南师范大学学报（自然科学版），2016，41 (4)：167-173.

[100] 赖其军，郇昌店. 从政府投入到政府购买——公共体育服务供给创新研究 [J]. 体育文化导刊，2010 (10)：7-9.

[101] 赖伟燕，赵岩. 政府购买服务中的需求表达机制研究 [EB/OL]. http：//www. sinoss. net.

[102] 李林林，史曙生，刘东升. 新加坡学生体质健康促进研究 [J]. 体育文化导刊，2014 (5)：149-152.

[103] 李林林. 学生体质健康促进政策的实施状况与改进策略研究 [D]. 南京师范大学硕士学位论文，2014.

[104] 李泰峰，周玉希. 国外公共服务供给方式研究现状、热点与趋势——基于 WOS 核心文集的可视化分析 [J]. 四川图书馆学报，2019，231 (5)：96-100.

[105] 李维卡，张吉玉，郭晓雷，等. 农村居民体质指数、腰围与血压变化趋势分析 [J]. 中国公共卫生，2006，22 (11)：1338-1340.

[106] 李晓园. 县级政府公共服务能力与其影响因素关系研究——基于江西、湖北两省的调查分析 [J]. 公共管理学报，2010，7 (4)：57-66+125.

[107] 李昕，张明明. SPSS22. 0 统计分析从入门到精通 [M]. 北京：电子工业出版社，2015.

[108] 李映红，林映遂. 跟踪—互动模式在高校学生体质监测中的应用研究 [J]. 体育文化导刊，2015 (7)：62-65.

［109］栗华，王丽娜，朱俊卿，等．2004年河北省城乡成人体质测量指标分析［J］．中国慢性病预防与控制，2006，14（4）：250-253．

［110］林丽，于君博．公共服务的产品属性对政府"生产还是购买"决策的影响［J］．宁夏社会科学，2022，234（4）：70-77．

［111］刘亮．我国体育公共服务的概念溯源与再认识［J］．体育学刊，2011，18（3）：34-40．

［112］刘晓苏．国外公共服务供给模式及其对我国的启示［J］．长白学刊，2008，144（6）：38-41．

［113］刘须宽．传统特性与现代规律的有机衔接中国特色国家和社会治理模式［M］．北京：国家行政学院出版社，2016．

［114］吕志奎．政府合同治理的风险分析：委托—代理理论视角［J］．武汉大学学报（哲学社会科学版），2008（5）：676-680．

［115］莱斯特·M.萨拉蒙．政府向社会组织购买公共服务研究［M］．王浦劬译．北京：北京大学出版社，2010．

［116］马静，岳军．巡视制度在我国公共服务需求表达中的应用研究［J］．社会科学研究，2014（6）：117-121．

［117］马思远．我国体育锻炼标准的制度化历程与功能嬗变［J］．首都体育学院学报，2021，33（5）：481-487．

［118］毛振明，丁天翠，邱丽玲，等．论新时代中国学校体育发展问题与协同创新教改方略（1）——全国学校体育联盟（教学改革）的10项"内涵性教改工程"［J］．体育研究与教育，2018，33（5）：1-5+13-14．

［119］聂新赛．北京市市区4—5岁幼儿体质现状及发展策略研究［D］．首都体育学院硕士学位论文，2013．

［120］Paul Anthony Samuelson. Economics［M］．北京：商务印书馆，2010．

［121］彭国甫．地方政府公共事业管理绩效评价研究［M］．长沙：湖南人民出版社，2004．

［122］乔玉成，王卫军．规律运动干预人类衰老过程的表观遗传学机制研究进展［J］．北京体育大学学报，2016，39（1）：61-67+75．

［123］乔玉成．错位：当代人类慢性病发病率飙升的病理生理学基础——基于人类进化过程中饮食—体力活动—基因的交互作用［J］．体育科学，2017，37（1）：28-44+89．

［124］秦小平，陈云龙，陈元欣，等．农村体育公共服务"以钱养事"新

机制改革探析 [J]. 北京体育大学学报, 2015, 38 (10): 1-6.

[125] 邱淑敏, 江崇民, 武东明. 健身指导网站评价指标体系的建立和应用研究 [J]. 体育与科学, 2012, 33 (6): 81-87.

[126] 邱希, 杜振巍. "健康中国2030"背景下全民健身与全民健康深度融合发展的基本态势及发展策略 [J]. 武汉体育学院学报, 2021, 55 (11): 41-49.

[127] 全海英, 张玉婷. 对《国民体质测定标准》幼儿部分的几点质疑 [J]. 体育学刊, 2016, 23 (3): 89-93.

[128] 盛林. "两会"与中国特色利益表达机制建设 [J]. 理论学刊, 2017 (5): 128-134.

[129] "十四五"公共服务规划 [EB/OL]. http://www.gov.cn/xinwen/2022-01/10/content_5667490.htm.

[130] 史悦红. 《劳动卫国体育制度》的研究 [J]. 体育科技, 2016, 37 (1): 76-77+80.

[131] 舒孝珍. 层次分析法中两种标度的对比分析 [J]. 玉溪师范学院学报, 2023, 39 (3): 6-11.

[132] 宋娜梅, 罗彦平, 郑丽. 体育公共服务绩效评价: 指标体系构建与评分计算方法 [J]. 体育与科学, 2012, 33 (5): 30-34.

[133] 宋鑫, 肖林鹏, 郇昌店. 对我国青少年体质健康监测服务体系的调查研究 [J]. 河北体育学院学报, 2013 (5): 79-82.

[134] 苏志雄, 郝选明. 心率监测在运动训练中的作用及影响因素 [J]. 成都体育学院学报, 2002 (2): 89-91.

[135] 孙博谦, 全海英, 张玉婷. 我国幼儿体质测定的审视与革新——基于以游戏为基础的跨学科评价法的思考 [J]. 沈阳体育学院学报, 2023, 42 (3): 92-98.

[136] 孙庆祝. 体育测量与评价 (第二版) [M]. 北京: 高等教育出版社, 2010.

[137] 孙玉霞. 信息非对称视角下政府购买服务的风险及其规避 [J]. 宏观经济研究, 2016 (5): 42-47.

[138] 唐立成, 唐立慧, 王笛. 我国公共体育场馆服务管理绩效评估模式与对策研究 [J]. 北京体育大学学报, 2010, 33 (1): 24-27.

[139] 陶源, 许敏锐, 燕燕, 等. 农村中老年高血压患者血压水平与身体测

量指标的相关性研究 [J]. 中华疾病控制杂志，2012，16（5）：371-374.

[140] 田思思，宁宪嘉，涂军，等. 天津市农村人群体质指数与脑卒中发病关系的前瞻性队列研究 [J]. 中国慢性病预防与控制，2010，18（4）：343-346.

[141] 田永贤. 公共服务供给的组织间合作网络 [J]. 东南学术，2008，202（1）：88-94.

[142] 帖小佳，郑如庚，赵梦，等. 中国中老年人膝关节骨关节炎患病率的 Meta 分析 [J]. 中国组织工程研究，2018，22（4）：650-656.

[143] 涂春景，张彦峰，武东明，等. 基于 GAMLSS 模型的我国 3~6 岁幼儿 BMI 百分位数曲线参考标准及超重、肥胖临界值的研制 [J]. 体育科学，2021，41（3）：63-73.

[144] 汪晓赞，郭强，金燕，等. 中国青少年体育健康促进的理论溯源与框架构建 [J]. 体育科学，2014，34（3）：3-14.

[145] 王春婷，李帆，林志刚. 政府购买公共服务绩效结构模型建构与实证检测——基于深圳市与南京市的问卷调查与分析 [J]. 江苏师范大学学报（哲学社会科学版），2013，39（1）：109-115.

[146] 王丹. 北京市城区市民体质监测现状与发展策略研究 [D]. 首都体育学院硕士学位论文，2018.

[147] 王红雨，张林. 我国老年人体质监测的发展历史及展望 [J]. 吉林体育学院学报，2016，32（1）：62-65+96.

[148] 王卉，张崇林，胡达道，等. 女大学生体脂率与身体素质的相关性 [J]. 中国学校卫生，2019，40（1）：100-103.

[149] 王军利. 关于学生体质健康测试中存在问题的思考 [J]. 体育学刊，2015，22（1）：70-74.

[150] 王凯，殷宝林，王正伦，等. 公共服务视域政府体育工作绩效"异体评估"研究 [J]. 体育科学，2011，31（9）：34-40.

[151] 王名，乐园. 中国民间组织参与公共服务购买的模式分析 [J]. 中共浙江省委党校学报，2008，122（4）：5-13.

[152] 王巧玲，易东平，曹泽亮，等. 有氧运动对普通大学生肺活量干预影响的元分析 [J]. 西南师范大学学报（自然科学版），2011，36（3）：79-83.

[153] 王瑞元，苏全生，等. 运动生理学 [M]. 北京：人民体育出版社，2011.

[154] 王睿，王树进，邓汉. 新型城镇化影响农民体质了吗？——基于农民

收入水平的中介效应检验［J］. 体育科学, 2014, 34（10）：15-20+38.

［155］王思斌. 社会工作概论（第三版）［M］. 北京：高等教育出版社, 2014.

［156］王天歌, 陆洁莉, 毕宇芳, 等. 中国糖尿病持续攀升新解：中年肥胖相关胰岛素抵抗成为主要威胁［J］. 中华内分泌代谢杂志, 2020（3）：198-200.

［157］王薇. 大学生体质健康现状及影响因素研究［D］. 南昌航空大学硕士学位论文, 2016.

［158］王晓姗. 乌鲁木齐市3—6岁幼儿体质现状及影响因素分析［D］. 新疆师范大学硕士学位论文, 2021.

［159］王雁红. 公共服务合同外包的运作模式：竞争、谈判与体制内外包［J］. 社会科学战线, 2013（3）：4.

［160］吴键, 袁圣敏. 1985—2014年全国学生身体机能和身体素质动态分析［J］. 北京体育大学学报, 2019, 42（6）：23-32.

［161］吴瑞君, 倪波, 陆勇, 等. 政府购买社会服务综合绩效评量模型设计与参数估计——以上海市浦东新区计生系统购买社会服务为例［J］. 华东师范大学学报（哲学社会科学版）, 2019, 51（4）：90-102+187.

［162］吴学思. 心率在心血管疾病中的意义［J］. 中华内科杂志, 2006（7）：601-602.

［163］武继兵, 邓国胜. 政府与NGO在扶贫领域的战略性合作［J］. 理论学刊, 2006, 153（11）：57-58.

［164］武延生. 进化与进食［J］. 科技资讯, 2012（32）：229.

［165］西部大开发［EB/OL］. 中华人民共和国国史网, http：//www. hprc. gov. cn, 2016-07-25.

［166］夏铭娜, 李鋆, 胡佳澍. 全面建成小康社会的中国体育评价指标体系研究［J］. 首都体育学院学报, 2020, 32（5）：392-401.

［167］谢建华. 公共服务领域的体制改革与管理创新［J］. 经济管理, 2005（17）：11-14.

［168］谢君洁. 漳州市城乡小学生体质健康现状及其影响因素比较研究［D］. 闽南师范大学硕士学位论文, 2018.

［169］谢叶寿. 政府向非营利组织购买公共体育服务研究［M］. 合肥：安徽师范大学出版社, 2017.

［170］邢淑霞. 西方公共服务市场化的经验与启示［J］. 商业时代, 2009

（12）：32.

[171] 徐汉明，邵登辉．打造共建共治共享的社会治理格局 [N]．人民日报，2018-06-21（7）．

[172] 徐家良，许源．合法性理论下政府购买社会组织服务的绩效评估研究 [J]．经济社会体制比较，2015（6）：187-195.

[173] 徐静．池州市青少年体质现状及提升的路径研究 [D]．武汉体育学院硕士学位论文，2016.

[174] 徐双敏．政府绩效管理中的"第三方评估"模式及其完善 [J]．中国行政管理，2011（1）：28-32.

[175] 许浩，缪爱琴，李森，等．对国民体质监测网络运行机制的探讨 [J]．体育与科学，2012，33（5）：84-89.

[176] 杨方成．湖南省高校学生体质健康测试工作的运行现状与反思 [D]．湖南科技大学硕士学位论文，2016.

[177] 杨光，李哲，梁思雨．"体医融合"的内在逻辑与时代价值 [J]．体育学刊，2021，28（6）：23-30.

[178] 杨海霞．破题政府购买公共服务 [EB/OL]．http：//www.tzzzs.com/type_hgzc/2551.html.

[179] 杨静宜．运动处方 [M]．北京：高等教育出版社，2005.

[180] 杨业．湘西地区普通高校大学生 BMI 分型与日常生活方式的差异性研究 [D]．吉首大学硕士学位论文，2012.

[181] 叶托，胡税根．政府购买社会服务的绩效评估指标体系研究——基于德尔菲法和层次分析法的应用 [J]．广东行政学院学报，2015，27（2）：5-13+45.

[182] 应一帆，张锋．美国与日本学生体质健康测试研究 [J]．南京体育学院学报（自然科学版），2017，16（2）：28-33.

[183] 于红妍，张亚平，常冬青．国家学生体质健康监测效果的真实性评价设计 [J]．河北体育学院学报，2015，29（2）：6-10.

[184] 袁钢．人民美好生活需要的法治保障——以律师作用为视角 [J]．中国律师，2019，339（1）：52-55.

[185] 曾吉，蔡仲林，黄勇前．新中国成立以来我国学生体质健康标准的演变与发展 [J]．沈阳体育学院学报，2007（4）：16-18.

[186] 翟博，洪金涛，陈莹，等．园外活动对 3~6 岁幼儿体质指标的影响 [J]．体育科研，2023，44（2）：25-30.

［187］詹国彬．需求方缺陷、供给方缺陷与精明买家——政府购买公共服务的困境与破解之道［J］．经济社会体制比较，2013（5）：4-5．

［188］湛冰．美国老年体育政策及启示研究［D］．北京体育大学硕士学位论文，2016．

［189］张潮．湘西地区大学生体质健康预警参数构建及应用［D］．吉首大学硕士学位论文，2017．

［190］张辰．社会组织参与全民健身治理契机及策略研究［J］．文体用品与科技，2021（20）：106-107．

［191］张丹，王健．基于科学知识图谱的我国农村体育研究现状、特征与趋势［J］．武汉体育学院学报，2017，51（2）：17-23．

［192］张惠英，赵海萍，朱玲勤，等．不同经济收入水平对农村居民体质状况影响的对比研究［J］．中国初级卫生保健，2005，19（10）：24-26．

［193］张朋，阿英嘎，李宝国．青少年体质健康监测的实务与反思［J］．广州体育学院学报，2016，36（1）：19-22．

［194］张汝立，刘帅顺，包变．社会组织参与政府购买公共服务的困境与优化——基于制度场域框架的分析［J］．中国行政管理，2020（2）：94-101．

［195］张艺宏，王梅．2000-2014年老年人形态变化及灰色预测研究［J］．中国全科医学，2017，20（23）：2884-2888．

［196］张云翔，顾丽梅．公共价值管理中的公众角色研究［J］．浙江学刊，2018（5）：61-68．

［197］赵崇爱．试论公共服务供给方式中"三大供给主体"全面发展［J］．行政与法，2021，270（2）：27-32．

［198］赵鋆鹤．基于层次分析法的延吉市青少年社会足球培训机构开展评价研究［D］．延边大学硕士学位论文，2022．

［199］郑卫东．城市社区建设中的政府购买公共服务研究——以上海市为例［J］．云南财经大学学报，2011，27（1）：153-160．

［200］郑小凤，张朋，刘新民．我国中小学学生体质测试政策演进及政策完善研究［J］．体育科学，2017，37（10）：13-20．

［201］中共中央，国务院．沿海部分城市座谈会纪要［R］．1984．

［202］中共中央办公厅　国务院办公厅印发《关于全面加强和改进新时代学校体育工作的意见》［J］．体育教学，2020，40（10）：5-7．

［203］中国肥胖问题工作组．我国成人体重指数和腰围对相关疾病危险因素

异常的预测价值：适宜体重指数和腰围切点的研究 [J]. 中华流行病学杂志，2002（1）：10-15.

[204] 中国医体整合联盟成立，体医融合进入实质发展阶段 [EB/OL]. ht-tp：//www. gov. cn/xinwen/2017-12/25/content_5250235. htm.

[205] 中华人民共和国国务院. 劳动卫国体育制度条例 [Z]. 1958.

[206] 周进国，周爱光，王梦，等. 中日青少年体质监测比较研究 [J]. 体育文化导刊，2013，128（2）：37-40.

[207] 周俊. 公共服务购买中政府与社会组织合作的可持续性审视 [J]. 理论探索，2019（6）：5-12.

[208] 周志忍. 购买服务：政府应作精明的买主 [J]. 中国机构改革与管理，2014（8）：5-6.

[209] 邹吉玲. 中国寒地东北城镇老年人体质特征与运动促进研究 [D]. 北京体育大学硕士学位论文，2020.

[210] 邹金辉. 对农民体质检测服务的思考 [J]. 体育科技，2010，31（2）：100-103.